助理全科医生规范化培训教材

临床实践指导

主　编　李爱阳　王森林

副主编　孙万卉　刘亚娟　吴娜威

编　者（按姓氏笔画排序）

马玉萍　马秀华[1]　王书学　王迎菊　王尚武

王春红　王森林　王黎明　申玉兰　刘亚娟

孙万卉　孙立珍　李　松[2]　李玉香　李学智

李显庭　李爱阳　吴娜威　陈晓青　赵玉华

相义会　郭岩凤　韩天艳

[1] 编者单位为首都医科大学大兴教学医院
[2] 编者单位为首都医科大学怀柔教学医院
其他编者单位均为首都医科大学密云教学医院

人民卫生出版社

图书在版编目（CIP）数据

助理全科医生规范化培训教材：临床实践指导 / 李
爱阳，王森林主编 . —北京：人民卫生出版社，2020

ISBN 978-7-117-29861-2

Ⅰ．①助…　Ⅱ．①李…　②王…　Ⅲ．①临床医学—职
业培训—教材　Ⅳ．①R4

中国版本图书馆 CIP 数据核字（2020）第 043216 号

| 人卫智网　www.ipmph.com | 医学教育、学术、考试、健康， |
| 购书智慧智能综合服务平台 |
| 人卫官网　www.pmph.com | 人卫官方资讯发布平台 |

助理全科医生规范化培训教材
临床实践指导

主　　编：李爱阳　王森林
出版发行：人民卫生出版社（中继线 010-59780011）
地　　址：北京市朝阳区潘家园南里 19 号
邮　　编：100021
E - mail：pmph @ pmph.com
购书热线：010-59787592　010-59787584　010-65264830
印　　刷：北京铭成印刷有限公司
经　　销：新华书店
开　　本：787 × 1092　1/16　印张：20
字　　数：512 千字
版　　次：2020 年 7 月第 1 版　2020 年 7 月第 1 版第 1 次印刷
标准书号：ISBN 978-7-117-29861-2
定　　价：58.00 元
打击盗版举报电话：010-59787491　E-mail：WQ @ pmph.com
质量问题联系电话：010-59787234　E-mail：zhiliang @ pmph.com

助理全科医生规范化培训教材
专家委员会

序　言

　　培养出大批合格的全科医生是落实分级医疗的关键所在。为加快全科医生培养，2011 年《国务院关于建立全科医生制度的指导意见》（国发〔2011〕23 号）正式发布，文件中明确提出在建立规范的"5+3"全科医生培养模式的同时，近期对经济欠发达的农村地区可采取培养助理全科医生的模式，即"3+2"模式。

　　根据《国务院关于建立全科医生制度的指导意见》，为做好经济欠发达的农村地区助理全科医生培养工作，原卫生部科教司委托首都医科大学（卫生部全科医学培训中心）进行《助理全科医生培训标准》的制定工作。首都医科大学对这项工作给予了极其高度的重视，一批全科专家倾注了大量的心血。在科教司领导下，在各地全科医学工作者的大力支持下，《助理全科医生培训标准》于 2012 年 9 月正式发布实施。

　　自这一标准发布后，我欣喜地看到：全国很多全科医学教育工作者、全科医学专家们关注并积极地参与全科医学人才的培养培训工作，各地根据本地区的实际，积极地进行实践。首都医科大学全科医学与继续教育学院及附属、教学医院的全科教师和全科医生们更是以强烈的事业心和责任感，承担起北京地区"3+2"助理全科医生的培训工作。他们严格执行《助理全科医生培训标准》，根据培训细则规定的三部分内容，即临床轮转、基层实践、全科医学基本理论与职业理念及综合素质课程培训，进行了卓有成效的培训工作。他们边实践边总结，经过五届学员的培训过程，在贯穿培训全过程的理论课程建设、临床轮转以及基层实践方面都积累了丰富的经验。目前经过首都医科大学全科医学科教师们的共同努力，先期完成了"3+2"助理全科医生规范化培训教材《全科医学基本理论教程》《临床实践指导》以及《社区实践指导》的编写工作，三本教材即将问世。

　　本套培训教材紧紧围绕助理全科医生培养的标准、特点与要求，面向农村地区，强调实用，通俗易懂。文字简明，深入浅出，具有较强的针对性、指导性、可操作性和可读性。期望本套教材能够助力我国全科医学人才的培养，为推进"健康中国"建设做出应有贡献。

线福华

2018 年 12 月

前　言

　　"3+2"助理全科医生培训作为现阶段农村基层全科医生培养的过渡期补充措施，是提高农村基层医疗卫生服务能力的现实选择。为落实培训政策，提高培训质量，更好地指导助理全科医生完成临床培训，我们以《助理全科医生培训标准（试行）》中的细则（以下简称"细则"）为切入点，将其具体化，编写成本书，帮助学员有计划、有目的地完成细则要求，达到培训效果。

　　本书根据细则中临床轮转部分的要求，将内、外、妇、儿、急诊、眼科和耳鼻喉科等11个学科90余种疾病，分别按照基本理论、基本技能、基本知识和临床应用四大版块进行梳理。基本理论是细则中该疾病需要掌握的内容（需要熟悉和了解的内容本书没有涉及），如概念、临床表现和治疗原则等，供学员学习；基本技能包括该疾病的问诊要点、体格检查要点和诊断思路，帮助学员规范问诊和体格检查内容，建立正确的临床思维；基本知识包括治疗策略、转诊指征和健康教育等，将全科医学的理念融入其中，让学员学习用全科的视角处理疾病；临床应用包括病例分析及参考答案，让学员通过学习尝试解决实际问题。细则中要求掌握的常见症状已渗透到各系统疾病中进行讲解，书中没有单独列出。常见的操作技能以实践练习为主，本书没有涉及。本书编写的目的是帮助学员有步骤、有条理地进行学习，减少随意性、盲目性，牢固掌握基本理论，提高实践应用能力。

　　本书编写历时3年，得到了首都医科大学专家和学者的大力支持和指导，全体编写组成员在繁忙的临床工作之余完成编写任务，在此一并表示衷心的感谢。由于水平和经验有限，难免存在疏漏和不足，敬请各位专家、老师和学员对本书提出批评和指正！

李爱阳　　王森林

2019 年 3 月

目　录

第一章 内科疾病

《助理全科医生培训标准(试行)》细则中内科轮转要求掌握如下内容:

一、24个常见症状的诊断与鉴别诊断、处理原则

发热、头痛、胸痛、心悸、呼吸困难、头晕、晕厥、意识障碍、咳嗽、咯血、黄疸、呕吐、腹痛、腹泻、便秘、呕血、便血、血尿、水肿、贫血、关节痛、淋巴结肿大、消瘦和肥胖。

二、21种主要疾病的临床表现、诊断与鉴别诊断、治疗原则等(具体要求见每种疾病)

高血压,冠状动脉粥样硬化性心脏病,充血性心力衰竭,心律失常,上呼吸道感染,支气管哮喘,慢性支气管炎,慢性阻塞性肺疾病,肺炎,慢性胃炎,消化性溃疡,急、慢性腹泻,肝硬化,胃食管反流病,糖尿病,血脂异常,甲状腺功能亢进症,甲状腺功能减退症,贫血,出血性疾病和尿路感染。

三、13种主要技能

吸痰术,胸部X线片判读,心电图机操作,正常与异常心电图的判读,灌肠法的适应证、操作方法及注意事项,留置胃管的操作方法、步骤及注意事项,糖尿病的实验室检查结果判读及快速血糖检测,导尿术的适应证、操作方法及注意事项,肌内注射、皮内注射、皮下注射和静脉输液操作技术。

第一节 高 血 压

一、要求掌握的理论知识

(一)正常血压

收缩压<120mmHg 和舒张压<80mmHg。

(二)高血压的诊断标准

1. 高血压的定义　在未使用降压药物的情况下,非同日3次测量诊室血压(建议4周内复测血压2次),收缩压≥140mmHg 和/或舒张压≥90mmHg 即可诊断为高血压。患者既往有高血压病史,目前正在使用降压药物,血压虽然<140/90mmHg,仍应诊断为高血压。

2. 其他血压测量方法高血压的诊断

(1)动态血压监测的高血压诊断标准:24h 平均收缩压≥130mmHg 和/或舒张压≥80mmHg,

白天平均收缩压≥135mmHg 和 / 或舒张压≥85mmHg,夜间平均收缩压≥120mmHg 和 / 或舒张压≥70mmHg。

（2）家庭血压监测的高血压诊断标准为≥135/85mmHg。

诊室血压是我国目前诊断高血压、进行血压水平分级及观察降压疗效的常用方法。有条件者应进行诊室外血压测量（动态血压监测、家庭血压监测），用于诊断白大衣高血压及隐蔽性高血压，评估降压治疗的疗效，辅助难治性高血压的诊治。

（三）血压水平分类及血压升高患者心血管风险水平分层

1. 血压水平分类（表 1-1）

表 1-1　血压水平分类

分类	收缩压 /mmHg	舒张压 /mmHg
正常血压	<120 和	<80
正常高值	120～139 和 / 或	80～89
高血压	≥140 和 / 或	≥90
1 级高血压（轻度）	<140～159 和 / 或	<90～99
2 级高血压（中度）	160～179 和 / 或	100～109
3 级高血压（重度）	≥180 和 / 或	≥110
单纯收缩期高血压	≥140 和	<90

2. 血压升高患者心血管风险水平分层（表 1-2）

表 1-2　血压升高患者心血管风险水平分层

水平分层	血压分类			
	正常高值	1 级高血压	2 级高血压	3 级高血压
无		低危	中危	高危
1～2 个其他危险因素[1]	低危	中危	中危 / 高危	很高危
≥3 个其他危险因素，靶器官损害[2]，或慢性肾脏病 3 期，无并发症的糖尿病	中 / 高危	高危	高危	很高危
临床并发症或慢性肾脏病≥4 期，有并发症的糖尿病[3]	高 / 很高危	很高危	很高危	很高危

　　[1] 危险因素包括年龄>55 岁（男性）、年龄>65 岁（女性）、吸烟或被动吸烟、糖耐量受损和 / 或空腹血糖受损、血脂异常、早发心血管家族史（一级亲属发病年龄男性<55 岁，女性<65 岁）、肥胖或腹型肥胖（男性腰围≥90cm，女性腰围≥85cm，体重指数≥28kg/m^2）、高同型半胱氨酸血症（≥10μmol/L）。

　　[2] 靶器官损害包括左心室肥厚、颈动脉内膜增厚或动脉粥样硬化斑块、血肌酐轻度升高（男性 115～133μmol/L、女性 107～124μmol/L）、尿微量白蛋白 30～300mg/24h 或白蛋白 / 肌酐≥30mg/g。

　　[3] 临床并发症包括脑血管病（脑出血、缺血性脑卒中和短暂性脑缺血发作）、心脏疾病（心肌梗死、心绞痛、冠状动脉血运重建、慢性心力衰竭和心房颤动）、肾脏疾病（糖尿病肾病、肾功能受损、男性血肌酐≥133μmol/L、女性血肌酐≥124μmol/L和尿蛋白≥300mg/24h）、周围血管病、视网膜病变（出血或渗出、视盘水肿）和糖尿病（新诊断的糖尿病、已治疗但未控制的糖尿病）。

（四）继发性高血压

1. 继发性高血压常见病因　肾脏疾病（急、慢性肾小球肾炎和慢性肾盂肾炎等）、肾动脉狭窄、原发性醛固酮增多症、嗜铬细胞瘤、皮质醇增多症、大动脉疾病（主动脉缩窄）和药物引起的高血压。

2. 需警惕继发性高血压的情况　以下几种情况应警惕继发性高血压的可能，需及时转至上级综合医院进一步检查确诊。①发病年龄<30岁；②血压显著升高（达3级）；③血压升高伴低血钾（排除利尿剂、进食差等原因）；④伴血尿、蛋白尿或有肾脏疾病史；⑤夜间睡眠时打鼾并出现呼吸暂停；⑥阵发性高血压，发作时伴头痛、心悸、皮肤苍白和多汗等；⑦双上肢收缩压相差20mmHg以上；⑧降压效果差，不易控制；⑨长期口服避孕药。

（五）老年人高血压的临床特点

收缩压增高，脉压增大；血压波动大；血压昼夜节律异常发生率高；白大衣高血压和假性高血压增多；常与多种疾病并存，治疗难度增加。上述特点与老年人动脉管壁僵硬度增加及血压调节中枢功能减退有关。

（六）高血压的预防

1. 一级预防　针对高血压危险因素开展健康教育、改变不良行为和生活习惯，防止高血压发病及延缓发病。

2. 二级预防　早期发现、早期诊断、早期治疗。卫生行政部门要求门诊为35岁以上所有初诊患者常规测量血压。

3. 三级预防　积极治疗高血压（药物治疗与非药物治疗），控制血压及其并发症，预防靶器官损害，降低致残率、死亡率，提高生活质量。

（七）高血压的药物治疗和非药物治疗

1. 药物治疗　常用降压药物主要有5大类，即钙通道阻滞剂、血管紧张素转换酶抑制剂（angiotensin converting enzyme inhibitor，ACEI）、血管紧张素Ⅱ受体阻滞剂（angiotensin Ⅱ receptor antagonist，ARB）、利尿剂和β受体拮抗剂，均可作为初始或维持用药的选择。

（1）钙通道阻滞剂：二氢吡啶类钙通道阻滞剂可与其他4类药物联合应用，尤其适用于老年高血压、单纯收缩期高血压、冠状动脉或颈动脉粥样硬化及周围血管病患者。常见不良反应包括反射性交感神经激活导致心跳加快、面部潮红、足踝部水肿和牙龈增生。无绝对禁忌证，心动过速与心力衰竭（简称"心衰"）患者慎用。

（2）ACEI：尤其适用于慢性心衰、心肌梗死后心功能不全、心房颤动、糖尿病肾病、非糖尿病肾病、肾病综合征、蛋白尿或微量白蛋白尿的高血压患者。常见不良反应为干咳。高钾血症患者、妊娠妇女和双侧肾动脉狭窄患者禁用。

（3）ARB：尤其适用于左心室肥厚、心衰、糖尿病肾病、冠状动脉粥样硬化性心脏病（简称"冠心病"）、代谢综合征、蛋白尿或微量白蛋白尿及不能耐受ACEI的的高血压患者，并可预防心房颤动。不良反应少见，禁忌证同ACEI。

（4）利尿剂：尤其适用于老年高血压、单纯收缩期高血压伴心衰患者，也是难治性高血压的基础药物之一。痛风患者禁用噻嗪类利尿剂，高钾血症及肾衰竭患者禁用醛固酮受体拮抗剂。

（5）β受体拮抗剂：尤其适用于伴快速型心律失常、冠心病、慢性心衰、交感神经活性升高及高动力状态的高血压患者。常见的不良反应有疲乏、肢体冷感、激动不安和胃肠不适，还可能影响糖脂代谢。二/三度房室传导阻滞、支气管哮喘患者禁用。

2. 非药物治疗　生活方式干预作用肯定，所有患者都应采用，主要措施包括以下内容。

（1）合理膳食：减少钠盐摄入，增加钾盐摄入。

（2）控制体重：体重指数（body mass index，BMI）$<24kg/m^2$。

（3）戒烟限酒：不吸烟，彻底戒烟，避免被动吸烟；不饮酒或限制饮酒，如饮酒则酒精摄入量男性$<25g/d$，女性$<15g/d$。酒量的计算方法为实际摄入酒精量=酒精含量（%v/v）×饮酒量（ml）/100×0.8。如饮用1个易拉罐啤酒（330ml），酒精含量标示为3.5%v/v，实际摄入酒精量为3.5×330/100×0.8=9.24g。粗略估计则每日白酒、葡萄酒、啤酒的摄入量分别少于50ml、100ml、300ml。

（4）增加运动：每周4～7d，每日累计30～60min中等强度运动（如步行、慢跑、骑自行车、游泳、健美操和跳舞等），以有氧运动为主，无氧运动为补充。有氧运动是指人体在氧气供应充分的情况下进行的体育锻炼，人体吸入的氧气与需求相等，达到生理上的平衡状态，以上列举的运动均为有氧运动。无氧运动是指人体肌肉在无氧供能代谢状态下进行的运动，大部分是负荷强度高、瞬间性强的运动，如赛跑、跳高、跳远等。中等运动强度为能达到最大心率[最大心率（次/min）=220－年龄]60%～70%的运动。

（5）社会心理因素：减轻精神压力，保持心理平衡。

（八）高血压急症的处理

1. 处理原则　对高血压急症均应立即处理，密切监测血压及生命体征，去除或纠正引起血压升高的病因或诱因，尽快静脉应用合适的药物控制血压（如硝普钠、硝酸甘油、盐酸艾司洛尔和乌拉地尔等）以阻止靶器官进一步损害，降低并发症并改善结局。社区接诊高血压急症患者后，应在紧急处理的同时呼叫120联系转诊，即使患者血压控制后也仍建议转诊至上级医院进一步评估和治疗。等待转诊时，要做好各项急救措施。

2. 降压的幅度和速度　降压的速度不宜过快，应渐进性地将血压调控到适宜水平。初始阶段（1h内）血压控制的目标为平均动脉压的降压幅度不超过治疗前水平的25%，在随后的2～6h降至160/100mmHg左右，24～48h逐渐降至正常水平。

（九）高血压慢性并发症的处理原则

高血压的并发症包括脑血管疾病、心衰、冠心病和主动脉夹层等，其治疗目的是通过控制血压有效降低或逆转因高血压导致的靶器官损害，治疗按照并存疾病处理。

（十）高血压患者健康管理服务规范（自学）

二、补充学习的内容

（一）高血压患者的辅助检查

1. 基本项目　血常规、尿常规（尿蛋白、尿糖、尿沉渣镜检）、生化（肌酐、尿酸、转氨酶、血糖、血脂、血钠和血钾）和心电图。

2. 推荐项目　尿白蛋白/肌酐比值、尿蛋白定量、口服葡萄糖耐量试验、糖化血红蛋白、超敏C反应蛋白，以及眼底检查、动态血压监测、颈动脉超声、超声心动图、胸部X线、脉搏波传导速度和踝臂指数等。

3. 选择项目　同型半胱氨酸。对怀疑继发性高血压的患者，根据需要进行以下检查：血浆肾素活性，血、尿醛固酮，血、尿皮质醇，血肾上腺素，去甲肾上腺素，血、尿儿茶酚胺，以及肾、肾上腺超声等。

（二）高血压危象、高血压急症和亚急症的定义

1. 高血压危象　包括高血压急症和亚急症。

2. 高血压急症　血压突然显著升高（一般超过180/120mmHg），同时伴有进行性靶器官功能不全的表现，包括高血压脑病、高血压伴颅内出血（脑出血、蛛网膜下腔出血）、脑梗死、急性冠脉综合征、急性心衰、主动脉夹层、嗜铬细胞瘤危象、围术期高血压、子痫前期或子痫等。

3. 高血压亚急症　血压显著升高但不伴靶器官损害。患者可以有血压升高造成的症状，如头痛、胸闷、鼻出血和烦躁不安等。可选择口服降压药物，如卡托普利、拉贝洛尔等。在密切监测血压的情况下，24～48h将血压缓慢降至160/100mmHg。慎用或不用舌下含服硝苯地平普通片。

（三）高血压的转诊

1. 社区初诊高血压转出条件

（1）合并严重的临床情况和靶器官损害，需要进一步评估治疗。

（2）多次测量血压达3级，需要进一步评估治疗。

（3）怀疑继发性高血压患者。

（4）妊娠和哺乳期妇女。

（5）高血压急症及亚急症。

（6）因诊断需要到上级医院进一步检查。

2. 社区随诊高血压转出条件

（1）采用2种以上降压药物规律治疗，血压仍不达标者。

（2）血压控制平稳的患者，再度出现血压升高并难以控制者。

（3）血压波动较大，临床处理有困难者。

（4）随访过程中出现新的严重临床疾病或原有疾病加重。

（5）患者服用降压药后出现不能解释或难以处理的不良反应。

（6）高血压伴发多重危险因素或靶器官损害而处理困难者。

3. 下列严重情况建议急救车转诊

（1）意识丧失或模糊。

（2）血压≥180/120mmHg伴剧烈头痛、呕吐，或突发言语障碍和/或肢体瘫痪。

（3）血压明显升高伴持续性胸背部剧烈疼痛。

（4）血压升高伴下肢水肿、呼吸困难或不能平卧。

（5）胸痛持续不缓解，伴大汗，心电图显示至少2个导联ST段抬高，应以最快速度转诊。

（6）影响生命体征的其他严重情况，如意识障碍伴血压过低或测不出、心率过慢或过快，突发全身严重过敏反应等。

三、问诊要点

（一）现病史

1. 起病情况与患病时间　起病急、缓，首次发病的具体时间。

2. 主要症状的特点　有无头痛、头晕、四肢麻木、心悸等症状；首次发现血压升高时的数值，血压最高水平及一般水平。

3. 病因与诱因　有无服用可使血压升高的药物，如口服避孕药、可卡因、类固醇、促红细胞生成素、环孢素和中药甘草等。

4.病情的发展与演变　有无靶器官损害的表现，胸痛、胸闷、下肢水肿（心脏），视力下降、感觉及运动等神经系统异常表现（眼和脑），眼睑水肿、多尿及尿中泡沫增多（肾脏），间歇性跛行（周围血管）等症状。

5.伴随症状　有无提示继发性高血压的症状，如发现血压升高前有无发热、关节疼痛等（大动脉炎）；尿中泡沫增多、血尿、贫血（肾小球肾炎）；阵发性血压升高伴心动过速、头痛、出汗、面色苍白（嗜铬细胞瘤）；有无肌无力、发作性软瘫、烦渴、多尿（原发性醛固酮增多症）。

6.诊治情况　本次就诊前是否接受其他医疗单位的诊治（时间、诊断、治疗、效果等）。

7.发病后的一般情况　精神状态、饮食、大小便、睡眠等。

（二）既往史

有无血脂异常、脑卒中、冠心病、心衰、心房颤动、肾脏疾病、外周动脉粥样硬化病、糖尿病、视网膜病变、痛风、睡眠呼吸暂停综合征和支气管哮喘病史。

（三）个人史

盐、酒精、脂肪的摄入量，吸烟和体力活动情况。

（四）家族史

有无高血压、脑卒中、血脂异常、冠心病或肾脏病家族史。

（五）社会心理因素

家庭情况、工作环境及有无精神创伤等。

四、体格检查要点

（一）专科体格检查

1.生命体征　脉搏、双侧血压（必要时测量四肢血压）。

2.周围血管　搏动情况、血管杂音（颈动脉、胸主动脉、腹主动脉、肾动脉和股动脉）。

3.心脏　叩诊、听诊（心率、节律、心音、额外心音、杂音和心包摩擦音）。

（二）其他系统重点体格检查

1.一般情况　身高、体重、腹围、臀围、皮肤（有无紫纹、多毛，提示库欣综合征）。

2.颜面及其器官　眼睑、结膜、口唇颜色。

3.颈部　触诊甲状腺。

4.肺部　听诊（呼吸音、啰音）。

5.腹部　触诊肝脏和肾脏有无肿大、有无包块。

6.下肢　有无水肿及足背动脉搏动情况。

7.神经系统　肌力、有无病理征等。

五、诊断思路

1.确定高血压诊断，确定血压水平分级。

2.判断高血压的原因，区分原发性或继发性高血压。

3.评估患者心脑血管疾病风险程度。寻找其他心脑血管危险因素，靶器官损害及临床相关情况，以进行评估。

六、治疗策略

（一）治疗目的

通过降压，有效预防或延迟脑卒中、心肌梗死、心衰和肾功能不全等并发症的发生；有效控制高血压的病程，预防高血压急症、亚急症等重症高血压发生。

（二）降压药物的治疗时机

降压药物的治疗时机取决于心血管疾病风险评估水平，在改善生活方式的基础上，血压仍超过 140/90mmHg 和 / 或目标水平的患者，应给予药物治疗。

（三）降压目标

一般高血压患者血压应降至 140/90mmHg 以下。能耐受者和部分高危及以上的患者血压可进一步降至 130/80mmHg 以下。

（四）降压达标的时间

除高血压急症或亚急症外，大多数高血压患者应在 4 周内或 12 周内将血压逐渐降至目标水平。

（五）初诊高血压患者的诊治流程（图 1-1）

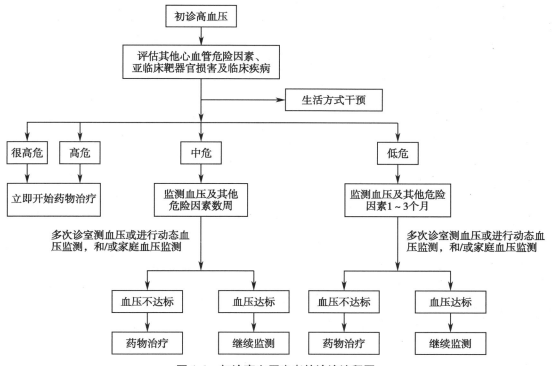

图 1-1 初诊高血压患者的诊治流程图

（六）高血压相关危险因素的处理

1. 调脂治疗 高血压伴血脂异常的患者，应在生活方式改变的基础上积极降压治疗并适度降脂治疗。对动脉硬化性心血管疾病风险低中危患者，当严格实施生活方式干预 6 个月后，血脂水平不能达标者，则考虑药物降脂治疗。对动脉硬化性心血管疾病风险中危以上的高血压患者，应立即启动他汀类药物治疗。

2．抗血小板治疗　高血压伴心脑血管疾病、糖尿病、慢性肾病，动脉硬化性心血管疾病风险高危或高血压合并 3 项及以上其他危险因素，推荐进行抗血小板治疗。抗血小板治疗需在血压控制稳定（<150/90mmHg）后开始应用，还应注意抗血小板药物的不良反应。

3．血糖控制　血糖控制目标糖化血红蛋白（glycosylated hemoglobin，HbA1c）<7%，空腹血糖 4.4～7.0mmol/L，餐后 2h 血糖或高峰值血糖<10mmol/L。容易发生低血糖、病程长、老年人，以及并发症和合并症多的患者，血糖控制目标可以放宽。

4．高血压伴心房颤动的治疗　易发生心房颤动的高血压患者（左心房增大、左心室肥厚、心功能下降），推荐使用肾素-血管紧张素-醛固酮系统抑制剂（尤其 ARB），减少心房颤动的发生；具有血栓栓塞风险的心房颤动患者，按照现行指南进行抗凝治疗。

5．高血压伴高同型半胱氨酸升高的治疗　补充新鲜蔬菜水果，必要时补充叶酸。

（七）特殊人群高血压的处理

1．老年高血压　老年高血压患者的血压应降至 150/90mmHg，如能耐受可降至 140/90mmHg以下。对于 80 岁以上老年患者降压的目标值为<150/90mmHg。钙通道阻滞剂、ACEI、ARB、利尿剂或 β 受体拮抗剂都可以考虑选用。

2．儿童、青少年高血压　对 1 级高血压的治疗，强调积极的生活方式干预；对 2 级高血压的药物治疗从小剂量、单一用药开始，个体化调整治疗方案和治疗时限。ACEI 或 ARB 和钙通道阻滞剂作为首选药物。

3．妊娠高血压　推荐血压≥150/100mmHg 时启动药物治疗，治疗目标是 150/100mmHg以下，避免低于 130/80mmHg，因为会影响胎盘血流灌注。常用药物有拉贝洛尔、硝苯地平等，禁用 ACEI 和 ARB 类药物。

七、健康教育

（一）高血压患者的随诊

1．随诊目的　评估治疗反应，了解患者对药物的耐受情况，分析血压是否稳定达标和其他危险因素的状况，建立医患相互信任的良好关系。

2．随诊间隔　未达标患者或临床有症状者，每 2～4 周随诊 1 次，直至达标。随访内容包括测量血压和/或动态血压，询问服药的依从性，根据血压的波动及药物的不良反应进行降压药物的调整，嘱患者按时服药，指导患者改善生活方式、坚持长期治疗、不随意停药。已达标患者或风险分层低危、中危患者，1～3 个月随诊 1 次，随诊内容包括有无新发合并症，体格检查（血压、心率、节律，超重或肥胖者应监测体重及腹围），生活方式评估及建议，了解服药情况，必要时调整治疗。

（二）高血压患者的健康教育内容

1．正常人群　什么是高血压，高血压的危害，健康生活方式，定期监测血压；高血压是可以预防的。

2．高血压的高危人群　什么是高血压，高血压的危害，健康生活方式，定期监测血压；高血压的危险因素，有针对性的行为纠正和生活方式指导。

3．已确诊的高血压患者　什么是高血压，高血压的危害，健康生活方式，定期监测血压；高血压的危险因素，有针对性的行为纠正和生活方式指导；高血压的危险因素及综合管理；非药物治疗与长期随访的重要性和坚持终身治疗的必要性；高血压是可以治疗的，正确认识高血压药物的疗效和不良反应；高血压自我管理的技能。

八、应用举例

患者，男性，56 岁，主因"发现血压高 2 个月"就诊于全科门诊。血压最高达 170/100mmHg，伴轻度头晕。既往体健，否认吸烟史、饮酒史。

（一）请回答以下问题

1. 患者能否诊断为高血压？
2. 还需要询问哪些病史？
3. 是否需要立即启动用药治疗？

（二）参考答案

1. 能否诊断高血压　应继续询问患者是否非同日多次（≥3 次）测量血压均达到或超过 140/90mmHg，若是，则高血压诊断成立。

2. 需要询问的病史　还需询问患者初次发现血压升高的数值，是否进行药物治疗；询问有无继发高血压的典型症状；询问既往健康状况，有无冠心病、心衰、脑血管病、外周血管病、糖尿病和心房颤动等疾病及用药史；询问个人史（吸烟、饮酒情况），了解生活方式（饮食、运动情况）；询问家族史及社会心理因素（家庭情况、工作环境及有无精神创伤）；询问有无其他心血管危险因素及靶器官损害的相应症状。

3. 治疗　患者目前除高血压（2 级）外，还存在 1 个危险因素（男性>55 岁），初步危险分层属于中危，可暂时观察并完善相关实验室及辅助检查，评估是否伴有靶器官损害及临床疾病，再重新进行危险分层。若仍属于中危，可继续观察数周，在改善生活方式的情况下，血压仍不达标，则应开始药物治疗；若危险分层属于高危及很高危，则应及时启动药物治疗，并对合并的危险因素和临床疾病进行综合治疗。

第二节　冠状动脉粥样硬化性心脏病

一、要求掌握的理论知识

（一）冠心病的定义、分型

1. 定义　冠状动脉发生粥样硬化引起管腔狭窄或闭塞，导致心肌缺血、缺氧或坏死而引起的心脏病，称为冠状动脉粥样硬化性心脏病（简称"冠心病"），也称缺血性心脏病。

2. 分型　1979 年世界卫生组织将之分为 5 型（隐匿性或无症状性冠心病、心绞痛、心肌梗死、缺血性心肌病和猝死）；近年根据发病特点和治疗原则不同分为两大类：①慢性冠脉疾病（稳定型心绞痛、缺血性心肌病和隐匿性冠心病）；②急性冠脉综合征，包括不稳定型心绞痛（unstable angina，UA）、非 ST 段抬高型心肌梗死（non-ST-segment elevation myocardial infarction，NSTEMI）和 ST 段抬高型心肌梗死（ST-segment elevation myocardial infarction，STEMI），也有将冠心病猝死包括在内。

（二）心绞痛的相关知识

1. 心绞痛的临床分型

（1）稳定型心绞痛：发作的性质、程度、频度和诱发因素在数周内无显著变化。

（2）不稳定型心绞痛：包括初发型心绞痛（首发症状在 1～2 个月内）、恶化劳力型心绞痛、静息心绞痛、梗死后心绞痛和变异型心绞痛（发作时心电图显示 ST 段暂时性抬高）。

2．心绞痛的分级（表 1-3）

表 1-3 加拿大心脏病学会劳力型心绞痛分级

分级	特点
Ⅰ级	一般日常活动如走路、登楼不引起心绞痛，心绞痛发生在剧烈、速度快或长时间的体力活动或运动时
Ⅱ级	日常活动轻度受限，心绞痛发生在快步行走、登楼、餐后行走、冷空气中行走、逆风行走或情绪波动后活动
Ⅲ级	日常活动明显受限，心绞痛发生在平路一般速度行走时
Ⅳ级	轻微活动即可诱发心绞痛，患者不能做任何体力活动，但休息时无心绞痛发作

3．心绞痛的临床表现 以发作性胸痛为主要临床表现。疼痛特点：部位主要在胸骨体之后，性质为压迫、发闷、紧缩性，诱因由体力劳动或情绪激动诱发，持续时间多为 3～5min，很少超过 30min，缓解方式为停止活动或含服硝酸酯类药物几分钟之内缓解。

4．心绞痛的诊断 根据典型缺血性胸痛发作，持续时间不超过 30min，含服硝酸甘油可缓解，结合心电图心肌缺血改变，心肌坏死标志物阴性，能除外其他原因所致的心绞痛，诊断即可成立。发作不典型，可进行心电图负荷试验、心电图监测或运动试验、放射性核素心肌灌注显像检查，必要时进行冠状动脉造影可明确诊断。

5．心绞痛的鉴别诊断

（1）急性心肌梗死。

（2）胸壁疾病：肋间神经痛、肋软骨炎、肋骨骨折、带状疱疹等。

（3）肺部疾病：肺栓塞、胸膜炎、气胸等。

（4）消化系统疾病：胃食管反流病、食管裂孔疝、弥漫性食管痉挛、消化性溃疡等。

（5）心脏神经症。

（6）其他：主动脉瓣狭窄、主动脉夹层、心包炎、颈椎病等。

6．心绞痛缓解期的治疗 口服冠心病二级预防药物，并尽量避免各种已知可诱发的因素。调节饮食，特别是进食不应过饱；戒烟酒；调整日常生活与工作量；减轻精神负担；保持适当的体力活动，但以不致发生疼痛症状为度；一般不需卧床休息。

7．心绞痛发作时的治疗

（1）休息：发作时立刻休息，一般患者在停止活动后症状逐渐消失。

（2）药物治疗：较重的发作可使用硝酸酯类药物（硝酸甘油、硝酸异山梨酯），舌下含服起效最快，反复发作也可以静脉用药。

8．心绞痛的转诊指征 ①所有持续而剧烈的胸痛，经含硝酸甘油不能缓解的患者；②反复心绞痛发作，且新近发现有右束支或左束支传导阻滞的患者；③反复心绞痛发作，心电图有 ST 段压低或有明显心衰症状的患者；④有冠心病高危因素（高血脂、高血糖、高血压、肥胖和吸烟），就诊时无胸痛但心电图 ST 段有抬高，或者心电图无抬高怀疑有心源性休克者；⑤静息时心绞痛发作，伴有 T 波动态改变；⑥反复心绞痛发作，伴严重的心律失常，如多源性室性期前收缩、阵发性室性心动过速或 R-on-T 现象（室性期前收缩落于 T 波上）、二度以上的房室传导阻滞；⑦反复心绞痛发作，合并有肝、肾等其他重要器官功能不全及糖尿病者；⑧心绞痛发作，持续时间较长，或者患者出现烦躁不安，甚至休克等心肌梗死征象者。

（三）心肌梗死的相关知识

1. 心肌梗死的诊断依据　必须具备下列 3 条标准中的 2 条：①与缺血相关的持续性胸痛>30min；②心肌梗死的心电图的动态演变；③符合心肌梗死血清心肌坏死标志物的动态改变。

2. 心肌梗死心电图特征

（1）超急性期：心电图上出现高大的 T 波，以后迅速出现 ST 段上斜型抬高，尚未出现异常 Q 波，仅持续数小时。

（2）急性期：高耸 T 波开始降低，出现异常 Q 波，ST 段呈弓背向上抬高，继而下降；直立的 T 波开始倒置，并逐渐加深，持续数小时至数周。

（3）近期：抬高的 ST 段基本恢复至基线，Q 波持续存在，倒置 T 波逐渐变浅，持续数周至数月。

（4）陈旧期：心肌梗死后 3～6 个月或更久。ST 段和 T 波恢复正常或 T 波持续倒置、低平，趋于恒定不变，留下坏死的 Q 波。

3. 心肌梗死的鉴别诊断　要与心绞痛、主动脉夹层、急性肺动脉栓塞、急腹症和急性心包炎等进行鉴别。

4. 心肌梗死的处理原则　尽早恢复心肌的血液灌注以挽救濒死心肌，防止梗死面积扩大，保护和维持心脏功能，及时处理严重心律失常、泵衰竭和各种并发症，预防猝死。

5. 心肌梗死的院前急诊处理　一旦怀疑急性心肌梗死，应该立即限制患者活动，完善十八导联心电图，同时给予吸氧、心电监护、开放静脉通路、镇静和镇痛等措施；无禁忌证的情况下应立即嚼服阿司匹林 300mg 和氯吡格雷 300mg，并准备好除颤仪及抢救物品，随时做好心肺复苏术的准备。

6. 心肌梗死的转诊指征及注意事项

（1）转诊指征：对于确诊或疑诊为急性心肌梗死患者均需转诊，但需要完成心电监护、建立静脉通道、相关药物的应用和氧气的供给等基本措施后进行转诊；对危重患者应该首先给予生命支持；对合并心律失常、急性左心衰竭等情况的患者，在采取紧急措施后，病情基本稳定再送至医院。

（2）注意事项：①争取时间，尽快转院；②合理选择医院，应将患者送至有心脏内科和有介入治疗条件的医院；③患者避免一切活动；④途中密切监护，药品准备齐全，如抗心律失常药物利多卡因、胺碘酮等；⑤做好转诊交接工作，包括患者发病情况、既往病史、检查的结果、院前诊断及治疗、用药情况、患者对治疗的反应，病情有无改善或恶化等，最好以书面形式进行，避免遗忘和遗漏。

（四）冠心病的预防

1. 一级预防　针对冠心病的危险因素进行干预，如对吸烟、肥胖、高血压、血脂异常和糖尿病等人员进行教育和指导。

2. 二级预防　包括对冠心病患者的早期检出、早期诊断和治疗，目的是延缓病情的发展，避免再次梗死和其他心血管事件的发生。

3. 三级预防　积极治疗并发症，进行合理、适当的康复治疗，降低死亡率，延长患者生命。

（五）康复措施

冠心病的康复措施包括有氧训练、循环抗阻训练、柔韧性训练、医疗体操、作业训练、放松性训练、行为治疗和心理治疗等。

二、补充学习的内容

（一）常用抗血小板药物

1. 阿司匹林（aspirin）、环氧化酶（cyclooxygenase，COX）抑制剂　抑制血小板的作用是不可逆的。因为每日均有新的血小板产生，当新的血小板占整体 10% 时，血小板功能可恢复正常，所以阿司匹林需每日持续服用。

2. 氯吡格雷　为 P_2Y_{12} 受体拮抗剂，通过阻断血小板的 P_2Y_{12} 受体抑制 ADP 诱导的血小板活化。其适用于不能耐受阿司匹林的患者或血栓症急性发作时（急性冠脉综合征、缺血性脑卒中等）与阿司匹林联合应用。

3. 血小板膜糖蛋白 IIb/IIIa 受体拮抗剂（platelet membrane glycoprotein IIb/IIIa receptor antagonists，GPI）　血小板膜糖蛋白 GPIIb/IIIa 受体是血小板聚集的最后共同途径，阻断该受体可有效抑制各种诱导剂诱发的血小板聚集，可应用于接受经皮冠状动脉介入治疗（percutaneous coronary intervention，PCI）的急性冠脉综合征患者和选择保守治疗策略的中高危不稳定型心绞痛或急性非 ST 段抬高型心肌梗死患者，此类药物主要包括阿昔单抗、依替巴肽及替罗非班。

（二）冠心病的二级预防（ABCDE）

A 包括阿司匹林（aspirin）、抗心绞痛治疗（anti-anginal therapy）；B 包括 β 受体拮抗剂（beta blocker）、控制血压（blood pressure control）；C 包括控制血脂水平（cholesterol lowing）、戒烟（cigarette quitting）；D 包括控制饮食（diet control）、治疗糖尿病（diabetes treatment）；E 包括鼓励适当的运动锻炼（exercise）、进行健康教育（education）。

三、问诊要点

（一）现病史

1. 起病情况与患病时间　起病急、缓，首次发病的具体时间。

2. 主要症状的特点　疼痛部位、范围、性质、程度、放射、持续时间、加重与缓解方式；以急性腹痛为主要表现要与急腹症鉴别（胰腺炎、胆石症和消化道穿孔等）；若腹痛起病缓慢要与慢性充血性力衰竭、消化性溃疡等疾病鉴别。

3. 病因与诱因　饱餐、重体力活动、情绪激动、血压骤升或用力大便、休克、脱水、外科手术或严重心律失常等。

4. 病情的发展与演变　好转或加重。

5. 伴随症状　有无反酸、胃灼热、恶心、呕吐、大汗、面色苍白、心悸、呼吸困难、黑蒙、晕厥和意识丧失；胸痛与呼吸的关系，有无咳嗽、咳痰、咯血、吞咽困难等。

6. 诊治情况　本次就诊前是否接受其他医疗单位诊治（时间、诊断、治疗、效果等）。

7. 发病后的一般情况　精神状态、饮食、大小便、睡眠等。

（二）既往史

有无高血压、糖尿病、血脂异常、脑血管病、外周血管疾病等。

（三）个人史

盐、酒精、脂肪的摄入量，吸烟史、性格及体力活动情况。

（四）家族史

有无早发心血管病家族史。

（五）社会心理因素

家庭情况、工作环境及有无精神创伤。

四、体格检查要点

（一）专科体格检查

1. 心脏：视诊（心尖搏动、心前区搏动）、触诊、叩诊（心界）、听诊（心率、节律、心音、额外心音、杂音、心包摩擦音）。

2. 血管检查　听诊颈动脉、腹主动脉有无血管杂音等。

（二）其他系统重点体格检查

1. 生命体征　脉搏、双侧血压。

2. 一般情况　面容、体位、身高、体重、腹围（病情允许时）。

3. 颜面及其器官　口唇（颜色）。

4. 肺部　听诊（有无湿啰音）。

5. 腹部　触诊有无压痛、肝大等。

6. 下肢　有无水肿、足背动脉搏动情况。

五、诊断思路

1. 判断是慢性冠状动脉疾病还是急性冠脉综合征。

2. 判断是否需要进行心肌再灌注治疗。

3. 明确冠状动脉病变情况。

六、治疗策略

（一）慢性稳定型心绞痛

1. 治疗原则　预防心肌梗死和猝死，减轻症状和缺血发作，提高生活质量。

2. 药物治疗

（1）改善缺血、减轻症状的药物

1）β受体拮抗剂：减慢心率、降低心肌耗氧量，减少心绞痛发作和增加运动耐量。用药后静息心率降至55～60次/min，严重心绞痛患者如无心动过缓症状可降至50次/min。

2）硝酸酯类药：为非内皮依赖性血管扩张剂，能减少心肌需氧和改善心肌灌注，降低心绞痛的发作频率和程度。每日用药时应注意给予足够的无药间期，以减少耐药的发生。

3）钙通道阻滞剂：抑制心肌收缩、减少心肌耗氧，扩张冠状动脉，解除冠状动脉痉挛，扩张周围血管，降低血压，减轻心脏负荷。

4）其他药物：曲美他嗪、尼可地尔。

（2）预防心肌梗死、改善预后的药物

1）抗血小板药：包括COX抑制剂（阿司匹林）和P_2Y_{12}受体拮抗剂（氯吡格雷）。阿司匹林是抗血小板治疗的基石，所有患者只要无禁忌证都应该使用，最佳剂量为75～150mg/d。氯吡格雷主要用于支架置入以后及有阿司匹林使用禁忌证的患者，常用剂量为75mg/d。

2）降低低密度脂蛋白胆固醇（low density lipoprotein-cholesterol，LDL-C）的药物：他汀

类药物为首选的降脂药物,可延缓斑块进展和稳定斑块。所有明确冠心病的患者,无论其血脂水平如何,均应给予他汀类药物,并将 LDL-C 降至 1.8mmol/L(70mg/dl)以下水平,注意监测氨基转移酶及肌酶等指标。其他降低 LDL-C 的药物还包括胆固醇吸收抑制剂依折麦布。

3)ACEI 或 ARB:可以使冠心病患者的心血管死亡率、非致死性心肌梗死等主要终点事件的相对危险性显著降低。

3.血管重建治疗　包括 PCI 和冠状动脉旁路移植术(coronary artery bypass graft,CABG)。

(二)UA/NSTEMI 的治疗

1.治疗原则　即刻缓解缺血症状,避免严重不良后果(死亡、心肌梗死或再发心肌梗死)。

2.一般治疗　卧床休息,消除紧张情绪和顾虑,保持环境安静,可使用小剂量镇静剂,必要时吸氧。

3.药物治疗

(1)抗心肌缺血药物

1)硝酸酯类药物:急性发作可舌下含服,无效时可静脉应用。目前建议静脉应用硝酸甘油以 5～10μg/min 开始,每 5～10min 增加 10μg/min,直至症状缓解。

2)β受体拮抗剂:应尽早应用于所有无禁忌证的 UA/NSTEMI 患者。

3)钙通道阻滞剂:可减轻心绞痛症状,可作为治疗持续性心肌缺血的次选药物。对于血管痉挛性心绞痛患者,可作为首选药物。

(2)抗血小板治疗

1)COX 抑制剂:参见"慢性稳定型心绞痛"部分相关内容。

2)P₂Y₁₂ 受体拮抗剂:参见"慢性稳定型心绞痛"部分相关内容。除非有极高出血风险等禁忌证,UA/NSTEMI 患者均建议在阿司匹林基础上,联合 P₂Y₁₂ 受体抑制剂(氯吡格雷和替格瑞洛)。

3)血小板膜糖蛋白Ⅱb/Ⅲa 受体拮抗剂:目前替罗非班为国内 GPⅡb/Ⅲa 受体拮抗剂的唯一选择。

4)环核苷酸磷酸二酯酶抑制剂:包括西洛他唑和双嘧达莫,西洛他唑仅作为阿司匹林不耐受患者的替代药物,双嘧达莫可引起"冠状动脉窃血",不推荐使用。

(3)抗凝治疗:除非有禁忌证,所有患者均应在抗血小板治疗基础上,常规联合抗凝治疗。

1)普通肝素:存在肝素诱导的血小板减少可能,使用过程中需要监测血小板。

2)低分子肝素:与普通肝素相比,低分子肝素在降低心脏事件方面更优或有相等的疗效。

3)磺达肝癸钠:选择性 Xa 间接抑制剂,对于采用保守策略的患者尤其在出血风险增加时作为抗凝药物的首选。

(4)调脂治疗:应尽早(24h 内)开始使用他汀类药物。LDL-C 的目标值为<1.8mmol/L(70mg/dl)。

(5)ACEI 或 ARB:可降低心血管事件,建议 24h 内开始口服 ACEI,不能耐受者可用 ARB 替代。

4.冠脉动脉血运重建术。

(三)STEMI 的治疗

1.治疗原则　尽早进行再灌注治疗,挽救濒死心肌,防止梗死面积扩大,保护和维持心脏功能,及时处理严重心律失常和各种并发症,预防猝死。

2. 监护和一般治疗 急性期卧床休息,监测心电图、血压、呼吸(除颤仪处于备用状态),吸氧,建立静脉通路,加强护理、缓解疼痛和稳定情绪(吗啡或哌替啶)。

3. 再灌注心肌治疗 起病 3～6h,最晚在 12h 内,开通闭塞的冠状动脉,使心肌得到再灌注,是 STEMI 的重要治疗措施之一。再灌注心肌治疗包括 PCI、溶栓疗法、紧急 CABG。

4. STEMI 的二级预防 控制危险因素,口服冠心病二级预防药物。接受 PCI 的 STEMI 患者术后应给予至少 1 年的双联抗血小板治疗。β 受体拮抗剂、ACEI 或 ARB 有助于改善患者生存率,应结合患者情况采用最大耐受量长期治疗。

5. 其他治疗 抗心律失常和传导障碍、抗休克和抗心衰等治疗。

七、健康教育

(一)全人群的健康教育

全人群的健康教育要通过多种渠道,根据年龄、教育水平和文化背景等因素针对不同人群开展。主要是选择健康的生活方式,包括合理膳食、不吸烟、适当的体育运动、控制体重和良好的社会支持。

(二)高危人群的健康教育

高危人群的健康教育要强调危险因素的控制。血糖、血胆固醇、血压水平均要控制在指南建议的目标值,并强调定期监测这些指标。高危人群为血糖、血胆固醇或血压有 1 项异常或伴有其他 2 个以上危险因素者。

(三)冠心病患者的健康教育

冠心病患者除药物治疗外,特别要强调合理膳食、戒烟、控制体重、在医师指导下的体育锻炼和治疗的依从性。对于心肌梗死后的患者,要进行日常生活注意事项的指导及相关急救知识的培训。

八、应用举例

患者,男性,56 岁,主因"突发胸痛 2h"就诊于全科门诊。

(一)请回答以下问题

作为接诊医师该如何处理?

(二)参考答案

原则上要迅速排除最危险、最紧急的疾病,如不稳定型心绞痛、急性心肌梗死、主动脉夹层和肺栓塞等。

1. 判断病情严重程度,如生命体征不稳定则立即抢救。

2. 生命体征稳定,快速询问病史(胸痛特点)、进行体格检查,脐部以上疼痛的患者均需进行心电图检查。

3. 若怀疑急性冠脉综合征,应进行十八导联心电图,并动态观察心电图变化,嚼服阿司匹林 300mg,静脉应用硝酸甘油(非右心室梗死或无低血压)联系转诊。

4. 若患者心电图正常,但患者胸痛原因不明,或出现呼吸>24 次 /min 或严重呼吸困难;心率<40 次 /min 或血压>200mmHg;颈静脉怒张;血氧饱和度<90% 均需转院。转院前进行必要的急救措施,如吸氧、监护、开放静脉。

第三节 充血性心力衰竭

一、要求掌握的理论知识

（一）心衰的定义

心力衰竭（heart failure，HF）（简称"心衰"）是各种心脏结构或功能性疾病导致心室充盈和／或射血能力受损，心排血量不能满足机体组织代谢需要，以肺循环和／或体循环淤血，器官、组织血液灌注不足为临床表现的一组综合征。

（二）心衰分型及临床表现

1. 左心衰竭 症状以肺淤血及心排血量降低表现为主（呼吸困难、咳嗽、咳痰、乏力、周围组织灌注不足，甚至低血压）；体征包括肺部湿啰音，基础心脏病固有体征，心脏扩大及二尖瓣关闭不全的反流性杂音，P_2 亢进、舒张期奔马律。

2. 右心衰竭 症状以体静脉淤血表现为主（消化道症状、劳力性呼吸困难）；体征包括水肿、颈静脉怒张、肝大、心脏体征（基础心脏病的固有体征，右心室扩大及三尖瓣关闭不全的反流性杂音）。

3. 全心衰竭 同时出现左心衰竭和右心衰竭。

4. 其他分型 急性、慢性心衰；收缩性和舒张性心衰。《中国心力衰竭诊断和治疗指南2018》根据左心室射血分数（left ventricular ejection fraction，LVEF）分为射血分数降低的心衰（heart failure with reduced ejection fraction，HFrEF）、射血分数保留的心衰（heart failure with preserved ejection fraction，HFpEF）和射血分数中间值的心衰（heart failure with mid-range ejection fraction，HFmrEF）。

（三）心衰的诊断与鉴别诊断

应与肺源性呼吸困难（包括支气管哮喘、慢性支气管炎急性发作、肺梗死等）、心包积液、缩窄性心包炎、肝硬化腹水伴下肢水肿等鉴别。

（四）心功能分级与分期

1. 美国纽约心脏病学会（New York Heart Disease Assocation，NYHA）心功能分级方案

（1）Ⅰ级：日常活动量不受限，一般活动不引起乏力、呼吸困难等心衰症状。

（2）Ⅱ级：体力活动轻度受限，休息时无自觉症状，一般活动下可出现心衰症状。

（3）Ⅲ级：体力活动明显受限，休息时无症状，低于平时一般活动即可引起心衰症状。

（4）Ⅳ级：不能从事任何体力活动，休息状态下也存在心衰症状，活动后加重。

2. 心衰的分期

（1）A期：前心衰阶段，患者存在心衰高危因素，尚无心脏结构或功能异常，也无心衰的症状和／或体征，包括高血压、心绞痛、糖尿病、代谢综合征，以及使用心肌毒性药物、心肌病家族史等。

（2）B期：前临床心衰阶段，患者无心衰的症状和／或体征，但已出现心脏结构改变，如左心室肥厚、无症状瓣膜性心脏病、既往心肌梗死史。

（3）C期：临床心衰阶段，患者已有心脏结构改变，既往或目前有心衰的症状和／或体征。

（4）D期：难治性终末期心衰阶段，患者虽然经过严格优化内科治疗，但是休息时仍有症状，常伴心源性恶病质，须反复长期住院。

（五）心衰的治疗原则

1. 治疗原则　采取综合治疗措施，包括对致心功能受损的基础疾病如冠心病、高血压、糖尿病的早期管理，调节心衰的代偿机制，如拮抗神经体液因子的过度激活，阻止或延缓心室重塑的进展。

2. 治疗目标　缓解心衰症状，提高患者生活质量，防止和延缓心肌重塑的发展，降低死亡率、住院率。

（六）心衰的预防原则及康复

1. 预防原则　①防治诱发因素，如呼吸道感染、快速型心律失常、甲状腺功能异常和贫血等；②阻止原发病的发展；③预防已确诊的心脏病发展为心衰；④尽量减少心肌损害的危险因素，避免病情进一步加重。

2. 心衰的康复　运动方式的选择主要为步行、踏车、腹式呼吸、太极拳和体操等。训练需循序渐进，避免过度，根据患者的病情和功能情况选定运动方式和运动量。

（七）心衰常用药物的适应证、禁忌证

1. 血管紧张素转换酶抑制剂（angiotensin converting enzyme inhibitor，ACEI）

（1）适应证：LVEF下降的心衰患者必须终身使用，除非有禁忌证或不能耐受。

（2）禁忌证：发生威胁生命的不良反应（血管性水肿和无尿性肾衰竭）、妊娠、ACEI过敏者、双侧肾动脉狭窄、高钾血症。血肌酐>265μmol/L（3mg/dl）、低血压时慎用ACEI。

2. β受体拮抗剂

（1）适应证：伴LVEF下降的无症状心衰患者均可应用。有症状或曾经有症状的NYHA心功能分级Ⅰ～Ⅲ级、LVEF下降、病情稳定的慢性心衰患者必须终身应用，除非有禁忌证或不能耐受。

（2）禁忌证：严重心动过缓、二度及以上房室传导阻滞、支气管痉挛性疾病、急性左心衰竭、严重周围血管疾病（如雷诺病）。

3. 醛固酮受体拮抗剂

（1）适应证：LVEF≤35%、NYHA心功能分级Ⅱ～Ⅳ级的患者；已使用ACEI（ARB）和β受体拮抗剂治疗，仍持续有症状的患者；急性心肌梗死后、LVEF≤40%，有心衰症状或既往有糖尿病史者。

（2）禁忌证：血钾>5.0mmol/L、肾功能受损者［肌酐>221μmol/L（2.5mg/dl）］，不宜应用。

二、补充学习的内容

（一）B型利钠肽和N-末端B型利钠肽

心肌分泌B型利钠肽（B-type natriuretic peptide，BNP）原前体（134个氨基酸），剪切生成BNP前体（108个氨基酸），再进一步分解成BNP（32个氨基酸）和N-末端B型利钠肽（N-terminal B type natriuretic peptide，NT-proBNP；76个氨基酸）。

如果BNP<100ng/L或NT-proBNP<300ng/L，通常可以排除急性左心衰竭。BNP<35ng/L或NT-proBNP<125ng/L，通常可以排除慢性心衰，但其敏感度和特异度较急性心衰低。

BNP/NT-proBNP受年龄、性别、肾功能等因素影响。诊断急性心衰时，NT-proBNP水平应根据年龄和肾功能进行分层：50岁以下的患者NT-proBNP水平>450ng/L，50岁以上>900ng/L，75岁以上应>1 800ng/L，肾功能不全（肾小球滤过率<60ml/min）时应>1 200ng/L。

（二）超声心动图结果解读

1．常用检查指标正常值

（1）内径（mm）：左心房（LA）<35mm，左心室（LV）<55mm（男），左心室<50mm（女）。

（2）厚度（mm）：室间隔（IVS）<12mm，左心室后壁（LVPW）<12mm，左心室壁 9～12mm。

（3）二尖瓣瓣口面积（cm²）：正常为 4～6cm²；轻度狭窄为>1.5～2.0cm²；中度狭窄为1.0～1.5cm²；重度狭窄则<1.0cm²。

2．LVEF　正常≥50%。轻度降低为 40%～<50%，中度降低为 30%～<40%，重度降低<30%。

3．左心室舒张功能　E 峰为左心室舒张早期二尖瓣血流最大速度，A 峰为左心室舒张晚期二尖瓣血流最大速度，即心房收缩期最大速度，流速比值为 E/A。左心室舒张功能正常且心率<90 次/min，E 峰大于 A 峰，E/A>1；左心室舒张功能损害时 A 峰大于 E 峰 E/A<1。

（三）心衰治疗的预后评估

下列参数与心衰患者的不良预后相关：LVEF 下降、利钠肽持续升高、NYHA 心功能分级恶化、低钠血症、运动峰值耗氧量减少、血细胞比容降低、QRS 波增宽、慢性低血压、静息心动过速、肾功能不全、不能耐受常规治疗和难治性容量超负荷等。

（四）6min 步行试验

6min 步行试验简单易行，安全方便，是评定慢性心衰患者运动耐力和心衰疗效的方法。要求患者在平直走廊里尽可能快地行走，测定 6min 步行距离，若<150m 为重度心衰；150～450m 为中度心衰；>450m 为轻度心衰。

（五）慢性心衰患者的随诊

病情不稳定，需进行药物调整和监测，应适当增加随访频率，每 2 周 1 次，病情稳定后改为每 1～2 个月 1 次，内容包括：①监测症状、NYHA 心功能分级、血压、心率、心律、体重、肾功能和电解质；②神经内分泌拮抗剂是否达到最大耐受或目标剂量；③调整利尿剂的种类和剂量；④经过 3～6 个月优化药物治疗后，是否有心脏再同步化治疗（cardiac resynchronous therapy，CRT）、植入式心律转复除颤器（implantable eardioverter defibrillator，ICD）的指征；⑤针对病因的治疗；⑥合并症的治疗；⑦评估治疗依从性和不良反应；⑧必要时行 BNP/NT-proBNP、胸部X 线片、超声心动图和动态心电图等检查，通常在规范化治疗后 3 个月、临床状况发生变化及每 6 个月 1 次的病情评估时进行；⑨关注有无焦虑和抑郁；⑩心脏专科医师应每年与患者进行1 次病情讨论，审查当前的治疗方案，评估预后，制订后续治疗方案或植入心脏辅助装置或进行心脏移植。病情和治疗方案稳定的慢性心衰患者可在社区或基层医院进行随访。

三、问诊要点

（一）现病史

1．起病情况与患病时间　起病急、缓，首次发病的具体时间。

2．主要症状的特点　有无与劳力相关的呼吸困难或静息性呼吸困难（夜间阵发性呼吸困难、端坐呼吸），有无咳嗽、咳痰（白色、粉红色泡沫痰）、咯血，有无上腹胀满、食欲缺乏、恶心、呕吐。

3．病因与诱因　有无感染、心律失常、劳累、情绪激动、血容量增加（饮水增多或输液量大）和不规律用药等。

4. 病情的发展与演变　劳动耐力下降到何种程度、有无尿少、水肿等。

5. 伴随症状　有无胸痛、面色苍白、大汗、黑矇、晕厥、意识丧失。

6. 诊治情况　本次就诊前是否接受其他医疗单位的诊治(时间、诊断、治疗、效果等)。

7. 发病后的一般情况　精神状态、饮食、大小便、睡眠等。

（二）既往史

有无高血压、冠心病及其他性质心脏病、慢性支气管炎、支气管哮喘、心包积液、肝硬化等疾病。

（三）个人史

吸烟史、饮酒史,钠盐摄入量。

（四）家族史

有无早发心血管家族史。

（五）社会心理因素

家庭情况、工作环境及有无精神创伤。

四、体格检查要点

（一）专科体格检查

心脏体格检查包括视诊(心尖搏动)、触诊、叩诊(心界)、听诊(心率、节律、心音、额外心音、杂音和心包摩擦音)。

（二）其他系统重点体格检查

1. 生命体征　体温、脉搏、呼吸、血压。

2. 一般情况　面容(有无急性病容)、体位(有无端坐体位)。

3. 皮肤黏膜　有无发绀。

4. 颈部　有无颈静脉怒张。

5. 肺部　听诊双肺有无干湿性啰音。

6. 腹部　触诊有无肝大。

7. 下肢　有无水肿。

五、诊断思路

1. 确定心衰的诊断　根据症状、体格检查、胸部 X 线和心电图判断有无心衰的可能性,然后通过利钠肽检测和超声心动图明确是否存在心衰。

2. 确定心衰的病因和诱因。

3. 评估病情的严重程度及预后。

六、治疗策略

（一）一般治疗

1. 去除诱发因素。

2. 监测体重　每日测量体重,早期发现液体潴留。如在 3d 内体重突然增加 2kg 以上,应考虑已有钠、水潴留(隐性水肿),需要利尿或加大利尿剂剂量。

3. 调整生活方式

(1) 限钠:心衰急性发作要限制钠摄入<2g/d。

（2）限水：严重心衰患者液体量限制在 1 500～2 000ml/d。

（3）营养和饮食：应低脂饮食，戒烟，肥胖患者应减轻体重。严重心衰伴明显消瘦（心脏恶病质）者，应给予营养支持。

（4）休息和适度运动：急性发作时应卧床休息，进行被动运动预防深部静脉血栓形成。

4. 心理和精神治疗 抑郁、焦虑和孤独在心衰恶化中发挥着重要作用。综合性情感干预包括心理疏导可改善心功能，必要时应用抗焦虑或抗抑郁药物。

5. 氧疗。

（二）药物治疗

1. 急性左心衰竭 快速利尿（呋塞米 20～40mg 于 2min 内静脉注射）、镇静（吗啡 3～5mg 静脉注射）、血管扩张剂（硝普钠、硝酸酯类等）和正性肌力药物等。

2. 慢性心衰 建议伴有液体潴留的患者应用利尿剂，继以 ACEI 或 β 受体拮抗剂，无禁忌证者可再加用醛固酮受体拮抗剂。

七、健康教育

缺乏自我管理的知识和技巧是心衰患者反复住院的重要原因之一。通过教育能提高患者的自我管理能力和药物依从性，有助于其改善生活方式。主要内容需涵盖心衰的基础知识、症状的监控、药物治疗及依从性、饮食指导和生活方式干预等。

（一）对疾病的认识

NYHA 心功能分级、分期，心衰的病因、诱因、合并症的诊治和管理。

（二）限钠、限水、监测体重及出入量

（三）监测血压、心率

介绍血压、心率的测量方法，将血压、心率控制在合适范围。

（四）监测血脂、血糖、肾功能、电解质

将血脂、血糖、肾功能和电解质控制在合适范围。

（五）随访安排

详细讲解随访时间安排及目的，根据病情制订随访计划，并需根据随访结果及时给予相应的干预措施。

（六）对家庭成员进行心肺复苏培训

（七）用药指导

详细讲解药名、剂量、时间、频次、用药目的、不良反应和注意事项等，重点是指南推荐药物的治疗作用及不良反应，利尿剂的使用及调整，给患者打印用药清单，提高患者依从性。

（八）症状自我评估及处理

指导患者尽早发现心衰恶化的症状及如何应对；出现心衰加重的症状和 / 或体征，如疲乏加重、呼吸困难加重、活动耐量下降、静息心率增加≥15 次 /min、水肿（尤其下肢）再现或加重、体重增加（3d 内突然增加 2kg 以上）时，应增加利尿剂剂量并及时就诊。

（九）运动康复指导

根据心功能情况推荐不同强度的运动；减少久坐，运动过程注意循序渐进；提供运动处方或建议，包括运动强度及何时停止运动等。

（十）预防感染

每年接种流行性感冒疫苗，定期接种肺炎疫苗。

八、应用举例

患者，男性，68 岁，主因"反复呼吸困难 3 年，加重伴下肢水肿 1 周"就诊于全科门诊。3 年前，患者于体力活动后出现气短、呼吸困难，休息后缓解，间断服用氢氯噻嗪治疗，未系统治疗。1 周前受凉后出现鼻塞、流涕，走平路即出现气短，伴咳嗽、咳痰、下肢水肿，休息时无喘憋，无夜间阵发性呼吸困难。既往心肌梗死病史 7 年，间断发作胸痛，目前仅口服阿司匹林、单硝酸异山梨酯治疗。否认高血压、糖尿病病史。

（一）请回答以下问题

1. 初步诊断是什么？
2. 重点进行哪些体格检查？
3. 需进行哪些辅助检查？
4. 如果心衰诊断成立，如何进行治疗？

（二）参考答案

1. 初步诊断　患者有冠心病、心肌梗死病史，病史中有劳力性呼吸困难、下肢水肿的临床表现，初步诊断考虑为冠心病、慢性充血性心衰、NYHA 心功能分级Ⅲ级。诱因为呼吸道感染。

2. 体格检查要点　包括生命体征、体位、口唇颜色、有无颈静脉怒张、双肺干湿性啰音，进行心脏的叩诊及听诊、肝脏触诊及下肢水肿情况的检查。

3. 辅助检查　包括 BNP、生化检查、心电图、胸部 X 线和心脏彩色超声等。

4. 治疗

（1）一般措施：低盐饮食、限制水的摄入、控制感染和去除诱因。

（2）病因治疗：积极治疗冠心病，规范开展二级预防（加用他汀类药物）。

（3）药物治疗：以利尿剂、ACEI 为主，待心功能好转，加用 β 受体拮抗剂，如果无禁忌证，加用醛固酮受体拮抗剂。根据心脏彩色超声结果（LVEF），决定是否加用洋地黄类药物。

第四节　心　律　失　常

一、要求掌握的理论知识

（一）窦性心动过速

1. 定义　成年人窦性心律的频率超过 100 次/min 为窦性心动过速。

2. 临床意义　常见于健康人吸烟、运动、精神紧张、发热、甲状腺功能亢进症、贫血和失血等情况。

3. 治疗　针对病因、去除诱发因素，必要时应用 β 受体拮抗剂或非二氢吡啶类钙通道阻滞剂（如地尔硫䓬）减慢心率。

（二）窦性心动过缓

1. 定义　成人窦性心律的频率低于 60 次/min 为窦性心动过缓。

2. 临床意义　常见于健康的青年人、运动员与睡眠状态。其他原因包括甲状腺功能减退症、服用 β 受体拮抗剂等。窦房结病变和急性下壁心肌梗死亦常发生窦性心动过缓。

3. 治疗　无症状通常无须治疗。如心率过慢出现心排血量不足症状，可应用阿托品或异丙肾上腺素等药物,长期应用效果不确定,应考虑心脏起搏治疗。

（三）房性期前收缩

1. 心电图表现　①提前出现的异位 P 波,形态与窦性 P 波不同;② PR 间期>0.12s;③大多为不完全性代偿间歇。

2. 治疗　通常无须治疗。当有明显症状或触发室上性心动过速时,应给予治疗。吸烟、饮酒和咖啡均可诱发,应劝导患者戒除或减量。治疗药物包括 β 受体拮抗剂或普罗帕酮。

（四）室性期前收缩

1. 心电图表现　①提前出现的 QRS-T 波前无 P 波或无相关的 P 波;② QRS 波宽大畸形,时限>0.12s,T 波方向与 QRS 主波方向相反;③通常为完全性代偿间歇。

2. 治疗

（1）无器质性心脏病,如无明显症状,不用药物治疗。

（2）若急性心肌梗死发生窦性心动过速与室性期前收缩,应用 β 受体拮抗剂可减少心室颤动的危险。

（3）急性肺水肿或严重心衰伴室性期前收缩,治疗需改善血流动力学障碍,同时注意有无洋地黄中毒或电解质紊乱（低钾、低镁）。

（五）阵发性室上性心动过速

1. 心电图表现　①心率 150～250 次 /min,节律快而规则;② QRS 波群形态与时限正常;③ P 波为逆行性（Ⅱ、Ⅲ、aVF 导联倒置）,常埋藏于 QRS 波群内或其终末部分,P 波与 QRS 波群保持固定关系;④突发突止,通常由 1 个房性期前收缩触发。

2. 治疗

（1）急性发作期:先给予物理治疗如刺激迷走神经;药物治疗可首选钙通道阻滞剂和腺苷;当患者出现血流动力学障碍时,应立即电复律。

（2）预防复发:导管消融技术可以根治心动过速。药物可选择洋地黄、长效钙通道阻滞剂或 β 受体拮抗剂。

（六）心房扑动

1. 心电图表现　①心房活动呈规律的锯齿状扑动波,又称 F 波,扑动波之间的等电线消失,Ⅱ、Ⅲ、aVF 或 V₁ 导联最为明显;②心房率为 250～300 次 /min;③心室率规则或不规则,取决于房室传导比例是否恒定。

2. 治疗　应针对原发疾病进行治疗。最有效终止心房扑动的方法是直流电复律。通常应用很低的电能（低于 50J）,便可迅速将心房扑动转复为窦性心律。

（七）心房颤动

1. 心电图表现　① P 波消失,代之以小而不规则的 f 波;②频率 350～600 次 /min;③ RR 绝对不齐,心室率为 100～160 次 /min;④ QRS 波群形态一般正常。

2. 治疗 应积极寻找心房颤动的病因和诱发因素,作出相应处理。

（1）急性心房颤动:为心房颤动初次发作且在 24～48h 内。通常可在短时间内自行终止发作。对于症状显著者,可应用药物或电击复律。

（2）慢性心房颤动:可分为阵发性心房颤动、持续性心房颤动、长期持续性心房颤动、永久性心房颤动。治疗目的应为控制心室率,可选用 β 受体拮抗剂、钙通道阻滞剂或地高辛。

（3）预防栓塞:口服华法林,使凝血酶原时间国际标准化比值（international normalized ratio, INR）维持在 2.0～3.0,以有效预防卒中。

（八）室性心动过速

1. 心电图表现　①频率为 140～200 次 /min，节律可稍有不齐；②QRS 波群形态宽大畸形，时限>0.12s；③如能发现 P 波，且 P 波频率慢于 QRS 波频率，P 波与 R 波无固定关系（房室分离），则可明确诊断；④偶尔心房激动夺获心室或发生室性融合波，也支持该诊断。

2. 治疗　首先针对器质性心脏病或诱因给予治疗；无器质性心脏病患者发生短阵发性室性心动过速，如无症状或血流动力学影响，处理与室性期前收缩相同；对于持续性室性心动过速，无论有无器质性心脏病，应给予治疗。

（1）终止室性心动过速发作：无显著的血流动力学障碍，首先静脉注射利多卡因或普鲁卡因胺，同时静脉持续滴注，无效时可选用胺碘酮静脉注射或改用直流电复律。如患者出现血流动力学障碍，应迅速施行电复律。

（2）预防复发：努力寻找诱发因素，治疗使室性心动过速持续的可逆性病变。

（九）心室扑动与心室颤动

1. 心室扑动心电图表现　①呈正弦图形，波幅大而规则；②频率 150～300 次 /min（通常在 200 次 /min 以上），有时难与室性心动过速鉴别。

2. 心室颤动心电图表现　① QRS-T 波完全消失，出现大小不等、极不匀齐的低小波；②频率为 200～500 次 /min。

3. 治疗　尽早进行心肺复苏和复律治疗。

（十）房室传导阻滞

1. 一度房室传导阻滞　心电图表现为 PR 间期延长。成年人 PR 间期>0.20s（老年人 PR 间期>0.22s），或对 2 次检测结果进行比较，心率无明显改变而 PR 间期延长超过 0.04s，可诊断为一度房室传导阻滞。

2. 二度房室传导阻滞　心电图表现为部分 P 波后 QRS 波群脱漏，分 2 种类型。

（1）二度 I 型房室传导阻滞：表现为 P 波规律地出现，PR 间期逐渐延长，直到 1 个 P 波后脱漏 1 个 QRS 波群，漏搏后 PR 间期又趋缩短，之后又逐渐延长，如此周而复始地出现，称为文氏现象。

（2）二度 II 型房室传导阻滞：心电图表现为 PR 间期恒定（正常或延长），部分 P 波后无 QRS 波群。

3. 三度房室传导阻滞　又称完全性房室传导阻滞，心电图表现如下：① P 波与 QRS 波群毫无关系；②心房率快于心室率；③心室起搏点如位于希氏束及其近邻，心室率 40～60 次 /min，QRS 波群正常，如位于室内传导系统的远端，心室率可低至 40 次 /min 以下，QRS 波群增宽。

（十一）心律失常紧急处理的原则

1. 处理原则

（1）急性期心律失常应根据血流动力学状态来决定处理原则。严重血流动力学障碍者，需立即纠正心律失常。血流动力学状态不稳定包括进行性低血压、休克、急性心衰、进行性缺血性胸痛、晕厥和意识障碍等。

（2）对快速型心律失常应采用电复律，见效快又安全。

（3）心动过缓者使用提高心率的药物或植入临时起搏治疗。

（4）血流动力学相对稳定者，根据临床情况选用适当的治疗方法。

2. 高危心律失常患者的识别及转诊处理。

（1）恶性心律失常包括心室扑动、心室颤动、多形性室性心动过速及尖端扭转型室性心动过速。电复律是终止快速型恶性心律失常的首选方法。

（2）缓慢型恶性心律失常多见于程度较重的病态窦房结综合征及三度房室传导阻滞。可静脉滴注异丙基肾上腺素或阿托品，植入临时心脏起搏器。长期治疗是植入永久性心脏起搏器。

（3）转诊原则

1）保持气道通畅，监测生命体征（电极贴片避开电复律电极板放置区域）。

2）开放静脉通路，低氧血症时给予吸氧。

3）描记十二导联心电图。

4）除颤仪处于完好备用状态。

5）血流动力学稳定尽快转诊，血流动力学不稳定，立即处理。

二、补充学习的内容

（一）心脏传导系统

心脏传导系统由负责正常心电冲动形成与传导的特殊心肌组成。它包括窦房结、结间束、房室结、希氏束、左右束支和浦肯野纤维网。

（二）阅读时需注意的问题

1. 检查有无伪差现象。

2. 确定电压及走纸速度　标准电压为 10mm/mV；走纸速度为 25mm/s。

（三）心电图阅读顺序

1. 一般情况　要求从 I 导联到 V_6 导联，从 P 波到 T 波逐一仔细查看，观察时间、振幅、形态有无异常，不能遗漏。

（1）确定基本心律：窦性心律有规律出现的 P 波，并在 I、II、aVF 及 $V_4 \sim V_6$ 导联直立，在 aVR 导联倒置。

（2）测心率：60/RR 间期（正常范围 60～100 次，或者 1 500/ 小格数）；心律不规则时测量 5～10 个 PP 或 RR 间隔，求平均值后再计算。

（3）看电轴：看 I、III 导联主波方向，口诀为"口对口，向左走，尖对尖，向右偏"。

（4）看 P 波：明确有无心房肥大，一般 II 导联 P 波最明显。P 波时间应 <0.12s，增宽见于左心房肥大（二尖瓣型 P 波）；P 波振幅肢体导联 <0.25mV，胸导联 <0.20mV，增高见于右心房肥大（肺性 P 波）。

（5）看 PR 间期：正常 0.12～0.20s，若 >0.20s 提示一度房室传导阻滞，若 <0.12s 提示短 PR 综合征或预激综合征。

（6）看 QRS 波群：时间 0.08～0.10s，振幅 V_1 导联 R 波不超 1.0mV；V_5 导联 R 波不超 2.5mV。V_1、V_2 导联代表右心室，V_5、V_6 导联代表左心室。① QRS 波增宽，出现 >0.12s 的宽大畸形提示室内传导阻滞、室性心律失常（室性期前收缩）、预激综合征等，V_1、V_2 导联 QRS 波呈 M 型提示右束支传导阻滞；V_5、V_6 导联 QRS 波顿挫提示左束支传导阻滞。② QRS 波增高提示心室高电压，注意有无心室肥厚 [左心室高电压表现为 R_{v5}>2.5mV 或 R_{v5}+S_{v1}>4.0mV（男）或 >3.5mV（女）；右心室高电压表现为 V_1 导联 R/S≥1，V_5 导联 R/s≤1，R_{v1}+S_{v5}>1.05mV]。③ QRS 波降低提示低电压，要求 6 个肢体导联 QRS 波振幅都 <0.5mV，6 个胸导联 QRS 波振幅都 <0.8mV（正向波与负向波振幅的绝对值相加），要考虑有无胸腔、心包积液和肺气肿等。

（7）看 ST 段。任一导联下移一般不超过 0.05mV；ST 段上抬在 $V_1 \sim V_3$ 导联不超过

0.3mV，V$_4$～V$_6$及肢体导联不超过 0.1mV。ST 段抬高见于急性心肌梗死、变异型心绞痛、心包炎和早期复极综合征。心肌梗死的定位：Ⅱ、Ⅲ、aVF 导联为下壁；V$_1$～V$_3$ 导联为前间壁；V$_3$～V$_5$ 导联为前壁；Ⅰ、aVL，V$_5$～V$_6$ 导联为侧壁（高、前）；V$_1$～V$_6$ 导联为广泛前壁。

（8）T 波：大多与主波的方向一致。振幅除Ⅲ、aVL、aVF、V$_1$～V$_3$ 导联外，其他导联不应低于同导联 R 波的 1/10。T 波在胸导联有时可高达 1.2～1.5mV 尚属正常，T 波高尖提示高钾血症（另外需要结合患者症状，是否为心肌梗死超急期改变）。

（9）QT 间期：0.32～0.44s，受心率的影响很大，QTc=QT/$\sqrt{RR}$。

（10）U 波：增高提示低钾血症。

2. 危重患者　需立即发现主要问题，其他小问题先不处理。

（1）危重心电图：急性 ST 段抬高型心肌梗死。

（2）可迅速死亡的心电图：心室颤动、心室扑动、尖端扭转型室性心动过速。

（3）快速型心律失常：窦性心动过速、室性心动过速、室上性心动过速、心房颤动、心房扑动。

（4）识别快速型心律失常"三部曲"：有无 P 波（有则考虑窦性心动过速）；QRS 波宽不宽（宽则考虑室性心动过速）；节律齐不齐（又快又齐提示室上性心动过速，不齐则提示心房颤动）。

（5）缓慢型心律失常：窦性心动过缓、窦性停搏、病态窦房结综合征、三度及二度Ⅱ型房室传导阻滞。

三、问诊要点

（一）现病史

1. 起病情况与患病时间　起病急、缓，首次发病的具体时间。

2. 主要症状的特点　有无心悸、头晕、乏力、黑矇等症状，其持续时间、缓解方式、发作的频度（有无突发突止）。

3. 病因与诱因　吸烟、饮酒、饮茶或咖啡、情绪激动、失眠等。

4. 病情的发展与演变　加重或减轻。

5. 伴随症状　有无胸闷、胸痛、呼吸困难、休克等。

6. 诊治情况　本次就诊前是否接受其他医疗单位诊治（时间、诊断、治疗、效果等）。

7. 发病后的一般情况　精神状态、饮食、大小便、睡眠等。

（二）既往史

有无心律失常发作史，有无心脏疾病或引起心脏病变的全身性疾病（如甲状腺功能亢进症），有无服药史，特别是抗心律失常药物、洋地黄和影响电解质的药物，以及是否植入人工心脏起搏器等。

（三）个人史

有无吸烟、饮酒史。

（四）家族史

家庭成员是否有类似发作史。

（五）社会心理因素

家庭、工作情况及有无焦虑等。

四、体格检查要点

（一）专科体格检查

心脏检查：叩诊、听诊（心率、节律、心音、额外心音、杂音、心包摩擦音）。

（二）其他系统重点体格检查

1. 生命体征 脉搏、血压。
2. 颜面及其器官 眼睑、结膜、口唇颜色。
3. 颈部 触诊甲状腺。
4. 肺部 听诊（呼吸音、啰音）。
5. 下肢 有无水肿。

五、诊断思路

1. 明确心律失常诊断 心电图是诊断心律失常最重要的一项检查。对于间歇发作的心律失常诊断可选择动态心电图、事件记录器，其他辅助检查还有食管电生理检查、心腔内电生理检查。
2. 判断是否为需要治疗的心律失常。
3. 判断是否为需要紧急处理的危险性心律失常。

六、治疗策略

详见本节"一、要求掌握的理论知识"中相关内容。

七、健康教育

（一）生活指导

1. 劳逸结合，保证充足的休息与睡眠。
2. 保持乐观、稳定情绪，学习自我放松技巧。
3. 戒烟酒，忌浓茶、咖啡等刺激性饮料。
4. 有晕厥史，避免从事驾驶、高空作业等危险的工作。
5. 保持大便的通畅，心动过缓者避免排便时屏气。
6. 教会患者自测脉搏的方法。

（二）用药指导

严格遵医嘱使用抗心律药物，不可自行减药、停药或擅自更换其他药物。定期门诊复查心电图，及早发现病情变化。

八、应用举例

患者，女性，24岁，主因"间断心悸2d"就诊于全科门诊。2d来患者偶尔出现心悸症状，即停跳感，无头晕、胸闷、呼吸困难、晕厥。既往体健。体格检查无明显阳性体征。心电图提示窦性心律、房性期前收缩。

（一）请回答以下问题

1. 还需要询问哪些病史？
2. 如何进行治疗？

（二）参考答案

1. 询问相关危险因素及既往史　还需要询问患者有无诱发因素，如情绪激动、吸烟、饮酒与咖啡、失眠等，以及既往健康情况，询问进行心电图检查时有无症状出现。

2. 诊断与治疗　患者有心悸症状，考虑与房性期前收缩有关，症状不重，暂不需药物治疗。建议随诊观察，完善动态心电图了解有无其他心律失常，完善超声心动图明确有无心脏结构性改变。若患者有吸烟、饮酒、饮咖啡等诱发因素，建议戒除或减量。当有明显症状时，可给予β受体拮抗剂或非二氢吡啶类钙通道阻滞剂治疗。

第五节　上呼吸道感染

一、要求掌握的理论知识

（一）急性上呼吸道感染的临床表现

急性上呼吸道感染包括普通感冒、急性病毒性咽炎、喉炎、急性疱疹性咽峡炎、急性咽结膜炎和急性咽扁桃体炎。临床表现为畏寒、发热、头痛、疲乏等全身症状；鼻卡他症状，如喷嚏、流涕（初为浆液性，后为混浊脓性），鼻塞；咽、喉卡他症状（咽干、咽痒、灼热感和声音嘶哑），以及干咳或咽痛等局部症状。

（二）急性上呼吸道感染的诊断与鉴别诊断

1. 诊断　根据鼻咽部的症状和体征（鼻、咽腔充血，扁桃体肿大，喉部水肿及颌下淋巴结肿大、压痛等体征），结合血常规（病毒感染时白细胞计数正常或偏低，淋巴细胞比值升高；细菌感染时白细胞计数增高，中性粒细胞比值升高，并有核左移）和阴性胸部X线检查可作出临床诊断。一般无须病因诊断，特殊情况下可进行细菌培养和病毒分离，或者病毒血清学检查等确定病原体。

2. 鉴别诊断　应与初期表现为感冒样症状的其他疾病鉴别。

（1）过敏性鼻炎：起病急骤，常表现为鼻黏膜充血和分泌物增多，伴有突发的连续喷嚏、鼻痒、鼻塞、大量清涕，无发热，咳嗽较少。多由过敏因素如螨虫、灰尘、动物毛皮和低温等刺激引起。如脱离过敏原，数分钟至1~2h内症状消失。检查可见鼻黏膜苍白、水肿，鼻分泌物涂片可见嗜酸性粒细胞增多，皮肤针刺试验可协助明确过敏原。

（2）流行性感冒：为流感病毒引起，鼻咽部症状较轻，但全身症状较重，伴高热、全身酸痛和眼结膜炎症状。近来已有快速血清聚合酶链反应（polymerase chain reaction，PCR）方法检查病毒，可供鉴别。

（3）急性气管、支气管炎：表现为咳嗽、咳痰，鼻部症状较轻，血白细胞计数可升高，胸部X线片常可见肺纹理增强。

（4）急性传染病前驱症状：如麻疹、脊髓灰质炎、脑炎和肝炎等病，患病初期可有鼻塞、头痛等症状，应予重视。如果上呼吸道症状在1周内减轻但出现新的症状，需进行必要的实验室检查，以免误诊。

（三）合理用药的原则

由于目前尚无特效抗病毒药物，以对症处理为主，同时戒烟、注意休息、多饮水、保持室内空气流通和防止继发细菌感染。

二、补充学习的内容

(一)治疗感冒的常用复方制剂组方成分

1．复方盐酸伪麻黄碱缓释胶囊　伪麻黄碱(90mg)、氯苯那敏(4mg)。

2．美扑伪麻片　对乙酰氨基酚(500mg)、伪麻黄碱(30mg)、右美沙芬(15mg)、氯苯那敏(2mg)。

3．酚麻美敏片　对乙酰氨基酚(325mg)、伪麻黄碱(30mg)、右美沙芬(15mg)、氯苯那敏(2mg)。

4．氨酚伪麻美芬片　对乙酰氨基酚(500mg)、伪麻黄碱(30mg)、右美沙芬(15mg)。

5．氨麻美敏片Ⅱ　对乙酰氨基酚(500mg)、伪麻黄碱(30mg)、右美沙芬(15mg)、氯苯那敏(2mg)。

(二)常用镇咳药物

1．中枢性镇咳药　为吗啡类生物碱及其衍生物。该类药物直接抑制延髓咳嗽中枢而产生镇咳作用。

(1)依赖性镇咳药:如可待因,可直接抑制延髓中枢,镇咳作用强而迅速,具有成瘾性,仅在其他治疗无效时短暂使用。

(2)非依赖性镇咳药:如右美沙芬,临床上应用最广的镇咳药,治疗剂量对呼吸中枢无抑制作用,亦无成瘾性。

2．周围性镇咳药　这类药物包括局部麻醉药和黏膜防护剂,如那可丁、苯丙哌林。

(三)常用祛痰药

祛痰药的作用机制包括:增加分泌物的排出量,降低分泌物黏稠度,增加纤毛的清除功能。常用祛痰药包括愈创甘油醚、氨溴索、溴己新、乙酰半胱氨酸和羧甲司坦等;其中愈创甘油醚是常用的复方感冒药成分,可刺激胃黏膜,反射性引起气道分泌物增多,降低黏滞度,有一定的舒张支气管的作用,达到增加黏液排出的效果。

三、问诊要点

(一)现病史

1．起病情况与患病时间　起病急、缓,首次发病的具体时间。

2．主要症状的特点

(1)全身症状:有无畏寒、发热(持续还是间断,体温情况)、头痛、乏力等。

(2)局部症状:鼻卡他症状(喷嚏、流涕)和鼻塞(鼻分泌物情况),咽、喉卡他症状(咽干、咽痒、灼热感和声音嘶哑),干咳或咽痛等。

3．病因与诱因　有无受凉或劳累。

4．病情的发展与演变　加重或减轻。

5．伴随症状　是否伴有咳嗽、咳痰、胸痛及咯血等症状。

6．诊治情况　本次就诊前是否接受其他医疗单位诊治(时间、诊断、治疗、效果等)。

7．发病后的一般情况　精神状态、饮食、大小便、睡眠等。

(二)既往史

是否体健,有无与该病相关的病史如耳鼻喉科疾病等。发热患者注意询问有无传染病接触史。

（三）个人史

有无吸烟、饮酒史。

（四）家族史

家庭其他成员有无类似表现。

四、体格检查要点

（一）专科体格检查

颜面及其器官：结膜、鼻腔黏膜、鼻窦（压痛）、口唇（疱疹）、咽、扁桃体和口腔黏膜。

（二）其他系统重点体格检查

1. 生命体征　体温、脉搏、呼吸、血压。
2. 一般情况　意识、精神状态、体位、皮疹。
3. 头颈部淋巴结　颌下、额下、颈前、颈后淋巴结。
4. 肺部　听诊（呼吸音、啰音）。
5. 心脏　听诊（心率、节律、心音、杂音等）。

五、诊断思路

根据鼻咽部的症状和体征，结合血常规和胸部 X 线检查可作出临床诊断。

六、治疗策略

（一）治疗原则

由于上呼吸道感染目前尚无特效的抗病毒药物，故以对症治疗、缓解感冒症状为主，同时注意休息、适当补充水分、保持室内空气流通，避免继发细菌感染。

（二）对症治疗

适当休息，发热、病情较重或者年老体弱患者应卧床休息，戒烟、多饮水、清淡饮食，保持鼻、咽及口腔卫生。

（三）抗菌药物治疗

普通感冒无须使用抗菌药物。有白细胞计数升高、咽部脓苔、咳黄痰和流鼻涕等细菌感染证据，可根据当地流行病学史和经验使用口服青霉素类、第一代头孢菌素类、大环内酯类或喹诺酮类药物。

（四）抗病毒药物治疗

对于无发热、免疫功能正常、发病不超过 2d 的患者一般无须应用抗病毒药物；对于免疫缺陷患者，可早期常规使用。利巴韦林和奥司他韦有较广泛的抗病毒谱，对流感病毒、副流感病毒和呼吸道合胞病毒等有较强的抑制作用，可缩短病程。

（五）中药治疗

可辨证给予清热解毒或辛温解表等有抗病毒作用的中药，有助于改善症状，缩短病程。

七、健康教育

该病重在预防，隔离传染源有助于避免感染。加强锻炼、增强体质、改善营养、饮食生活规律、避免受凉和过度劳累有助于降低易感性。年老体弱者应注意防护，上呼吸道感染流行时应戴口罩，避免在人多的公共场所出入。

八、应用举例

患者，男性，34 岁，主因"鼻塞、流涕伴发热 2d"就诊于全科门诊。自认为"感冒"，请求应用抗菌药物治疗。

（一）请回答以下问题

作为全科医生，你该怎样处理？

（二）参考答案

1. 询问病史　有无诱因，流清涕还是脓涕，除上述症状外有无咽痛、咳嗽、咳痰及胸痛等症状，体温情况如何（包括热度、频度等），是否服药，症状是否加重，有无传染病接触史等。

2. 体格检查　检查生命体征，查看皮肤、睑结膜、鼻腔、咽部、扁桃体，进行肺部、心脏听诊。

3. 相关治疗　如初步诊断为急性上呼吸道感染、普通感冒，则向患者说明普通感冒一般病毒感染可能性大，病程 5～7d，尚无特效抗病毒药，不需应用抗菌药物治疗，给予对症治疗即可，若有化脓性扁桃体炎、咳黄痰及血常规检查白细胞计数升高等细菌感染证据时，可选用抗菌药物。

第六节　支气管哮喘

一、要求掌握的理论知识

（一）支气管哮喘的临床表现

1. 症状　典型症状为发作性伴有哮鸣音的呼气性呼吸困难，可伴有气促、胸闷或者咳嗽。症状可在数分钟内发作，并持续数小时至数天，常在夜间及凌晨发作或加重，多数患者可自行缓解或经治疗后缓解。

2. 体征　发作时典型体征是双肺可闻及广泛的哮鸣音，呼吸音延长。但非常严重的哮喘发作时，哮鸣音反而减弱，甚至完全消失，表现为"沉默肺"，是病情危重的表现。非发作期无异常发现。

（二）支气管哮喘的诊断标准

1. 可变的呼吸道症状和体征

（1）反复发作喘息、气急、伴或不伴胸闷或咳嗽，夜间及晨间多发，常与接触过敏原、冷空气、物理或化学性刺激、上呼吸道感染、运动等有关。

（2）发作时双肺可闻及散在或弥漫性哮鸣音，呼气相延长。

（3）上述症状经治疗可缓解或自行缓解。

2. 可变的呼气气流受限客观证据　有气流受限的客观证据（在随访过程中，至少有 1 次气流受限的证据，$FEV_1/FVC\% < 70\%$），同时具备以下气流受限客观检查中的任一条：

（1）支气管舒张试验阳性（吸入支气管舒张剂后，FEV_1 增加 ≥12% 且绝对值增加 ≥200ml）。

（2）最大呼气流量（peak expiratory flow, PEF）平均每日昼夜变异 >10%（每日监测 PEF 2 次，至少 2 周）。

（3）抗感染治疗 4 周后，肺功能显著改善（与基线值比较，FEV_1 增加 ≥12% 且绝对值增加 ≥200ml）。

（4）运动激发试验阳性（与基线值比较，FEV_1 降低 ≥10% 且绝对值降低 ≥200ml）。

（5）支气管激发试验阳性（使用标准剂量的乙酰甲胆碱或组织胺，FEV_1 降低≥20%）。

符合上述症状和体征，同时具备气流受限证据中的任何一条，并除外其他疾病所引起的喘息、气急、胸闷和咳嗽，可以诊断为支气管哮喘。

（三）支气管哮喘的鉴别诊断

1. 左心衰竭引起的呼吸困难。

2. 慢性阻塞性肺疾病（chronic obstructive pulmonary disease，COPD）。

3. 上气道阻塞。

4. 变应性支气管肺曲霉病。

（四）支气管哮喘的治疗原则

虽然支气管哮喘目前尚不能根治，但长期规范化治疗可使大多数患者达到良好或者完全的临床控制。支气管哮喘的治疗目标是长期控制症状，预防未来风险发生，即应用最小量药物治疗的基础上或不用药物，能使患者正常生活、工作。

（五）支气管哮喘缓解期的社区防治

支气管哮喘患者长期治疗方案分为 5 级（表 1-4）。对大多数未经规范治疗的持续性支气管哮喘患者，初始治疗应从第 2 级方案开始，如果初始评估提示支气管哮喘处于严重未控制状态，治疗应从第 3 级方案开始，推荐低剂量的吸入性糖皮质激素（inhaled corticosteroid，ICS）加长效 β_2 受体激动剂的治疗方案。从第 2 级到第 5 级的治疗方案中都有不同的哮喘控制药物可供选择，在以上每 1 级中应按需使用缓解药物，以迅速缓解支气管哮喘症状，达到并维持支气管哮喘控制至少 3 个月才可考虑降级治疗。

表 1-4 支气管哮喘患者的长期治疗方案

治疗方案	首选控制药物	其他可选控制药物			缓解性药物
第 1 级	不需使用药物	低剂量的 ICS[①]			
第 2 级	低剂量的 ICS	白三烯受体拮抗剂	低剂量茶碱		
第 3 级	低剂量 ICS 加长效 β_2 受体激动剂	中高剂量 ICS	低剂量 ICS 加白三烯受体拮抗剂	低剂量 ICS 加茶碱	各级别均可按需使用短效 β_2 受体激动剂或 ICS/ 福莫特罗复合制剂
第 4 级	中 / 高剂量 ICS 加长效 β_2 受体激动剂	中 / 高剂量 ICS 加长效 β_2 受体激动剂加长效抗胆碱药	高剂量 ICS 加白三烯受体拮抗剂	高剂量 ICS 加茶碱	
第 5 级	添加治疗，如噻托溴铵、口服激素、IgE[②]单克隆抗体、抗 IL-5 药物				

① ICS 为吸入性糖皮质激素。② IgE 为免疫球蛋白 E。

二、补充学习的内容

（一）支气管哮喘的相关检查

1. 肺功能检查

（1）肺通气功能测定：支气管哮喘发作时肺功能呈阻塞性通气功能障碍，第 1 秒用力呼气容积（forced expiratory volume in one second，FEV_1）<80%，FEV_1/ 用力肺活量（forced vital capacity，FVC)<70%。

（2）简易峰流速仪测定 PEF 及变异率：利用简易峰流速仪测定 PEF 日变异率，有助于不典型支气管哮喘患者的确诊和病情评估。平均每日 PEF 昼夜变异率（连续 7d，每日 PEF 昼夜变异率之和 /7)>10% 或 PEF 周变异率，即 {2 周内最高 PEF 值－最低 PEF 值 /[（2 周内最高 PEF 值＋最低 PEF 值）×1/2]}×100%>20% 提示存在可逆性气道。

（3）支气管激发试验：可判断是否存在气道高反应性，以帮助确诊不典型支气管哮喘患者。

（4）支气管舒张试验：可判断气流受限的可逆性改变，当吸入支气管舒张剂 20min 后，FEV_1 较用药前增加≥12%，且绝对值增加≥200ml，判断结果为阳性，提示存在可逆性气道阻塞。

2．特异性过敏原检测　外周过敏原特异性 IgE 增高，结合病史有助于病因诊断；体内过敏原试验包括皮肤过敏原试验和吸入过敏原试验，皮试阳性提示患者对该过敏原过敏。

（二）支气管哮喘的分期

急性发作期、慢性持续期和临床缓解期。

三、问诊要点

（一）现病史

1．起病情况与患病时间　起病急、缓，首次发病的具体时间。

2．主要症状的特点　有无反复发作性喘息、气急、胸闷或咳嗽，有无季节性，缓解期情况。

3．病因与诱因　是否有接触过敏原、冷空气、运动、物理或化学性刺激等。

4．病情的发展与演变　症状逐渐加重或减轻。

5．伴随症状　有无咳嗽、咳痰、咯血、发绀、发热；有无心悸、胸痛、水肿、夜间端坐呼吸等。

6．诊治情况　本次就诊前是否接受其他医疗单位诊治（时间、诊断、治疗、效果等）。

7．发病后的一般情况　精神状态、饮食、大小便、睡眠等。

（二）既往史

有无喘息及胸闷史，有无过敏性鼻炎史、食物、药物过敏史。

（三）个人史

重点询问有无吸烟史。

（四）家族史

家庭其他成员有无支气管哮喘、过敏性湿疹、过敏性鼻炎病史。

四、体格检查要点

（一）专科体格检查

1．肺部视诊　胸廓形态、呼吸运动、有无三凹征。

2．肺部触诊　胸廓扩张度、语音震颤、胸膜摩擦感。

3．肺部叩诊　双肺叩诊音、肺下界。

4．肺部听诊　呼吸音、啰音。

（二）其他系统重点体格检查

1. 生命体征　体温、脉搏、呼吸、血压。

2. 一般情况　意识、面容表情、体位。

3. 颜面及其器官　口唇颜色。

4. 心脏　听诊（心率、节律、心音、杂音等）。

五、诊断思路

支气管哮喘的诊断思路见图1-2。

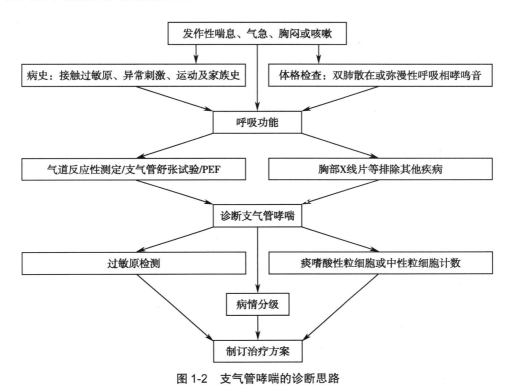

图1-2　支气管哮喘的诊断思路

六、治疗策略

（一）确定并减少危险因素接触

（二）急性发作期的治疗

1. 吸氧。

2. 持续雾化吸入短效 β_2 受体激动剂，联合吸入短效抗胆碱药、激素混悬液，也可联合静脉滴注茶碱类药物。

3. 若症状不能迅速缓解或急性发作较重，可静脉使用激素，注意维持水、电解质平衡。

4. 经上述治疗临床症状继续恶化，应及时给予机械通气治疗。

5. 预防呼吸道感染。

（三）临床缓解期治疗

详见本节"支气管哮喘缓解期的社区防治"。

七、健康教育

帮助患者了解支气管哮喘的诱发因素。熟悉支气管哮喘发作的先兆表现及相应处理的办法。教会患者支气管哮喘发作时简单的紧急自我处理方法，掌握正确吸入技术。学会在家中使用峰流速仪监测病情变化，记录支气管哮喘日记。知道什么情况下应去医院就诊，和医师共同制订防止复发、保持长期稳定的方案。

八、应用举例

患者，女性，40岁，主因"反复喘息、咳嗽10余年，加重1周"就诊于全科门诊。既往有"喘息"病史，多于春秋季节发病，发病时以喘息为主，伴有咳嗽，喘息以夜间明显。每次发病于医院静脉输液后好转，不发病时无任何症状。

（一）请回答以下问题

患者想了解她的病是不是支气管哮喘，有哪些办法可以预防和治疗，如何回答？

（二）参考答案

根据患者的病史和发病特点，符合诊断标准的第1、3条，可以初步考虑支气管哮喘可能性大，但要明确诊断，还需要完善检查，进行鉴别诊断，排除其他疾病引起的类似表现，有条件可进行呼吸功能等相关检查。

若经检查明确诊断支气管哮喘，则根据患者每次发病均需静脉应用药物治疗，考虑到疾病处于严重未控制状态，治疗应从第3级开始，可进行以下治疗：按需使用短效 β_2 受体激动剂，吸入低剂量吸入性糖皮质激素 + 长效 β_2 受体激动剂，如沙美特罗替卡松粉吸入剂或布地奈德福莫特罗粉吸入剂，必要时辅以白三烯调节剂和 / 或抗组胺药物，尽量寻找过敏因素并加以避免。

第七节 慢性支气管炎和慢性阻塞性肺疾病

一、要求掌握的理论知识

（一）病因

吸烟、职业粉尘和化学物质、空气污染、感染因素和其他因素（免疫功能紊乱、气道高反应性、自主神经功能失调、年龄增大等）。

（二）临床表现

1. 慢性支气管炎的临床表现

（1）主要症状：咳嗽、咳痰或伴有喘息、气急。

（2）体征：早期多无异常体征，急性发作期可闻及干湿性啰音。

2. COPD 的临床表现

（1）症状：慢性咳嗽、咳痰、气短或呼吸困难、喘息和胸闷。

（2）体征：早期体征可无异常，随疾病进展可出现皮肤黏膜发绀、桶状胸、双侧语颤减弱；叩诊肺部过清音，肺下界和肝浊音界下降；两肺呼吸音减弱、呼气相延长，部分患者可闻及干湿性啰音；心脏浊音界缩小；心音遥远。

（三）诊断与鉴别诊断

1. 慢性支气管炎的诊断与鉴别诊断

（1）诊断：咳嗽、咳痰或伴有喘息，每年发病持续 3 个月，连续 2 年或以上，并排除其他可以引起类似症状的慢性疾病。

（2）鉴别诊断：与支气管哮喘、嗜酸性粒细胞性支气管炎、肺结核、支气管肺癌、特发性肺纤维化和支气管扩张等进行鉴别。

2. COPD 的诊断与鉴别诊断

（1）诊断：根据吸烟等高危因素、临床症状、体征及肺功能检查等，并排除其他引起类似症状和肺功能改变的其他疾病，综合分析确定。肺功能检查见持续气流受限（即吸入支气管舒张剂后 $FEV_1/FVC\%<70\%$）是 COPD 诊断的必备条件。

（2）鉴别诊断：与支气管哮喘、慢性咳嗽及咳痰疾病鉴别，另外与引起劳力性气促的疾病进行鉴别，如冠心病、心脏瓣膜病、高血压性心脏病等。

（四）急性发作期的治疗

1. 慢性支气管炎急性发作期的治疗　控制感染、镇咳祛痰、平喘。

2. COPD 急性发作期的治疗　控制感染，低流量吸氧，给予支气管舒张剂、祛痰剂和糖皮质激素。

（五）缓解期的治疗

1. 慢性支气管炎缓解期的治疗　戒烟、增强体质、预防感冒。

2. COPD 稳定期的治疗　教育及戒烟，给予支气管舒张剂（β_2 受体激动剂有沙丁胺醇、特布他林；抗胆碱药有异丙托溴铵、噻托溴铵；甲基黄嘌呤类药物有氨茶碱）和祛痰药，吸入性糖皮质激素，必要时长期家庭氧疗。应根据 COPD 患者综合性评估结果（见本节"补充学习的内容"）采取相应的药物治疗，见表 1-5。

表 1-5　稳定期慢性阻塞性肺疾病患者的治疗方案

综合评估分组	首选方案
A 组	短效 β_2 受体激动剂或短效抗胆碱药物
B 组	长效 β_2 受体激动剂或长效抗胆碱药物
C 组	吸入性糖皮质激素＋长效 β_2 受体激动剂或长效抗胆碱药物
D 组	吸入性糖皮质激素＋长效 β_2 受体激动剂或长效抗胆碱药物

（六）慢性阻塞性肺疾病的预防措施与康复

1. COPD 的预防

（1）一级预防：最为关键的是寻找发生 COPD 的高危人群，切实做好控制吸烟工作。

（2）二级预防：在疾病出现症状之前将其查出，并给予处理以改变其病程。工作包括采取最简单、实用的技术及方法在无症状的 COPD 高危人群中定期进行普查，尽早检出早期病变。另外戒烟仍是最主要、最关键的措施。

（3）COPD 的三级预防：目的在于尽量减少疾病对人体功能和生命质量的影响。工作继续强化戒烟，缓解期提高机体免疫力，改善机体内环境，增强防御能力，预防、减少呼吸道感染；加强 COPD 患者康复锻炼；对于严重低氧者进行长期家庭氧疗；定期注射流感疫苗、肺炎链球菌疫苗减少呼吸道感染。

2．康复治疗 康复治疗适用于中度以上COPD患者。其中呼吸生理治疗包括正确咳嗽、排痰方法和缩唇呼吸等；肌肉训练包括全身性运动及呼吸肌锻炼，如步行、踏车、腹式呼吸锻炼等；科学的营养支持与加强健康教育亦为康复治疗的重要方面。

二、补充学习的内容

（一）稳定期COPD患者病情严重程度的综合性评估

稳定期COPD患者病情严重程度的评估是根据其临床症状、急性加重风险、肺功能分级及并发症情况进行综合评估。

1．症状评估 采用改良版英国医学研究委员会呼吸问卷（breathlessness measurement using the modified British Medical Research Council，mMRC）对呼吸困难严重程度进行评估（表1-6），或采用慢性阻塞性肺疾病评估测试（COPD assessment test，CAT）问卷进行评估（表1-7）。

表1-6 改良版英国医学研究委员会呼吸问卷

分级	呼吸困难严重程度
0级	只有在剧烈活动时感到呼吸困难
1级	在平地快步行走或步行爬小坡时出现气短
2级	由于气短，平地行走时比同龄人慢或者需要停下来休息
3级	在平地行走约100m或数分钟后需要停下来喘气
4级	因严重呼吸困难而不能离开家，或在穿脱衣服时出现呼吸困难

表1-7 慢性阻塞性肺疾病评估测试（COPD Assessment Test，CAT）

目前情况	分数	目前情况
我从不咳嗽	0 1 2 3 4 5	我总是在咳嗽
我一点痰也没有	0 1 2 3 4 5	我有很多很多痰
我没有任何胸闷的感觉	0 1 2 3 4 5	我有很严重的胸闷感觉
当我爬坡或上1层楼梯时，没有气喘的感觉	0 1 2 3 4 5	当我爬坡或上1层楼梯时，我感觉严重喘不过气来
我在家里能够做任何事情	0 1 2 3 4 5	我在家里做任何事情都很受影响
尽管我有肺部疾病，但我对离家外出很有信心	0 1 2 3 4 5	由于我有肺部疾病，我对离家外出一点信心都没有
我睡眠非常好	0 1 2 3 4 5	由于我有肺部疾病，我睡眠相当差
我精力旺盛	0 1 2 3 4 5	我一点精力都没有

注：数字0~5表示严重程度，请标记最能反映患者当前情况的选项，在数字上打 ×，每个问题只能标记1个选项，最后计算总分。0~10分为"轻微影响"，11~20分为"中等影响"，21~30分为"严重影响"，31~40分为"非常严重影响"。

2．肺功能评估 应用气流受限的程度进行肺功能评估，即以FEV_1占预计值的比例为分级标准（表1-8）。

表 1-8 慢性阻塞性肺疾病患者气流受限严重程度的肺功能分级

分级	FEV$_1$ 占预计值的比例
Ⅰ级（轻度）	≥80%
Ⅱ级（中度）	50%～<80%
Ⅲ级（重度）	30%～<50%
Ⅳ级（极重度）	<30%

3．急性加重风险评估　上一年发生≥2 次急性加重史者，或上一年因急性加重住院 1 次者，预示以后频繁发生急性加重的风险大。

4．COPD 的综合性评估（表 1-9）。

表 1-9 慢性阻塞性肺疾病的综合性评估

综合评估组	特征	肺功能	上一年急性加重次数	mMRC[①]分级或 CAT[②]评分
A 组	低风险，症状少	Ⅰ～Ⅱ级	≤1 次	0～1 级或<10 分
B 组	低风险，症状多	Ⅰ～Ⅱ级	≤1 次	≥2 级或≥10 分
C 组	高风险，症状少	Ⅲ～Ⅳ级	≥2 次	0～1 级或<10 分
D 组	高风险，症状多	Ⅲ～Ⅳ级	≥2 次	≥2 级或≥10 分

[①] mMRC 为改良版英国医学研究委员会呼吸问卷。

[②] CAT 为慢阻肺患者评估测试。

（二）COPD 患者长期氧疗方法

一般采用鼻导管吸氧，氧流量为 1.0～2.0L/min，吸氧时间>15h/d，使患者在静息状态下达到动脉血氧分压（PaO$_2$）≥60mmHg 和 / 或使动脉血氧饱和度（SaO$_2$）升至 90% 以上。

（三）COPD 转诊指征

1．症状明显加重，如短期出现静息状况下呼吸困难等。

2．出现新体征或原有体征加重，如发绀、外周水肿等。

3．新近发生的心律失常。

4．有严重的伴随疾病。

5．初始治疗方案失败。

6．高龄。

7．诊断不明确。

8．院外治疗效果欠佳。

三、问诊要点

（一）现病史

1．起病情况与患病时间　起病急、缓，首次发病的具体时间。

2．主要症状的特点

（1）咳嗽咳痰：时间、季节、持续时间。

（2）咳痰性质：干咳、白色泡沫痰或黄痰，痰量、色、味等。

（3）喘息。

3. 病因与诱因 有无受凉、劳累和上呼吸道感染等。

4. 病情的发展与演变 病情进行性加重或减轻,劳动耐力是否下降(目前情况)。

5. 伴随症状 是否伴有发热(程度、频度、时间、热退方式);是否伴随胸闷、气短、胸痛、腹胀、恶心和食欲缺乏,是否出现呼吸困难、尿少、水肿、不能平卧、精神症状和意识障碍等。

6. 诊治情况 本次就诊前是否接受其他医疗单位诊治(时间、诊断、治疗、效果等)。

7. 发病后的一般情况 精神状态、饮食、大小便、睡眠等。

(二)既往史

有无类似咳嗽、咳痰、喘息发作史,有无鼻炎及过敏史。

(三)个人史

是否吸烟、饮酒,有无接触职业粉尘和化学物质,有无厨房烟尘和燃料接触史,有无空气污染、感染因素。

(四)家族史

家庭成员中有无类似咳嗽、咳痰、喘息发作的病史。

四、体格检查要点

(一)专科体格检查

1. 肺部视诊 有无桶状胸、三凹征。

2. 肺部触诊 胸廓扩张度、语音震颤、胸膜摩擦感。

3. 肺部叩诊 双肺叩诊音(有无过清音)。

4. 肺部听诊 呼吸音、啰音。

(二)其他系统重点体格检查

1. 生命体征 体温、脉搏、呼吸(呼吸浅快、缩唇呼吸)和血压。

2. 一般情况 意识(是否清楚)、面容(有无喘息貌)、体位(自主体位、坐立位、半卧位)。

3. 皮肤黏膜 有无发绀(甲床、四肢末梢)。

4. 颜面及其器官 有无巩膜黄染、结膜苍白、球结膜水肿、口唇发绀。

5. 颈部 有无颈静脉怒张、气管是否居中。

6. 心脏 视诊(有无剑突下心尖搏动)、叩诊、听诊(A_2/P_2)。

7. 腹部 触诊(有无压痛、肝大)、叩诊(有无移动性浊音)。

8. 四肢 有无杵状指/趾、下肢有无水肿(双侧)。

五、诊断思路

根据呼吸困难、慢性咳嗽或咳痰的症状、体征,危险因素暴露史(吸烟、粉尘接触史);肺功能检查提示持续气流受限(即吸入支气管舒张剂后 $FEV_1/FVC\% < 70\%$),排除可以引起类似症状和肺功能改变的其他疾病,综合分析确定。

六、治疗策略

(一)慢性支气管炎和 COPD 急性发作期的治疗策略

1. 确定急性加重的原因 最常见的原因是呼吸道感染,以病毒和细菌感染最为多见。

2. 严重程度的评估 根据患者急性加重的病史、症状、体征、肺功能测定、动脉血气分析和其他实验室检查指标进行评估。

3. 药物及非药物治疗 详见本节"急性加重期的治疗"。

（二）慢性支气管炎和 COPD 缓解期的治疗策略

详见本节"缓解期的治疗"。

七、健康教育

（一）教育与督促患者戒烟

戒烟是 COPD 最重要的措施，戒烟的最好方法是让吸烟者首先认识到吸烟的危害，认识到戒烟的重要性，从而在思想上坚决戒烟。

（二）控制职业和环境污染

减少有害气体、颗粒吸入。

（三）使患者了解 COPD 的基础知识

（四）正确使用吸入装置的指导和培训

（五）学会自我控制病情的技巧

1. 定期接种疫苗 流感疫苗、肺炎链球菌疫苗防止 COPD 急性加重。

2. 呼吸操 腹式呼吸及缩唇呼吸锻炼等。

3. 加强体育锻炼 加强体育锻炼，增强体质，提高机体免疫力。

（六）氧疗指导

长期氧疗（低流量吸氧）目的是使患者在海平面水平、静息状态下 $PaO_2 \geqslant 60mmHg$ 和 / 或 SaO_2 升至 90%，以维持重要器官功能，保证周围组织氧供。

（七）了解到医院就诊的时机

八、应用举例

患者，男性，71 岁，主因"反复咳喘 30 余年，进行性气促 10 年，加重 1 个月"就诊于全科门诊。本次发病无发热，但咳嗽明显加重，脓痰增多，每日痰量约 30ml，气促加重，尚可维持日常活动，未服药。吸烟史 50 余年，20 支 /d。无明确药物过敏史。

（一）请回答以下问题

1. 初步诊断是什么？

2. 应进行哪些体格检查？

3. 为确定诊断，需进行哪项辅助检查？

4. 明确诊断后，如何对患者进行评估？

（二）参考答案

1. 初步诊断 该患者为老年男性，主要症状为慢性咳嗽、咳痰、喘息，有吸烟史，考虑 COPD 可能性大。

2. 体格检查 包括生命体征、意识状态、球结膜有无水肿、巩膜有无黄染，有无颈静脉怒张，胸部视诊（有无桶状胸）、叩诊（叩诊音）、听诊（呼吸音、啰音），心脏视诊（有无剑突下搏动）、叩诊（心界），肝脏触诊，双下肢有无水肿。

3. 需完善的相关辅助检查 为确定诊断需进行肺功能检查。当吸入支气管舒张剂后 $FEV_1/FVC\% < 70\%$，排除其他疾病则 COPD 诊断成立。

4. 评估 急性加重期的评估根据严重程度（有无呼吸衰竭、是否危及生命）和基础疾病的严重程度,将患者分为门诊治疗或住院治疗。稳定期的评估包括症状评估、肺功能评估、急性加重风险评估和并发症评估等。

第八节 社区获得性肺炎

一、要求掌握的理论知识

(一)社区获得性肺炎的病因

社区获得性肺炎(community acquired pneumonia,CAP)常见病原体为肺炎链球菌、支原体、军团菌、流感嗜血杆菌和呼吸道病毒(甲、乙型流感病毒,以及腺病毒、呼吸道合胞病毒和副流感病毒)等。

(二)社区获得性肺炎的临床表现

常见症状为咳嗽、咳痰,或原有呼吸道疾病症状加重,并出现脓性痰或血痰,伴或不伴胸痛,多数出现发热;早期体征无明显异常,重症可有呼吸频率增快、鼻翼翕动、发绀。肺实变时典型体征为语颤增强、叩诊浊音、可闻及支气管呼吸音和干湿性啰音等。

(三)社区获得性肺炎的诊断

1. 社区发病。

2. 肺炎相关临床表现 ①新近出现的咳嗽、咳痰或原有呼吸道疾病症状加重,并出现脓性痰,伴或不伴胸痛;②发热;③肺实变体征和/或闻及湿啰音;④白细胞计数>10×10^9/L或<4×10^9/L,伴或不伴细胞核左移。

3. 胸部 X 线检查显示片状、斑片状浸润性阴影或间质性改变,伴或不伴胸腔积液。

符合第 1、3 条及第 2 条中任何一项,并除外肺结核、肺部肿瘤、非感染性肺间质性疾病、肺水肿、肺不张、肺栓塞、肺嗜酸性粒细胞浸润症及肺血管炎等后,可建立临床诊断。

(四)社区获得性肺炎的鉴别诊断

与肺结核、肺癌、肺血栓栓塞症和非感染性肺部浸润等疾病进行鉴别。

(五)社区获得性肺炎的治疗原则

1. 尽早开始抗菌药物经验治疗,应选用能覆盖 CAP 的常见病原菌,如肺炎链球菌、流感嗜血杆菌的药物,同时需要覆盖非典型病原菌如肺炎支原体、肺炎衣原体、军团菌属的药物;有肺部基础疾病患者的病原菌亦可为需氧革兰氏阴性杆菌、金黄色葡萄球菌等。

2. 轻症患者可口服用药,重症患者选用静脉给药,待临床表现显著改善并能口服时改用口服药。

(六)抗菌药物的合理使用原则

应尽早进行抗菌药物治疗,一旦怀疑肺炎应立即给予首剂抗菌药物。病情稳定后可从静脉途径转为口服治疗。一般可于退热后 2~3d 且主要呼吸道症状明显改善后停药,不必以肺部阴影吸收程度作为停药的指征。通常轻、中度 CAP 患者疗程 5~7d,重症患者可适当延长。

二、补充学习的内容

(一)住院治疗指征

目前我国推荐使用 CURB-65[C:意识障碍;U:血尿素氮(blood urea nitrogen,BUN)>7.1mmol/L;R:呼吸频率≥30 次/min;B:动脉收缩压<90mmHg 或舒张压<60mmHg;65:年龄≥65 岁]作

为判断 CAP 患者是否需要住院治疗的标准。CURB-65 共 5 项指标，满足 1 项得 1 分，评分 0～1 分，原则上门诊治疗即可，2 分建议住院治疗或严格随访下的院外治疗，3～5 分应住院治疗。

（二）重症肺炎诊断标准

1. 主要标准

（1）需要有创机械通气。

（2）脓毒症休克经积极液体复苏后仍需要血管活性药物治疗。

2. 次要标准

（1）呼吸频率≥30 次 /min。

（2）氧合指数≤250mmHg。氧合指数＝动脉血氧分压（PaO_2）/ 吸入气氧浓度（FiO_2）。

（3）多肺叶浸润。

（4）意识障碍和 / 或定向障碍。

（5）BUN≥7.14mmol/L（20mg/dl）。

（6）收缩压<90mmHg，需要积极的液体复苏。

符合 1 项主要标准或 3 项以上次要标准者可诊断重症肺炎。

（三）转诊指征

1. 确诊或怀疑为重症肺炎。

2. 肺部感染控制不佳，抗菌药物治疗超过 3d，病情有加重倾向。

3. 与传染病相关的肺炎。

4. 肺炎患者合并其他基础疾病出现恶化情况，如肾衰竭、糖尿病明显加重。

5. 初始治疗方案失败。

6. 病情发展快，不能以普通细菌感染解释，诊断不明确。

三、问诊要点

（一）现病史

1. 起病情况与患病时间　起病急、缓，首次发病的具体时间。

2. 主要症状的特点

（1）发热：程度、频度、时间、热退方式。

（2）咳嗽、咳痰的性质：干咳或有痰，痰量、色、气味、性质（稀薄、黏稠、泡沫），咳嗽间断或持续。

（3）胸痛：部位、性质、程度、与呼吸的关系（咳嗽或深呼吸时是否加剧）。

3. 病因与诱因　受凉、疲劳、醉酒、上呼吸道感染的前驱症状。

4. 病情发展及演变　病情好转或加重，有无加重与缓解因素。

5. 伴随症状　有无畏寒、盗汗、乏力、消瘦、咯血、肌肉酸痛、呼吸困难、胸闷、心悸、恶心、呕吐、腹痛和腹泻等。

6. 诊治情况　本次就诊前是否接受其他医疗单位的诊治（时间、诊断、治疗、效果等）。

7. 发病后的一般情况　精神状态、饮食、大小便、睡眠等。

（二）既往史

有无心脏病、脑血管病、糖尿病等慢性疾病，有无肝炎、结核病史，有无药物过敏史。

（三）个人史

有无吸烟、饮酒史；有无与传染病患者接触史。

（四）家族史

家庭成员有无有类似病史。

四、体格检查要点

（一）专科体格检查

1. 肺部视诊　胸廓外形、呼吸运动。

2. 肺部触诊　胸廓扩张度、语音震颤、胸膜摩擦感。

3. 肺部叩诊　叩诊音（病变部位有无浊音、实音）。

4. 肺部听诊　呼吸音（有无异常支气管呼吸音）、啰音、胸膜摩擦音。

（二）其他系统重点体格检查

1. 生命体征　体温、脉搏、呼吸、血压。

2. 面容　有无急性热病容，面颊绯红、皮肤灼热。

3. 皮肤黏膜　有无出血点、皮疹。

4. 淋巴结　有无浅表淋巴结肿大（颌下、额下、颈前、颈后和锁骨上淋巴结）。

5. 颜面及其器官　有无巩膜黄染、结膜充血或苍白，口唇颜色（有无发绀）、口周有无疱疹、扁桃体有无肿大。

6. 气管　是否居中。

7. 心脏　听诊（心率、节律、心音、杂音等）。

五、诊断思路

（一）确定诊断

判断 CAP 诊断是否成立。对于临床疑似 CAP 患者，要注意与肺结核等特殊感染及非感染病因进行鉴别。

（二）评估病情严重程度及选择治疗场所

（三）推测可能的病原体及耐药风险

六、治疗策略

不同人群 CAP 患者初始经验性抗感染治疗的建议见表 1-10。

表 1-10　不同人群社区获得性肺炎初始经验性抗感染药物的选择

人群	常见病原体	抗感染药物选择
门诊治疗（推荐口服给药）		
无基础疾病青壮年	肺炎链球菌、肺炎支原体、流感嗜血杆菌、肺炎衣原体、流感病毒、腺病毒、卡他莫拉菌	①氨基青霉素、青霉素类/酶抑制剂复合物 ②第一代或第二代头孢菌素 ③多西环素或米诺环素 ④呼吸喹诺酮类 ⑤大环内酯类

人群	常见病原体	抗感染药物选择
有基础疾病或老年人	肺炎链球菌、流感嗜血杆菌、肺炎克雷伯菌等肠杆菌科菌、肺炎衣原体、流感病毒、呼吸道合胞病毒、卡他莫拉菌	①青霉素类 / 酶抑制剂复合物 ②第二代或第三代头孢菌素（口服） ③呼吸喹诺酮类 ④青霉素类 / 酶抑制剂复合物、第二代头孢菌素、第三代头孢菌素联合多西环素、米诺环素或大环内酯类
需入院治疗（非重症监护室）可选择静脉或口服给药		
无基础疾病青壮年	肺炎链球菌、流感嗜血杆菌、卡他莫拉菌、金黄色葡萄球菌、肺炎支原体、肺炎衣原体、流感病毒、腺病毒、其他呼吸道病毒	①青霉素 G、氨基青霉素、青霉素类 / 酶抑制剂复合物 ②第二代或第三代头孢菌素、头霉素类、氧头孢烯类 ③上述药物联合多西环素、米诺环素或大环内酯类 ④呼吸喹诺酮类 ⑤大环内酯类
有基础疾病或老年人	肺炎链球菌、流感嗜血杆菌、肺炎克雷伯菌等肠杆菌科菌、流感病毒、呼吸道合胞病毒、卡他莫拉菌、厌氧菌、军团菌	①青霉素类 / 酶抑制剂复合物 ②第三代头孢菌素或其酶抑制剂复合物、头霉素类、氧头孢烯类 ③上述药物单用或联合大环内酯类 ④呼吸喹诺酮类

七、健康教育

　　戒烟、避免酗酒有助于预防肺炎的发生。预防接种肺炎链球菌疫苗和 / 或流感疫苗可减少某些特定人群罹患肺炎的概率。建议接种肺炎链球菌疫苗的人群包括：①体弱的儿童和成年人；②60 岁以上老年人；③反复发生上呼吸道感染（包括鼻窦炎、中耳炎）的儿童和成年人；④具有肺、心脏、肝脏或肾脏慢性基础疾病者；⑤糖尿病患者；⑥癌症患者；⑦镰状细胞性贫血患者；⑧脾切除者；⑨需要接受免疫抑制治疗者；⑩长期居住在养老院或其他护理机构者。

八、应用举例

　　患者，男性，47 岁，主因"咳嗽、咳痰、发热 4d 伴右胸痛 1d"就诊于全科门诊。4d 前无明显诱因出现咳嗽、咳黄痰，痰量约 20ml/d，不易咳出，伴有发热，最高体温 39.8℃，全天均有发热，使用退热药物后体温可恢复正常，口服止咳药物，症状无好转，昨日出现右胸痛，与呼吸有关，今日来诊。

（一）请回答以下问题

1. 初步诊断是什么？并说出诊断思路。
2. 需要进行哪些体格检查？
3. 首选的辅助检查是什么？
4. 需要与哪些疾病进行鉴别？

（二）参考答案

　　1. 初步诊断　发热待查，社区获得性肺炎。患者有发热、咳黄痰，提示呼吸道感染；无卡他症状，提示下呼吸道感染或肺炎；因出现右侧胸痛，与呼吸有关，提示炎症累及胸膜壁层（胸膜炎）；故初步诊断为社区获得性肺炎。

2．体格检查　测量生命体征，检查有无口周疱疹、皮疹，扁桃体有无肿大，触诊头颈部浅表淋巴结，进行胸廓及肺部检查（叩诊病变部位有无浊音、实音，有无异常支气管呼吸音、啰音、胸膜摩擦音）、心脏听诊。

3．辅助检查　血常规和胸部 X 线检查。

4．鉴别诊断　应与肺结核、肺癌等进行鉴别。

第九节　慢　性　胃　炎

一、要求掌握的理论知识

（一）慢性胃炎临床表现

1．症状　多数慢性胃炎患者无任何症状，有症状者主要表现为中上腹不适、饱胀、钝痛、烧灼痛，以及食欲缺乏、反酸、嗳气、恶心等消化不良症状。

2．体征　可有上腹压痛。

（二）慢性胃炎的诊断与鉴别诊断

1．诊断　主要依靠临床表现和胃镜。

2．鉴别诊断　慢性胃炎须与早期胃癌、消化性溃疡、慢性胆囊炎和胃肠功能紊乱等疾病相鉴别。

（三）慢性胃炎的治疗方法

1．消除或削弱攻击因子　成功根除幽门螺杆菌（Helicobacter pylori，Hp）后可明显改善胃黏膜慢性活动性炎症，但消化不良症状的改善作用有限。

（1）根除指征见表 1-11。

表 1-11　幽门螺杆菌根除指征及推荐级别

幽门螺杆菌阳性伴以下因素	强烈推荐	推荐
消化性溃疡（不论是否活动和有无并发症史）	√	
胃黏膜相关淋巴组织淋巴瘤	√	
慢性胃炎伴消化不良症状		√
慢性胃炎伴胃黏膜萎缩、糜烂		√
早期胃肿瘤已行内镜下切除或胃次全切除手术		√
长期服用质子泵抑制剂		√
胃癌家族史		√
计划长期服用非甾体消炎药（包括低剂量阿司匹林）		√
不明原因的缺铁性贫血		√
特发性血小板减少性紫癜		√
其他幽门螺杆菌相关性疾病（如淋巴细胞性胃炎、增生性胃息肉）		√
证实有幽门螺杆菌感染		√

（2）治疗方案：推荐铋剂四联 [1 种质子泵抑制剂（proton pump inhibitor，PPI）+1 种铋剂 +2 种抗菌药物]，每疗程 10～14d 作为主要的经验性治疗。

2. 抑酸或抗酸药物　包括抗酸剂、H_2 受体拮抗剂或质子泵抑制剂，对于有胃黏膜糜烂或伴有胃灼热、反酸、上腹部饥饿痛等症状者，可根据其严重程度进行选用。

3. 促动力药　适用于以上腹饱胀、恶心、呕吐等为主要症状的患者，胆汁反流者则可用促动力药和 / 或有结合胆酸作用的胃黏膜保护剂。消化酶制剂可用于与进食相关的腹胀、食欲缺乏等消化不良症状的患者。

4. 抗抑郁药或抗焦虑药　有明显精神心理因素的慢性胃炎患者可用抗抑郁药或抗焦虑药。

5. 中医中药　可用于辅助治疗慢性胃炎。

二、补充学习的内容

（一）慢性胃炎的定义
慢性胃炎指各种原因引起的胃黏膜慢性炎症。病理变化以黏膜内淋巴细胞及浆细胞浸润为主，是一种常见病，发病率随年龄增长而增加。

（二）慢性胃炎的病因
Hp 感染是最常见的病因。

（三）慢性胃炎的转归、慢性萎缩性胃炎的随诊与癌变预防
1. 慢性胃炎的 3 种转归分别为逆转、持续稳定、病变加重。大多数慢性萎缩性胃炎病变稳定，而未予任何干预的中重度萎缩性胃炎可能进一步发展，尤其伴有上皮内瘤变者发生胃癌的风险将增加，有 Hp 相关性胃窦炎者易发生十二指肠溃疡，多灶萎缩者易发生胃溃疡。

2. 慢性萎缩性胃炎尤其伴中重度肠化生或上皮内瘤变者，应定期行内镜和组织病理学检查随访。

3. 根除 Hp 可减缓炎症反应向萎缩、肠化生甚至异型增生的进程和降低胃癌发生率。

三、问诊要点

（一）现病史
1. 起病情况与患病时间　起病急、缓，首次发病的具体时间。
2. 主要症状的特点　有无腹痛（部位、疼痛性质、程度、持续时间、缓解或加重的因素）、腹胀、嗳气、反酸、胃灼热、食欲缺乏、恶心、呕吐等症状。
3. 病因与诱因　饮酒或服用非甾体消炎药等。
4. 病情的发展与演变　有无进行性加重。
5. 伴随症状　有无厌食、吞咽困难、腹泻、便血和体重减轻等。
6. 诊治情况　本次就诊前是否接受其他医疗单位诊治（时间、诊断、治疗、效果等）。
7. 发病后的一般情况　精神状态、饮食、大小便、睡眠等。

（二）既往史
有无肝硬化、慢性肾功能不全、系统性红斑狼疮等自身免疫性疾病；有无长期服用对胃有刺激性的药物，如阿司匹林等非甾体消炎药。

（三）个人史
询问饮食习惯，是否喜好辛辣刺激食物和熏制、腌制食品等，有无吸烟、饮酒史。

（四）家族史

有无慢性胃炎、胃癌等家族史。

（五）社会心理因素

家庭情况、工作环境及有无精神创伤。

四、体格检查要点

（一）专科体格检查

1．腹部视诊　外形。

2．腹部听诊　肠鸣音。

3．腹部触诊　有无压痛、反跳痛及包块，肝、脾触诊。

4．腹部叩诊　叩诊音、移动性浊音。

（二）其他系统重点体格检查

1．一般情况　神志、精神、面容（有无贫血貌）、体型。

2．颜面及其器官　巩膜有无黄染、结膜有无充血、苍白，口唇颜色。

3．淋巴结　颈部、锁骨上淋巴结有无肿大。

4．肺部　听诊（呼吸音、啰音）。

5．心脏　听诊（心率、节律、心音、杂音等）。

五、诊断思路

1．临床症状　上腹不适、饱胀、钝痛、烧灼痛等。

2．胃镜及组织学检查。

六、治疗策略

慢性胃炎的治疗目的是改善胃黏膜炎症、缓解症状，尽可能地寻找病因，并进行针对性治疗，同时注意遵循个体化原则。

（一）病因治疗

1．根除 Hp。

2．十二指肠 - 胃反流者给予保护胃黏膜、改善胃动力治疗。

3．内因子减少导致维生素 B_{12} 吸收不良者，可补充复合维生素，恶性贫血者需终身注射维生素 B_{12}。

（二）对症治疗

适度抑制或中和胃酸，给予促动力剂、酶制剂缓解腹痛、反酸、腹胀等症状，去除引起胃炎的有害因素。

（三）癌前情况的处理

七、健康教育

（一）饮食指导

食物应多样化，避免偏食，注意补充多种营养物质；不吃霉变食物；少吃熏制、腌制、富含硝酸盐和亚硝酸盐的食物；避免进食辛辣、过于粗糙的食物，避免长期大量吸烟、饮酒。

（二）避免 Hp 家庭内传播

提倡分餐制，减少 Hp 感染的概率，避免导致母婴传播的不良喂食习惯。

八、应用举例

患者，女性，56 岁，主因"间断上腹饱胀、食欲缺乏、反酸 5 年，加重 2 个月"就诊于全科门诊。

（一）请回答以下问题

1. 能否可诊断为慢性胃炎？

2. 还需要询问哪些病史？

3. 是否进行药物治疗？

（二）参考答案

1. 慢性胃炎的诊断　主要依靠临床表现及胃镜检查，该患者需完善胃镜检查除外胃溃疡、胃癌等疾病后才可明确诊断。

2. 还需要询问的病史

（1）用药史：患者有无长期服用对胃有刺激性的药物，如阿司匹林等。

（2）伴随疾病：有无肝硬化、慢性肾功能不全、系统性红斑狼疮等疾病。

（3）生活方式：是否喜好辛辣、酸甜等刺激性食物，有无吸烟、饮酒史等。

（4）社会心理因素：家庭情况、工作环境及有无精神创伤等。

（5）家族史：慢性胃炎、胃癌等家族史，进一步寻找发病原因。

3. 治疗　患者完善检查的同时可给予抑酸、保护胃黏膜、促进胃动力等治疗，Hp 检测阳性时应予根除。

第十节　消化性溃疡

一、要求掌握的理论知识

（一）消化性溃疡临床表现

1. 上腹痛　典型的临床特点是：①慢性过程；②周期性发作；③节律性疼痛，胃溃疡为餐后痛，下次餐前缓解，十二指肠溃疡多为空腹痛、夜间痛。

2. 其他症状　上腹不适、进食后上腹胀满、食欲缺乏、嗳气和反酸。

3. 并发症　上消化道出血、穿孔、幽门梗阻和癌变。1/3 的患者有典型溃疡表现，1/3 的患者以并发症为首发表现，1/3 的患者为无症状溃疡。

（二）消化性溃疡的诊断与鉴别诊断

1. 诊断　患者表现为慢性周期性节律性上腹痛，进食或抗酸药可缓解；确诊依靠胃镜检查或 X 线钡餐检查发现龛影。

2. 鉴别诊断

（1）功能性消化不良：多见于年轻女性，有餐后上腹饱胀、嗳气、反酸、恶心和食欲缺乏等症状，X 线钡餐或胃镜检查无器质性改变。

（2）胃癌：良性溃疡与恶性溃疡的鉴别见表 1-12。

表 1-12 良性溃疡与恶性溃疡的鉴别

项目	年龄、病史	临床表现	便潜血	胃液分析	X线钡餐	胃镜检查
良性溃疡	多见于青中年,较长	周期性、节律性明显,全身表现轻,上腹无包块,内科治疗效果好	短暂阳性	pH 正常或偏低,无真性缺酸	龛影直径<2.5cm,壁平滑,位于胃腔轮廓之外,周围胃壁柔软,呈星状聚合征	呈圆形、椭圆形,边缘光滑、底部平整,呈白或灰白苔,黏膜柔软,向溃疡集中
恶性溃疡	多见于中年以上,较短	病情进行性加剧,全身表现明显,上腹包块,内科治疗效果差或无效	持续阳性或反复阳性	缺酸者较多	龛影直径>2.5cm,边缘不整,位于胃腔轮廓之内,周围胃壁僵直,皱襞融合中断	形状不规则、边缘结节隆起、底部凹凸不平,污秽苔,溃疡周围因癌性浸润而增厚,可有结节、糜烂,易出血

（3）胃泌素瘤：胃泌素瘤又名卓 - 艾综合征（Zollinger-Ellison syndrome），该病以多发溃疡、部位不典型、易出现溃疡并发症、正规抗溃疡药物疗效差、患者可出现腹泻,高胃酸分泌,血促胃液素水平升高等为特征。

（三）消化性溃疡的药物治疗

1. 抑制胃酸分泌 H_2受体拮抗剂（西咪替丁、雷尼替丁、法莫替丁）,PPI（如奥美拉唑、雷贝拉唑、泮托拉唑等）。疗程：胃溃疡6～8周,十二指肠溃疡4周。

2. 抗幽门螺杆菌治疗 推荐含有铋剂的四联方案（1种PPI+1种铋剂+2种抗菌药物）,每疗程10～14d。质子泵抑制剂如奥美拉唑、兰索拉唑、雷贝拉唑和埃索美拉唑之间的根除率无明显差异。

3. 保护胃黏膜 铋剂、弱碱性抗酸剂（铝碳酸镁、硫糖铝、氢氧化铝凝胶）等可中和胃酸,短暂缓解疼痛。

（四）上消化道大出血的急诊处理与转诊措施

1. 上消化道大出血的急诊处理

（1）保持呼吸道通畅、严密监测患者生命体征及出血情况。

（2）建立有效的静脉通道。

（3）快速补液、输血补充血容量,纠正休克。

（4）药物治疗（PPI等）。

2. 转诊措施

（1）转诊前提条件是患者生命体征相对稳定。

（2）联系 120 或 999 转诊。

（3）各种抢救药品准备齐全。

（4）有加压输血、输液装置。

（5）备好吸引器、氧气袋、心电监护仪。

（6）经验丰富的医护人员。

二、补充学习的内容

Hp 感染的检出方法分为侵入性和非侵入性两大类。侵入性检测方法为快速尿素酶试验、组织学检查和 Hp 培养；非侵入性方法为尿素呼气试验（首选）、粪便 Hp 抗原检测（儿童中具有优势）及血清 Hp IgG 抗体检测（限于一些特定情况，如消化性溃疡出血、胃黏膜相关淋巴组织淋巴瘤和严重胃黏膜萎缩，存在 Hp 检测干扰因素或胃黏膜 Hp 菌量少时）。

三、问诊要点

（一）现病史

1. 起病情况与患病时间 起病急、缓，首次发病的具体时间。

2. 主要症状的特点 腹痛的部位、性质、程度、持续时间，有无放射痛，与进食的关系（饥饿痛、夜间痛、餐后痛），缓解方式，有无季节性和周期性。

3. 病因与诱因 有无长期服用对胃有刺激性的药物，如阿司匹林等非甾体消炎药。

4. 病情的发展与演变 病情好转或加重。

5. 伴随症状 有无恶心、呕吐、反酸、胃灼热、嗳气、上腹饱胀、吞咽困难、食欲缺乏、体重减轻、发热、黄疸、黑便等。

6. 诊治情况 本次就诊前是否接受其他医疗单位诊治（时间、诊断、治疗、效果等）。

7. 发病后的一般情况 精神状态、饮食、大小便、睡眠等。

（二）既往史

是否长期服用如非甾体消药、激素和化疗药物等。

（三）个人史

有无吸烟史、长期酗酒史。

（四）家族史

家庭成员有无类似症状、有无 Hp 感染等。

（五）社会心理因素

家庭情况、工作环境及有无精神创伤。

四、体格检查要点

（一）专科体格检查

1. 腹部视诊 外形、胃肠型、蠕动波。

2. 腹部听诊 肠鸣音。

3. 腹部触诊 压痛、反跳痛及包块，肝、脾触诊。

4. 腹部叩诊 叩诊音、移动性浊音。

（二）其他系统重点体格检查

1. 一般情况 意识、精神状态、有无贫血貌。

2. 皮肤黏膜 巩膜（有无黄染）、结膜（有无苍白）。

3. 淋巴结 颈部、锁骨上淋巴结有无肿大。

4. 肺部 听诊（呼吸音、啰音）。

5. 心脏 听诊（心率、节律、心音、杂音等）。

6. 下肢 有无水肿。

五、诊断思路

1. 确定消化性溃疡的诊断　慢性病程、周期性发作、节律性上腹痛是疑诊消化性溃疡的重要病史，胃镜可以确诊。不能接受胃镜检查者，X线钡餐发现龛影，可以诊断溃疡。

2. 确定消化性溃疡的病因　Hp感染、药物或其他。

3. 明确有无并发症。

六、治疗策略

治疗目标是去除病因，控制症状，促进溃疡愈合、预防复发、避免并发症。

（一）药物治疗

抑酸治疗、根除Hp治疗、保护胃黏膜治疗。

（二）维持治疗

对反复溃疡复发、Hp阴性和已去除其他危险因素的患者，可给予维持治疗，短则3～6个月，长则1～2年。

（三）手术治疗

大多数消化性溃疡已不需要外科手术治疗，但在下列情况时可以考虑手术治疗：①大量出血内科治疗无效；②急性穿孔；③瘢痕性幽门梗阻；④胃溃疡恶变；⑤严格内科治疗无效的顽固性溃疡。

七、健康教育

（一）对疾病的认识

有效的药物治疗可使溃疡愈合率达95%。

（二）生活方式指导

适当休息，减轻精神压力；改善进食规律、戒烟、戒酒及少饮浓咖啡。

（三）药物指导

停服不必要的非甾体消炎药，如确有必要服用，可遵医嘱同时加用抑酸和保护胃黏膜的药物。

（四）定期复诊

八、应用举例

患者，男性，60岁，主因"间断上腹痛10余年，黑便1d"就诊于全科门诊。

（一）请回答以下问题

1. 初步诊断是什么？

2. 需要询问哪些病史？

3. 确诊该病需完善什么检查？

4. 若就诊后患者出现呕血约500ml，黑便量600g，血压下降（70/40mmHg），下一步治疗措施是什么？

（二）参考答案

1. 初步诊断　该患者表现为间断上腹痛，近期排黑便，其为上消化道出血的特征性表现，故初步诊断上消化道出血诊断，结合"间断上腹痛10年"的慢性病程考虑消化性溃疡可能性大。

2. 询问病史 询问有无服用非甾体消炎药；上腹痛有无周期性、节律性，与进食的关系，缓解方式；对黑便量的描述；有无头晕、心慌、乏力、晕厥和少尿等周围循环衰竭表现；有无食欲缺乏、乏力、体重减轻、反酸、胃灼热、上腹饱胀、嗳气和呃逆等伴随症状；有无短期内体重迅速减轻、上腹包块、腹痛性质发生变化等胃癌相关症状；有无剧烈呕吐等引起贲门黏膜撕裂综合征的可能；既往有无肝炎、酗酒史及肝硬化病史。

3. 需要完善的检查 明确消化道出血的诊断需完善血常规、便常规＋粪便隐血试验，明确病因需进行胃镜检查。

4. 出现失血性休克后的治疗 患者出现失血性休克，为内科急危重症，应立即给予以下治疗：①保持呼吸道通畅、严密监测生命体征及出血情况；②建立静脉通道；③快速补液、输血纠正休克；④药物治疗（PPI 等）；⑤联系急救车进行转诊。

第十一节 急、慢性腹泻

一、要求掌握的理论知识

（一）急、慢性腹泻的常见病因

1. 急性腹泻的常见病因

（1）肠道疾病：由病毒、细菌等感染引起的肠炎及急性出血性坏死性肠炎。

（2）急性中毒：硫酸镁、新斯的明、河豚和有机磷等中毒。

（3）全身性疾病：糖尿病、甲状腺功能亢进、系统性红斑狼疮、尿毒症等。

（4）其他：某些抗菌药物、抗肿瘤药物等。

2. 慢性腹泻的常见原因

（1）消化系统疾病：胃部疾病、肠道感染、肠道非感染性病变（如克罗恩病）、溃疡性结肠炎、肠道肿瘤、胰腺疾病、肝胆疾病。

（2）全身性疾病：内分泌及代谢障碍疾病（如甲状腺功能亢进症）、其他系统疾病（如系统性红斑狼疮）、尿毒症、放射性肠炎等，以及药物副作用、神经功能紊乱（如肠易激综合征）。

（二）急、慢性腹泻的诊断与鉴别诊断

腹泻的原发疾病或病因诊断主要根据症状、体征、常规检查（特别是粪便检测）。通过仔细分析病史和上述检查结果，一般可以正确诊断。如诊断不清楚，可进一步进行 X 线钡剂灌肠和 X 线钡餐检查，以及直、结肠镜和 / 或超声、CT 等检查。如仍无明确结论，则应根据不同情况选用内镜逆行胰胆管造影（endoscopic retrograde cholangiopancreatography，ERCP）等影像诊断方法以检查胆、胰病，或进行小肠吸收功能试验、呼气试验、小肠黏膜活检以检查小肠是否存在吸收不良。对于高度怀疑肠结核、肠阿米巴病等有特效药物治疗的疾病，经过努力均不能确诊时，可在一定限期内进行试验性治疗。

（三）急、慢性腹泻的治疗原则

1. 病因治疗 对感染性腹泻需要根据病原体进行抗感染治疗，乳糖不耐受需分别剔除食物中的乳糖成分，高渗性腹泻应停食高渗的食物或药物，胆盐重吸收障碍引起的结肠腹泻可用考来烯胺吸附胆汁酸而止泻，炎症性肠病应给予水杨酸制剂、激素、免疫抑制剂及生物制剂等，缺血性结肠炎应改善微循环、血管支架治疗，肠道菌群失调应给予微生态制剂，结肠息肉或肿瘤应进行内镜下治疗或手术治疗。

2．对症治疗　纠正水、电解质平衡紊乱，纠正营养失衡，给予黏膜保护剂（硫糖铝、蒙脱石散）、微生态制剂（调节肠道菌群）、止泻剂（不能用于感染性腹泻）和解痉镇痛药物治疗。

（四）急、慢性腹泻的转诊指征

1．胃肠道症状明显，呕吐、腹泻频繁，有明显的脱水、电解质和酸碱平衡紊乱，或有发热、烦躁，甚至休克等全身中毒症状的患者。

2．怀疑腹泻为传染性疾病的患者。

3．腹泻原因不明或慢性腹泻（病程>2个月），需进一步行相关检查的患者。

（五）肠道传染病的处理措施

常见肠道传染病包括霍乱、细菌性痢疾、伤寒及副伤寒、感染性腹泻、甲型或戊型肝炎等。

1．识别及诊治　根据临床特征、实验室及辅助检查考虑为疑似或确诊病例，尽量查找病原体，进行特异性和对症治疗。

2．控制方法

（1）管理传染源、切断传播途径、保护易感人群。

（2）采取预防措施，做好"三管一灭"，即管好饮食、管好水源、管好粪便，以及消灭苍蝇、蟑螂、老鼠，把好"病从口入"关。

（六）肠道传染病的报告程序

肠道传染病流行时各级医院医务人员为法定传染病责任报告人，符合肠道传染病诊断标准时，填写传染病报告卡进行报告，同时进行网络直报。一旦发现病例有集中发病倾向时，要立即报告所属辖区疾病预防控制中心。

1．霍乱（包括霍乱确诊病例、霍乱疑似病例）属甲类传染病。城镇应于2h内、农村应于6h内通过传染病疫情监测信息系统报告，同时应报告当地卫生行政部门。由卫生行政部门立即报告当地人民政府，同时报告上级卫生行政部门。

2．细菌性痢疾和阿米巴痢疾、伤寒、副伤寒属于乙类传染病，按照乙类传染病程序上报。

3．除霍乱、细菌性痢疾和阿米巴性痢疾、伤寒和副伤寒以外的感染性腹泻按照丙类传染病程序上报。

二、补充学习的内容

（一）结肠镜检查的适应证

不明原因的大便习惯改变、黑便、便隐血阳性、便血、腹泻、腹痛、腹部有包块、消瘦、贫血，或怀疑有结肠、直肠、末段回肠病变者；钡剂灌肠发现肠腔狭窄、溃疡、息肉、肿物和憩室等病变，需取活检进一步明确病变性质者；转移性腺癌，寻找原发病灶者；溃疡性结肠炎、克罗恩等疾病的诊断与随诊；进行止血、息肉摘除等治疗；结肠癌或直肠癌高危人群普查；结肠癌及结肠息肉术后复查等。

（二）钡剂灌肠的适应证

结肠病变，如局限性肠炎（克罗恩病）、溃疡性结肠炎、肠结核、肠道的良性肿瘤（如肠息肉）、恶性肿瘤（如结肠或直肠癌）和肠套叠或肠扭转等。

三、问诊要点

（一）现病史

1．起病情况与患病时间　起病急、缓，首次发病的具体时间。

2. 主要症状的特点　大便次数、大便量、大便性状（水样便、米泔样或混有黏液、脓血、未消化食物等）、气味、加重与缓解的因素（如与进食或油腻食物的关系、抗菌药物使用等）。

3. 病因与诱因　有无不洁饮食、旅行、聚餐等病史，是否与摄入脂肪餐、紧张、焦虑有关；是否进食冷饮、特殊药物及食物，有无接触化学毒物等。

4. 病情的发展与演变　病情好转或加重。

5. 伴随症状　有无腹痛（腹痛与腹泻的关系）、里急后重（提示肛门、直肠疾病）、发热、寒战、恶心、呕吐、消瘦（恶性肿瘤、吸收不良综合征）、皮疹及出血点（伤寒、副伤寒、过敏性紫癜）、关节肿痛（结缔组织病）和腹部包块（恶性肿瘤、肠结核、克罗恩病）等症状。

6. 诊治情况　本次就诊前是否接受其他医疗单位的诊治（时间、诊断、治疗、效果等）。

7. 发病后的一般情况　精神状态、饮食、大小便、睡眠等。

（二）既往史

有无结肠炎、肠易激综合征、肠道肿瘤、肝炎、梗阻性黄疸和甲状腺功能亢进等疾病，有无手术、外伤史，有无群集发生情况。

（三）个人史

询问饮食习惯，是否喜好辛辣刺激等食物，有无吸烟、饮酒史。

（四）家族史

有无肠道肿瘤等家族史。

（五）社会心理因素

家庭情况、工作环境和有无精神创伤。

四、体格检查要点

（一）专科体格检查

1. 腹部视诊　腹部有无膨隆、腹壁静脉曲张、脐疝。

2. 腹部听诊　肠鸣音。

3. 腹部触诊　压痛、反跳痛及包块，肝、脾触诊。

4. 腹部叩诊　叩诊音、移动性浊音。

（二）其他系统重点体格检查

1. 生命体征　体温、脉搏、呼吸、血压。

2. 一般情况　意识、精神、面容、营养状态。

3. 皮肤黏膜　有无皮疹、脱水等表现。

4. 颜面及其器官　巩膜（有无黄染）、结膜（有无充血、苍白），口唇颜色。

5. 淋巴结　颈部、锁骨上淋巴结有无肿大。

6. 肺部　听诊（呼吸音、啰音）。

7. 心脏　听诊（心率、节律、心音和杂音等）。

8. 下肢　有无水肿。

五、诊断思路

（一）判断急性腹泻还是慢性腹泻

腹泻指排便次数增多（>3 次 /d），或粪便量增加（>200g/d），或粪质稀薄（含水量 >80%）。腹泻分为急性与慢性腹泻，超过 2 个月者为慢性腹泻。

（二）判断引起腹泻的病变部位

1. 直肠或乙状结肠病变　便意频繁，里急后重，粪便有黏液和脓血。

2. 结肠病变　粪便有黏液，可能有脓血、右下腹痛。

3. 小肠病变　有脐周疼痛及压痛，常为绞痛，间歇发作，肠鸣音活跃。

4. 全身性疾病。

（三）判断腹泻的性质

1. 渗出性腹泻　粪便中常混有黏液、脓血，多见于肠道炎症，如溃疡性结肠炎、缺血性肠病。

2. 分泌性腹泻　常表现为排大量水样便，多见于感染、中毒所致急、慢性肠炎。

3. 渗透性腹泻　常见于应用泻剂后引起的腹泻。

4. 吸收不良性腹泻　见于大部分肠切除后、吸收不良综合征。

5. 动力性腹泻　常伴腹痛，见于肠炎、胃肠功能紊乱、甲状腺功能亢进。

（四）判断腹泻的病因

1. 感染性腹泻　肠道病毒、细菌、真菌和寄生虫等感染及全身性感染。

2. 炎症性腹泻　原因不明的肠道炎症性疾病，主要指溃疡性结肠炎和克罗恩病。

3. 胃源性腹泻　萎缩性胃炎及胃大部切除术后胃酸缺乏。

4. 肝、胆源性腹泻　肝硬化、肝内胆汁淤积性黄疸、慢性胆囊炎与胆石症。

5. 胰源性腹泻　慢性胰腺炎、胰腺癌、胰腺囊性纤维化和胰腺广泛切除等。

6. 肿瘤性腹泻　胃泌素瘤、血管活性肠肽瘤、小肠淋巴瘤和结肠癌等。

7. 功能性腹泻　最常见的是肠易激综合征。

六、治疗策略

详见本节"急、慢性腹泻的治疗原则"。

七、健康教育

（一）饮食管理

养成良好的饮食卫生习惯，尽量不吃隔天食物，对于隔餐食物应充分加热；不吃腐败和不新鲜的海产品或生食海鲜；做到饭前便后要洗手；不要暴饮暴食，应进食清淡易消化食物，避免诱发肠道感染或加重本病；忌辛辣食品及烟酒，食物以富含维生素、微量元素为主。

（二）环境的适应

提高自身应变能力，避免环境应激引起胃肠道症状，注意饮食卫生，尽量做到劳逸结合。

（三）睡眠质量的调整

养成良好的睡眠习惯，失眠者可进行药物干预。

（四）精神、心理的调整

充分解释病情，解除患者心理负担，缓解其焦虑情绪。

（五）药物的应用

可预防性应用以双歧杆菌为主的肠道益生菌制剂，抑制有害菌的生长，通过其调节免疫、抗菌、助消化等功能，维护肠道定植力，维持肠道正常生理功能，减少再复发。

八、应用举例

患者，男性，17岁，1d前进食生冷不洁食物后出现腹泻，排稀水样大便10余次，伴里急后重感，今日就诊于全科门诊。既往体健。体格检查：体温36.8℃，神清，精神尚可，皮肤黏膜无干燥、弹性良好，心、肺未查见明细异常，腹部平坦，腹软，无压痛及包块，未触及肝大、脾大，肠鸣音5次/min。

（一）请回答以下问题

1. 初步诊断是什么？并简述对该患者的诊断思路。

2. 应进行何种辅助检查？

3. 如何进行治疗？

（二）参考答案

1. 初步诊断　感染性腹泻（细菌感染可能性大）。该患者腹泻发生1d，为急性腹泻，排大量水样便，无黏液、脓血，考虑为分泌性腹泻，结合其有不洁饮食的病史，考虑为感染性腹泻（细菌感染可能性大）。

2. 辅助检查　需进行便常规及悬滴试验、便培养、轮状病毒抗原检测和血常规等检查。

3. 治疗　给予黏膜保护剂（硫糖铝、蒙脱石散）、补液对症治疗；根据辅助检查结果，若支持细菌感染可应用抗菌药物治疗。

第十二节　肝　硬　化

一、要求掌握的理论知识

（一）肝硬化病因

病毒性肝炎（最常见）、酒精、胆汁淤积、血液循环障碍、药物或毒物、免疫性疾病、寄生虫感染、遗传代谢性疾病、营养障碍和原因不明。

（二）肝硬化临床表现

根据临床表现分为代偿期和失代偿期。

1. 代偿期肝硬化

（1）症状：不明显或非特异性症状（乏力、食欲缺乏、腹胀、腹泻，劳累后明显，休息或治疗后减轻）。

（2）体征：轻度肝大、脾大，质韧、轻压痛。

（3）肝功能：正常或轻度异常。

2. 失代偿期肝硬化

（1）症状：肝功能减退（消化吸收不良、营养不良、黄疸、出血及贫血、内分泌系统失调、不规则低热、低蛋白血症）和门静脉高压（侧支循环开放、腹水、脾大）。

（2）体征：肝病面容（面色晦暗、皮肤粗糙、紫癜、面颊小血管扩张）、皮肤巩膜黄染、蜘蛛痣、肝掌、色素沉着（面部、颈部、手掌及皮肤褶皱处）、男性乳房发育、腹部膨隆、腹壁静脉曲张、脾大、液波震颤及移动性浊音阳性、双下肢水肿。

二、补充学习的内容

（一）肝硬化相关实验室检查的临床意义

1．血常规 脾功能亢进时白细胞、红细胞、血小板计数减少，有感染时白细胞计数增多。

2．尿常规 有无乙型肝炎相关性肾炎（蛋白尿、管型尿、血尿）。

3．肝功能 反映肝脏代谢、合成、转化及排泄功能，丙氨酸转氨酶（alanine aminotransferase，ALT）、天冬氨酸转氨酶（aspartate aminotransferase，AST）升高、白蛋白下降、球蛋白升高，A/G 比值倒置，胆碱酯酶下降，胆红素（结合胆红素及非结合胆红素）升高，酶胆分离提示预后极差。

4．凝血功能 凝血酶原时间（prothrombin time，PT）、活化部分凝血酶原时间（activated partial thromboplastin time，APTT）延长，维生素 K 不能纠正。

5．免疫学检查 病毒性肝炎标志物（进行病因诊断）；自身抗体如抗平滑肌抗体、抗核抗体、抗线粒体抗体阳性见于自身免疫性肝病；甲胎蛋白（alpha fetal protein，AFP）>500μg/L 持续 4 周以上，或在 200μg/L 以上水平持续 8 周以上，或由低浓度逐渐升高，应考虑原发性肝癌。

6．腹水检查 通过进行常规、生化、细胞学及细菌学检查评估腹水性质、有无感染及恶变。

（二）肝硬化相关影像学检查的临床意义

1．腹部超声 了解肝脏形态、大小、肝叶比例、肝内血管走行、有无脾大、门静脉增宽和腹水等肝硬化表现。

2．上消化道造影检查 了解有无食管胃底静脉曲张（食管静脉曲张呈虫蚀样或蚯蚓状充盈缺损，胃底静脉曲张呈菊花瓣样充盈缺损）。

3．腹部 CT 了解有无肝叶比例失调、肝缩小、肝裂增宽、肝门扩大、肝脏密度高低不均、脾大、腹水，以及有无肝占位等。

4．胃镜检查 了解食管胃底静脉曲张程度、范围，判断上消化道出血部位、原因及进行镜下治疗如食管曲张静脉套扎术、硬化剂或组织黏合剂注射治疗。

5．腹腔镜检查 可直接观察肝脏及直视下活检，适用于诊断不明确时。

6．肝穿刺活检 明确有无肝细胞变性坏死、纤维组织增生、假小叶形成。

三、问诊要点

（一）现病史

1．起病情况与患病时间 起病急、缓，首次发病的具体时间。

2．主要症状的特点 腹胀、食欲缺乏、恶心、呕吐、厌油腻、乏力、体重减轻、腹痛和腹泻等。

3．病因与诱因 如病毒性肝炎、酗酒等。

4．病情的发展与演变 上述症状有无加重或缓解趋势。

5．伴随症状 有无皮肤瘙痒、皮肤巩膜黄染、鼻黏膜出血、牙龈出血、呕血（量的描述）、黑便（量的描述），有无发热、意识障碍、呼吸困难、心悸、双下肢水肿，有无咳嗽、咳痰、尿频、尿急、尿痛、少尿等。

6．诊治情况 本次就诊前是否接受其他医疗单位的诊治（时间、诊断、治疗、效果等）。

7．发病后的一般情况 精神状态、饮食、大小便、睡眠等。

（二）既往史

有无胆道疾病、肿瘤、自身免疫性肝病、慢性心功能不全、缩窄性心包炎、肾脏疾病、结核病和血吸虫病病史；有无长期服用肝毒性药物；是否接触工业毒物（如四氯化碳、磷、砷等）。

（三）个人史

有无长期酗酒、过度劳累、性格易怒等。

（四）家族史

有无病毒性肝炎、肝癌、肝硬化和遗传代谢性疾病等家族史。

（五）社会心理因素

家庭情况、工作环境及有无精神创伤。

四、体格检查要点

（一）专科体格检查

1. 腹部视诊　腹部有无膨隆、腹壁静脉曲张、脐疝。
2. 腹部听诊　肠鸣音。
3. 腹部触诊　有无压痛、反跳痛、液波震颤，肝、脾触诊。
4. 腹部叩诊　叩诊音、移动性浊音。

（二）其他系统重点体格检查

1. 生命体征　体温、脉搏、呼吸、血压。
2. 一般情况　意识、精神状态、面容。
3. 皮肤黏膜　有无蜘蛛痣、皮肤黄染、肝掌，面部、颈部、手掌及皮肤褶皱处有无色素沉着。
4. 颜面及其器官　有无毛发稀疏、巩膜黄染、结膜苍白、口唇发绀或苍白。
5. 颈部　有无淋巴结肿大、肝颈静脉回流征。
6. 胸部　男性有无乳房发育，肺部叩诊、听诊（呼吸音是否减低）。
7. 心脏　叩诊（心脏浊音界）、听诊（心率、节律、心音、杂音等）。
8. 下肢　有无水肿。
9. 神经系统　肌力、肌张力、腱反射、病理征等。

五、诊断思路

1. 确定有无肝硬化　临床诊断通常依据肝功能减退和门静脉高压同时存在的临床表现确定。影像学所见肝硬化的征象有助于诊断。若上述依据均不明确时，肝活检见假小叶形成，可明确诊断。
2. 寻找肝硬化的病因。
3. 肝功能评估　通过肝脏合成功能下降（血清白蛋白、血浆凝血因子、胆固醇水平降低）、肝细胞膜破裂及通透性增加（ALT、AST 明显升高）、胆红素代谢障碍，并结合患者症状、体征和影像资料综合判断。
4. 确定有无并发症。

六、治疗策略

肝硬化一旦发生，目前的治疗尚无法逆转，治疗方案应根据肝功能分期加以选择，代偿期患者,治疗目标为延缓肝功能出现失代偿、预防肝癌的发生;而失代偿期患者,则应以去除引起肝损伤的病因、改善肝功能、治疗并发症、延缓或减少肝移植为目标。

1. 抗肝纤维化治疗 几种抗纤维或抗炎药物已经在慢性肝病的实验模型中显示出优势,但尚无任何治疗被转化为临床实践。

2. 积极抗病毒治疗的同时监测病情变化。

3. 积极防治并发症

(1)上消化道出血:失代偿期肝硬化患者发生静脉曲张性出血时死亡风险高,应对该类患者积极治疗静脉曲张性出血并采取预防(再)出血和死亡的策略。

(2)感染:肝硬化细菌感染的风险由多种因素引起,包括肝功能障碍、门体分流、肠道失调,以及肝硬化相关的免疫功能障碍。

(3)肝性脑病:表现为性格行为失常、意识障碍;体征为扑翼样震颤(+)、腱反射亢进、肌张力增高、踝阵挛(+)、巴宾斯基征(+)等,深昏迷时各种反射均消失,血氨增高。

(4)原发性肝癌:肝区疼痛、无法解释的发热;肝大、质硬、表面不平、移动性浊音阳性。

(5)肝肾综合征:严重肝病基础上出现自发性少尿或无尿、血尿素氮、肌酐升高,稀释性低钠血症。

(6)肝肺综合征:进展性肝病、呼吸困难、杵状指、发绀和蜘蛛痣;血气分析示低氧血症。

4. 改善肝功能。

5. 合理饮食及营养。

七、健康教育

(一)对疾病的认识

1. 乙型肝炎及丙型肝炎患者可以与家人、朋友共餐,但应避免血液途径的传染,如不宜共用牙刷、剃须刀等可能有创的生活用品,避免性生活传染(建议使用避孕套)。

2. 了解肝硬化的病因,并坚持使用针对病因的药物,如口服抗乙型肝炎病毒的药物。

(二)生活方式指导

1. 休息,不宜进行重体力活动及高强度体育锻炼,保持情绪稳定。

2. 严格禁酒,食物不宜辛辣、粗糙,以易消化、产气少的食物为主;进食带骨的肉类时,避免吞下刺或骨。

3. 避免使用不正规的中药偏方和保健品,不滥用药物,以减轻肝脏代谢负担。

八、应用举例

患者,男性,56岁,主因"食欲缺乏伴腹胀、腹围增大3个月"就诊于全科门诊。既往有慢性乙型肝炎病史,未系统治疗。

(一)请回答以下问题

1. 还应询问哪些病史?

2. 体格检查的要点有哪些?

3. 如何进行处理?

(二)参考答案

1. 询问相关病史 患者食欲缺乏伴腹胀、腹围增大,提示有腹水,应对腹水常见病因进行询问。因患者有慢性乙型肝炎病史,着重询问有无肝硬化表现,如腹痛、厌油腻、乏力、消瘦、皮肤瘙痒、黄染和牙龈出血等,并询问相关病史以除外心源性、肾源性、营养性腹水,询问有无结核、肿瘤、自身免疫性疾病史,有无酗酒史、消化道肿瘤家族史。

2. 体格检查 详见本节"体格检查要点"。

3. 转诊 建议患者转上级医院,完善相关实验室检查、影像学检查和腹腔穿刺等,以明确肝脏病变及腹水性质。

第十三节　胃食管反流病

一、要求掌握的理论知识

(一)定义

胃食管反流病根据是否导致食管黏膜糜烂、溃疡,分为反流性食管炎和非糜烂性反流病。

(二)胃食管反流病的临床表现

胃灼热和反酸是本病最常见和典型的症状;非典型症状包括吞咽疼痛和吞咽困难;食管外症状包括咽喉炎、声音嘶哑、咽部不适或异物感;咳嗽、哮喘(无季节性,常在夜间发生阵发性咳嗽和气喘,个别患者反复发生吸入性肺炎)。

(三)胃食管反流病的诊断与鉴别诊断

1. 诊断 胃镜结合胃黏膜活组织检查对胃食管反流病具有确诊价值。

2. 鉴别诊断 本病应与其他原因的食管炎、消化性溃疡、贲门失弛缓症及食管癌相鉴别。胸痛为主者,应与引起心源性和非心源性胸痛的各种病因相鉴别;怀疑心绞痛者应进行心电图及运动试验;以哮喘为主要表现者,应注意与支气管哮喘鉴别。

(四)胃食管反流病的处理原则

控制症状、治疗食管炎、减少复发并防治并发症。

二、补充学习的内容

胃食管反流病的并发症:上消化道出血、食管狭窄、Barrett 食管(食管腺癌的主要癌前病变)。

三、问诊要点

(一)现病史

1. 起病情况与患病时间 起病急、缓,首次发病的具体时间。

2. 主要症状的特点 有无反酸、胃灼热、腹痛、食欲缺乏、恶心、呕吐和吞咽困难等症状。

3. 病因与诱因 症状出现与进食、体位的关系。

4. 病情的发展与演变

5. 伴随症状 有无呕血、黑便、吞咽困难。

6. 诊治情况 本次就诊前是否接受其他医疗单位诊治(时间、诊断、治疗、效果等)。

7. 发病后的一般情况 精神状态、饮食、大小便、睡眠等。

(二)既往史

有无慢性胃炎、胃溃疡、胆汁反流等疾病;有无长期服用对胃有刺激性的药物,如阿司匹林等非甾体消炎药。

（三）个人史

询问饮食习惯，是否喜好辛辣刺激食物、吸烟、饮酒及喜饮浓咖啡等。

（四）家族史

有无慢性胃炎、胃癌等家族史。

（五）社会心理因素

家庭情况、工作环境及有无精神创伤。

四、体格检查要点

（一）专科体格检查

1. 腹部视诊　腹部有无膨隆、腹壁静脉曲张、脐疝。
2. 腹部听诊　肠鸣音。
3. 腹部触诊　有无压痛、反跳痛、包块，肝、脾触诊。
4. 腹部叩诊　叩诊音、移动性浊音。

（二）其他系统重点体格检查

1. 生命体征　脉搏、血压。
2. 一般情况　意识、精神、面容、体型。
3. 颜面及其器官　巩膜（有无黄染）、结膜（有无充血、苍白）；口唇颜色。
4. 淋巴结　颈部、锁骨上淋巴结有无肿大。
5. 肺部　听诊（呼吸音、啰音）。
6. 心脏　听诊（心率、节律、心音、杂音等）。

五、诊断思路

1. 确定胃食管反流病的诊断

（1）有明显的反酸、胃灼热等症状，内镜检查有反流性食管炎的表现，并排除其他原因引起的食管炎。

（2）有明显的反酸、胃灼热等症状，内镜下虽无反流性食管炎的依据，但 24h pH 监测提示有胃食管反流或 PPI 试验性治疗（奥美拉唑 20mg，2 次 /d，连服 7d）效果明显者。

2. 确定严重程度。
3. 确定有无并发症。

六、治疗策略

目的在于控制症状、治愈食管炎、减少复发、防治并发症。

1. 药物治疗　促胃动力药、抑酸药（PPI 应用 4～8 周）。
2. 抗反流手术治疗。
3. 并发症治疗。

七、健康教育

1. 体位　白天进餐后不宜立即卧床，为减少卧位及夜间反流，睡前 2h 内不宜进食，夜间睡眠时可将床头抬高 15～20cm。
2. 减少腹压增高的因素　如肥胖、便秘、紧束腰带等；避免进食使食管下段括约肌压力减低的食物,如高脂饮食、巧克力、咖啡、浓茶等。

3. 戒烟、戒酒。

八、应用举例

患者,男性,50 岁,主因"反酸、胃灼热感 1 个月"就诊于全科门诊。1 个月前患者出现反酸、胃灼热,伴胸骨后烧灼感,偶尔夜间出现反流而影响睡眠,既往体健。体格检查:未见明显阳性体征。

(一)请回答以下问题

1. 可能的诊断是什么?

2. 需要进行哪项检查?

3. 确诊后该如何进行治疗?

(二)参考答案

1. 初步诊断为胃食管反流病。

2. 需要进行胃镜检查。

3. 确诊后需口服促胃动力药、抑酸药,抑酸药可应用 4～8 周,给药的同时需对患者进行健康教育,随诊过程中注意有无并发症的出现。

第十四节　糖　尿　病

一、要求掌握的理论知识

(一)糖尿病的分型与诊断标准、治疗原则

1. 糖尿病的分型　1 型糖尿病、2 型糖尿病、特殊类型糖尿病及妊娠糖尿病。

2. 诊断标准　具有典型糖尿病症状且随机静脉血糖≥11.1mmol/L 或空腹血糖≥7.0mmol/L 或口服葡萄耐量试验 2h 血糖≥11.1mmol/L。

(1)空腹血糖、随机血糖或口服葡萄糖耐量试验(oral glucose tolerance test,OGTT)2h 血糖是糖尿病诊断的主要依据。空腹是指隔夜至少 8h 以上无任何热量摄入;随机血糖是指 1d 内任意时间的血糖,与上次进餐时间及食物摄入量无关;OGTT 是指以 75g 无水葡萄糖为负荷量,溶于水内口服(如为含 1 分子水的葡萄糖则为 82.5g)。

(2)糖尿病典型症状为多饮、多食、多尿、消瘦。

(3)当无糖尿病典型症状且只有 1 次血糖达到糖尿病诊断标准者,须在另一天复查核实以明确诊断。

(4)诊断应以静脉血浆血糖为依据,而不是毛细血管血糖。

3. 治疗原则　应遵循早期治疗、长期治疗、综合管理、全面达标、个体化治疗的原则,综合管理包括糖尿病教育、合理饮食、适当运动、药物治疗及病情监测。

(二)低血糖

1. 诊断标准　对于非糖尿病患者,血糖水平<2.8mmol/L 为低血糖的诊断标准;对于药物治疗的糖尿病患者,血糖水平≤3.9mmol/L 为低血糖。

2. 临床表现　临床表现与血糖水平和血糖下降速度相关。

(1)交感神经兴奋:心悸、出汗、饥饿、感觉异常、流涎、颤抖、焦虑、无力、面色苍白、心

率快、四肢凉及收缩压轻度升高等。

（2）中枢神经异常：精神不集中、反应迟钝、头晕、性格改变、视物不清、步态不稳、烦躁不安、神志改变、抽搐和昏迷等。

3．诱因

（1）应用容易引起低血糖的药物（如胰岛素、磺脲类和非磺脲类促胰岛素分泌剂）。

（2）进食过少或未按时进餐。

（3）运动量过大。

（4）饮酒，特别是空腹饮酒。

4．预防　降糖药物应从小剂量开始，逐渐增加剂量；饮食、运动应有规律，定时定量进餐，进餐少时减少药量，运动量大时适量加餐；少饮酒；反复发生低血糖时应及时寻找原因并调整治疗方案；随身携带含糖食品。

5．治疗　糖尿病患者血糖水平≤3.9mmol/L时，应立即进食含糖食品或补充葡萄糖，严重低血糖需及时就医。

（三）糖尿病常见急性并发症的临床表现、治疗原则

1．糖尿病酮症酸中毒（diabetic ketoacidosis，DKA）

（1）临床表现：初期可有"三多一少"症状加重；失代偿期出现疲乏、食欲缺乏、恶心、呕吐、腹痛、嗜睡和呼吸深快；后期尿量减少、皮肤黏膜干燥、脉细速、血压下降，不同程度意识障碍，甚至昏迷；还有诱发因素的表现，如感染时有发热等。体格检查脱水明显，呼吸加快，可呈酸中毒深大呼吸，呼气中有烂苹果味，面颊潮红，心率增快，血压下降、四肢厥冷，并发休克或心、肾功能不全，严重者可陷入昏迷状态。

（2）治疗原则：补液、小剂量胰岛素静脉滴注、维持电解质平衡、纠正酸中毒、治疗诱因及防治并发症。

2．高渗高血糖综合征（hyperglycemic hyperosmolar syndrome，HHS）

（1）临床表现：特点为高血糖、高血浆渗透压、严重脱水，无明显酮症酸中毒，部分可伴有酮症。该病起病缓慢，通常需数天甚至数周。常先有多尿、多饮，食欲缺乏；失水程度加重，出现神经精神症状，表现为冷漠、烦躁嗜睡、幻觉、定向障碍、偏盲和癫痫样抽搐等，可逐渐陷入昏迷。本病容易并发脑血管意外、心肌梗死或肾功能不全等。与DKA相比，HHS失水更为严重，神经精神损害更为突出，死亡率高于DKA。HHS主要见于老年糖尿病患者，超过2/3的患者既往无明确糖尿病病史。

（2）治疗原则：治疗原则同DKA，迅速补液，纠正高渗透压；胰岛素控制血糖；补钾；诱因及并发症治疗。

（四）糖尿病的转诊指征

1．立即转诊

（1）新诊断的1型糖尿病患者，特别是存在酮症或反复呕吐。

（2）糖尿病伴发严重感染。

（3）发生足溃疡感染、坏死或坏疽。

（4）视力突然丧失，玻璃体积血，视网膜剥离或发生虹膜炎的糖尿病患者。

（5）合并糖尿病急性并发症。

2．普通转诊

（1）妊娠期或准备妊娠的1型或2型糖尿病患者。

（2）新诊断的糖尿病，需进行分型或并发症评估。

（3）发生肾脏损害的糖尿病患者。

（4）发生威胁视力的视网膜病变的糖尿病患者。

（5）病情稳定，需定期于综合医院进行相关检查。

（6）伴发严重躯体疾病。

（7）血糖控制不佳。

（8）反复发生低血糖。

（五）糖尿病患者的健康管理服务规范（自学）

二、补充学习的内容

（一）糖尿病的高危人群

1．年龄≥40岁。

2．超重及肥胖（体重指数≥24kg/m²，和/或中心性肥胖：腰围男性≥90cm、女≥80cm）。

3．有糖尿病家族史。

4．糖耐量受损（impaired glucose tolerance，IGT）或空腹血糖受损（impaired fasting glucose，IFG）。

5．血脂异常。

6．合并高血压和/或心脑血管疾病。

7．妊娠糖尿病病史或曾有分娩巨大儿（≥4kg）者。

（二）糖尿病的预防

1．一级预防　推荐生活方式干预，控制危险因素，预防糖尿病发生。

2．二级预防　新诊断和早期糖尿病患者应严格控制血糖，同时加强对血压、血脂等心血管风险因素的综合管理。已诊断2型糖尿病的患者应预防并发症。

3．三级预防　延缓并发症进展，降低死亡率和致残率。

（三）糖尿病的治疗药物

1．口服降糖药物　磺酰脲类、格列奈类、双胍类、噻唑烷二酮类、α葡萄糖苷酶抑制剂、二肽基肽酶Ⅳ（DPP-Ⅳ）抑制剂和钠-葡萄糖共转运蛋白2（sodium-glucose co-transporter 2，SGLT-2）抑制剂。

2．胰岛素　包括短效、中效、长效、预混胰岛素。

3．胰岛素类似物　速效（门冬胰岛素、赖脯胰岛素）、长效（甘精胰岛素、地特胰岛素）、预混（预混门冬胰岛素类似物30、预混赖脯胰岛素类似物25、预混赖脯胰岛素类似物50）。

4．胰高血糖素样肽-1（glucagon-like peptide 1，GLP-1）受体激动剂　利拉鲁肽、艾塞那肽。

三、问诊要点

（一）现病史

1．起病情况与患病时间　起病急、缓，出现症状的具体时间（无症状时询问如何发现血糖升高）。

2．主要症状的特点　有无多饮、多尿（注意尿量）、多食、体重下降（体重的具体变化）的典型症状，有无疲乏、无力等症状。

3．病因与诱因　近期有无特殊药物服用史（如糖皮质激素）；有无进食大量甜食、饮料；

近期有无严重躯体疾病。

4. 病情的发展与演变 首次发现血糖升高的时间、数值和症状；以后的血糖变化和症状（加重还是减轻），有无新的症状出现（包括症状、出现时间）。

5. 伴随症状 有无心悸、怕热、性情改变，有无相貌改变，有无并发症出现。

6. 糖尿病并发症情况，如慢性并发症、急性并发症、糖尿病足及皮肤感染等。

（1）大血管病变：主动脉、冠状动脉、脑动脉、肾动脉和肢体动脉等受累。

（2）微血管病变：有无视物模糊、尿中泡沫增多、水肿及少尿。

（3）神经系统病变

1）周围神经病变：感觉异常（过敏、减退、蚁走感、针刺感、麻木等）、痛温觉异常。

2）自主神经病变：排汗异常、胃轻瘫、腹泻、便秘、性功能异常和排尿不尽。

（4）糖尿病足：足溃疡、坏疽、畸形、外伤。

（5）皮肤：皮肤、外阴瘙痒，反复皮肤疖肿、伤口迁延不愈等。

（6）急性并发症情况：有无低血糖发作及其诱因、频率、症状、缓解方式；有无 DKA 发生及其诱因、频率、严重程度。

7. 诊治情况 本次就诊前是否接受其他医疗单位的诊治，包括就诊时间、诊断、治疗（饮食、运动、血糖监测及具体药物应用）和治疗效果等。

8. 发病后的一般情况 精神状态、饮食、大小便、睡眠等。

（二）既往史

有无血脂异常、高尿酸血症、高血压、冠心病等；有无胰腺疾病；有无其他内分泌疾病；有无特殊药物服用史。

（三）个人史

询问生活方式：吸烟、饮酒、饮食、运动情况。

（四）家族史

有无糖尿病家族史，女性患者要询问有无巨大儿分娩史、妊娠期糖尿病史。

（五）社会心理因素

家庭情况、工作环境等。

四、体格检查要点

（一）专科体格检查

1. 一般情况 有无特殊容貌，身高、体重（计算体重指数）和腹围。

2. 皮肤黏膜 色泽、有无破溃、溃疡、真菌感染、胼胝和毳毛脱落等。

3. 血管 颈部血管（有无杂音）、下肢血管（足背动脉、胫后动脉搏动情况）。

4. 四肢及神经系统 下肢有无水肿、足有无畸形，四肢腱反射、深浅感觉（痛、温、触觉及位置觉、音叉振动觉或尼龙丝压力）。

（二）其他系统重点体格检查

1. 生命体征 脉搏、血压。

2. 颈部 甲状腺。

3. 肺部 听诊（呼吸音、啰音）。

4. 心脏 叩诊、听诊（心率、节律、心音和杂音等）。

5. 腹部 肝脏触诊。

五、诊断思路

1. 糖尿病诊断　诊断线索包括：①有"三多一少"症状；②因糖尿病急、慢性并发症或伴发疾病首诊的患者；③高危人群，包括糖调节受损、年龄≥45岁、超重或肥胖、2型糖尿病的一级亲属、有巨大儿生产史或妊娠糖尿病史、多囊卵巢综合征、长期接受抗抑郁药物治疗等。

2. 糖尿病的分型。

3. 糖尿病并发症。

六、治疗策略

1. 评估糖尿病并发症情况及伴随疾病。

2. 确定糖尿病控制目标　糖尿病患者综合控制目标见表1-13。

表1-13　糖尿病患者综合控制目标

指标	目标值
血糖/(mmol/L)	
空腹	4.4～7.0
非空腹	<10
糖化血红蛋白/%	<7
血压/(mmHg)	<130/80
总胆固醇/(mmol/L)	<4.5
高密度脂蛋白胆固醇/(mmol/L)	
男性	>1.0
女性	>1.3
甘油三酯/(mmol/L)	<1.7
低密度脂蛋白胆固醇/(mmol/L)	
未合并冠心病	<2.6
合并冠心病	<1.8
体重指数/(kg/m^2)	<24.0

3. 确定治疗方案　首先生活方式干预，若血糖不达标加用药物治疗。推荐二甲双胍作为单药治疗的首选，α葡萄糖苷酶抑制剂、促胰岛素分泌剂作为单药备选；单药治疗血糖控制不佳时，可二联药物治疗、三联药物治疗或多次胰岛素注射。

七、健康教育

（一）初诊糖尿病患者健康教育内容

什么是糖尿病，糖尿病的危害性；饮食、运动控制的基本知识；糖尿病日常监测；胰岛素的注射方法。

（二）糖尿病被诊断至少1个月以后的患者健康教育内容

对糖尿病更深入和全面的了解；糖尿病个体化控制目标；制订个体化的饮食、运动方案；

自我血糖检测,对检测结果的解读,学会根据血糖结果调整饮食、运动和胰岛素剂量;尿糖和尿酮体的检测及意义;口服药和胰岛素知识;糖尿病急、慢性并发症的临床表现及防治;血管病变的危险因素;足部、皮肤、口腔护理要点;妊娠和生病期间的管理策略;与糖尿病防治有关的卫生保健系统和社会资源的利用。

八、应用举例

患者,男性,50岁,发现血糖高半年,空腹静脉血糖水平7.0mmol/L,餐后2h静脉血糖水平10.8mmol/L,今日就诊于全科门诊。

(一)请回答以下问题

1. 该患者能否诊断为糖尿病?

2. 还需要询问哪些病史?

3. 是否需要进一步检查?

(二)参考答案

1. 根据目前情况尚不能诊断糖尿病。

2. 还需询问有无"三多一少"症状,若存在"三多一少"症状则可诊断糖尿病,若无上述症状,则需复查空腹血糖或完善OGTT 2h血糖。

3. 明确诊断后还需完善检查,如尿常规、尿微量蛋白、胰岛功能、糖化血红蛋白、血脂、肝及肾功能、甲状腺功能。其他检查包括:心脏及下肢血管检查(心电图、心脏超声检查和下肢血管超声);眼科检查有无糖尿病性视网膜病变、白内障;胸部X线检查,明确是否合并肺部感染或肺结核;腹部超声检查,了解有无胆囊炎、胆结石、肾脏病变、胰腺钙化等;骨密度检测有助于发现骨质疏松症。

第十五节 血脂异常

一、要求掌握的理论知识

(一)血脂异常的分类

血脂异常通常指血清中胆固醇、甘油三酯、低密度脂蛋白胆固醇水平升高,高密度脂蛋白胆固醇水平降低。由于血浆中脂质以脂蛋白的形式存在,血脂异常表现为脂蛋白异常血症。

1. 表型分类 世界卫生组织(WHO)根据脂蛋白的种类和严重程度将血脂异常分为5型,包括Ⅰ、Ⅱ(Ⅱa、Ⅱb)、Ⅲ、Ⅳ和Ⅴ型。

(1)Ⅰ型脂蛋白异常血症:血浆中乳糜微粒(chylomicron, CM)浓度增加,主要为甘油三酯(triacylglycerol, TG)水平升高,血清总胆固醇(total cholesterol, TC)水平轻度升高或正常,临床此型较为罕见。

(2)Ⅱ型脂蛋白异常血症:分为Ⅱa型和Ⅱb型。

1)Ⅱa型脂蛋白异常血症:血浆TC、低密度脂蛋白胆固醇(low density lipoprotein cholesterol, LDL-C)水平升高,此型常见。

2)Ⅱb型脂蛋白异常血症:血浆TC、TG、LDL-C及极低密度脂蛋白(very low density lipoprotein, VLDL)水平升高,此型相当常见。

(3)Ⅲ型脂蛋白异常血症:又称异常β脂蛋白血症,血浆CM和VLDL水平增加,TC、TG

水平均明显升高，且两者升高程度大致相当。此型在临床上很少见。

（4）Ⅳ型脂蛋白异常血症：血浆 VLDL、TG 明显升高，TC 水平正常或偏高。

（5）Ⅴ型脂蛋白异常血症：CM、TG、TC、VLDL 水平均升高，以 CM、TG 水平升高为主。

2．病因分类

（1）原发性血脂异常：占血脂异常的绝大多数，由遗传基因缺陷与环境因素相互作用引起。

（2）继发性血脂异常：由其他疾病如甲状腺功能减退症、糖尿病、肾病综合征等，或某些药物如利尿药、糖皮质激素等所引起的血脂异常。

3．临床分类

（1）高胆固醇血症。

（2）高甘油三酯血症。

（3）混合型高脂血症。

（4）低高密度脂蛋白血症。

（二）血脂异常的非药物与药物治疗方法

1．非药物治疗

（1）减少饱和脂肪酸和胆固醇的摄入。

（2）选择降低 LDL-C 的食物（如植物甾醇、可溶性纤维）。

（3）减轻体重。

（4）增加规律的体力活动。

（5）控制其他心血管病危险因素，如戒烟、限盐、降低血压等。

2．药物治疗

（1）调脂药物包括：①他汀类药物；②贝特类药物；③胆固醇吸收抑制剂；④树脂类药物；⑤烟酸类药物。

（2）调脂药物选择：高胆固醇血症首选他汀类药物；高甘油三酯血症首选贝特类药物；混合型高脂血症以甘油三酯（triglyceride，TG）升高为主者，首选贝特类药物，以总胆固醇（total cholesterol，TC）及 LDL-C 升高为主者，首选他汀类药物，当血清 TG≥5.65mmol/L，首先降低 TG，以避免发生急性胰腺炎；如 TC、LDL-C 及 TG 均升高，可联合用药，他汀类与贝特类或烟酸类药物联合使用，但需注意肌病和肝毒性的风险可能增加。

二、补充学习的内容

（一）血脂的定义和脂蛋白的分类

血脂是血浆中甘油三酯（TG）、胆固醇和类脂的总称。血液循环中的甘油三酯和胆固醇与载脂蛋白（ap）结合形成脂蛋白，才能被运输和利用。血浆脂蛋白分为：高密度脂蛋白（high density lipoprotein，HDL）、低密度脂蛋白（low density lipoprotein，LDL）、中间密度脂蛋白（intermediate density lipoprotein，IDL）、极低密度脂蛋白（VLDL）和乳糜微粒（chylomicron，MC）。此外，还有一种脂蛋白称为脂蛋白（a）[Lp（a）]，其水平主要由遗传因素决定，被证实与动脉粥样硬化、心肌梗死、缺血性卒中等疾病相关。

（二）非高密度脂蛋白胆固醇

非高密度脂蛋白胆固醇（非 HDL-C）指除高密度脂蛋白胆固醇（high density lipoprotein-cholesterol，HDL-C）外其他脂蛋白中含有胆固醇的总和，包括极低密度脂蛋白胆固醇（very low density lipoprotein cholesterol，VLDL-C)、LDL-C。非 HDL-C 为冠心病及高危人群防治时降脂治疗的第二目标。当 TG≥5.65mmol/L（5g/L）时，为预防急性胰腺炎，首先应积极降低TG 水平。

（三）血脂异常的筛检

20～40 岁成年人至少每 5 年测定 1 次血脂，绝经后女性和 40 岁以上男性每年至少检测 1 次血脂，包括 TG、TC、HDL-C 和 LDL-C。动脉硬化性心血管疾病（atherosclerotic cardiovascular disease，ASCVD）和高危人群，应每 3～6 个月测定 1 次血脂。缺血性心血管病住院患者应在入院 24h 内检测血脂。

（四）中国 ASCVD 一级预防人群血脂合适水平和异常分层标准（表 1-14）

表 1-14　中国 ASCVD 一级预防人群血脂合适水平和异常分层标准　　　　单位：mmol·L

名称	合适范围	边缘升高	升高	减低
总胆固醇	<5.2	≥5.2 且<6.2	≥6.2	
低密度脂蛋白胆固醇	<3.4	≥3.4 且<4.1	≥4.1	
高密度脂蛋白胆固醇				<1.0
甘油三酯	<1.7	≥1.7 且<2.3	≥2.3	

（五）血脂异常危险分层及目标值（表 1-15）

表 1-15　血脂异常危险分层及目标值

危险分层	疾病或危险因素	低密度脂蛋白胆固醇目标值/（mmol/L）
极高危	动脉硬化性心血管疾病[①]	<1.8
高危	低密度脂蛋白胆固醇≥4.9mmol/L，或总胆固醇≥7.2mmol/L	<2.6
	糖尿病患者 1.8mmol/L≤低密度脂蛋白胆固醇<4.9mmol/L 或 3.1mmol/L≤总胆固醇<7.2mmol/L 且年龄≥40 岁	
	高血压 +2 项及以上危险因素[②]	
中危	无高血压，有 2 项及以上危险因素[②]	<3.4
	高血压 +1 项危险因素[②]	
低危	无高血压，有 0～1 项危险因素[②]	<3.4
	高血压，无危险因素[②]	

①动脉粥样硬化性心血管疾病包括急性冠脉综合征、稳定性心绞痛、血运重建术后、缺血性心肌病、缺血性脑卒中、短暂性脑缺血发作、外周动脉粥样硬化病等。

②危险因素包括吸烟、年龄（男>45 岁，女>55 岁）、高密度脂蛋白胆固醇<1.0mmol/L。

三、问诊要点

（一）现病史

1. 起病情况与患病时间　血脂异常的发现及具体时间。

2. 主要症状的特点。

3. 病因与诱因　采血前有无高脂饮食、饮酒、是否存在其他引起血脂异常的疾病。

4. 病情的发展与演变　发现血脂异常后血脂的变化情况。

5. 伴随症状。

6. 诊治情况　本次就诊前是否接受其他医疗单位诊治（时间、诊断、治疗和效果等）。

7. 发病后的一般情况　精神状态、饮食、大小便、睡眠等。

（二）既往史

有无缺血性心脑血管病、高血压、糖尿病和高尿酸血症，有无甲状腺功能减退、肾上腺皮质功能亢进、肝肾疾病和自身免疫性疾病，是否长期服用噻嗪类利尿剂、糖皮质激素等影响血脂的药物。

（三）个人史

饮食习惯、运动、吸烟和饮酒情况。

（四）家族史

四、体格检查要点

（一）专科体格检查

1. 颜面及其器官　有无黄色瘤（眼周等部位）、角膜环（角膜外缘呈灰白色，由脂质沉积所致）、脂血症眼底改变（严重的高甘油三酯血症可产生）。

2. 血管　颈部血管（有无杂音）、腹主动脉、下肢血管（足背动脉搏动情况）。

（二）其他系统重点体格检查

1. 生命体征　脉搏、血压。

2. 一般情况　体型、身高、体重和腹围。

3. 颈部　甲状腺。

4. 肺部　听诊（呼吸音、啰音）。

5. 心脏　叩诊、听诊（心率、节律、心音和杂音等）。

五、诊断思路

1. 确定血脂异常的诊断。

2. 判断血脂异常的类型。

3. 明确有无危险因素、高血压及动脉硬化性心血管疾病。

六、治疗策略

（一）选择治疗方案及控制目标

详见本节"血脂异常的非药物与药物治疗方法"及表1-15。

（二）非药物治疗

主要内容包括控制饮食、增加运动、减轻体重、戒烟限酒等，其中饮食控制（包括饮食结构与饮食量）对于纠正血脂异常至关重要。

（三）药物治疗

我国临床常用的调脂药物主要有他汀类药物（如阿托伐他汀、瑞舒伐他汀、辛伐他汀、氟伐他汀、普伐他汀和匹伐他汀）、贝特类药物（如非诺贝特、苯扎贝特等）、烟酸类药物（如烟酸缓释剂）、胆固醇吸收抑制剂（依折麦布）。血脂康为调脂中药，但其调脂机制与他汀类似，其主要成分为13种天然复合他汀，系无晶型结构的洛伐他汀及其同类物。不同种类药物对血脂的影响及对预后的作用不同,适应证也不相同。

七、健康教育

（一）疾病的正确认识

血脂异常的危害;检查血脂前的注意事项;血脂异常的非药物治疗、药物副作用的识别等。

（二）生活方式评价

饮食治疗前 3 个月优先考虑降低 LDL-C。首诊时医师应通过询问和检查了解患者是否存在进食过多升高 LDL-C 的食物;是否肥胖;是否缺少体力活动;若肥胖或缺少体力活动,有无代谢综合征。

（三）药物指导

（四）定期复诊

非药物治疗,在开始后的 3～6 个月复查血脂,如达标则继续非药物治疗,但仍需每 6～12 个月复查 1 次。首次服用调脂药物者,应在用药 6 周内复查血脂、肝功能、肌酸激酶,若肝酶升高超过正常上限 3 倍以上应减量或停药,且需每周复查肝功能,直至恢复正常,若无特殊情况且血脂达标可改为 6～12 个月复查 1 次。长期达标者可每年复查 1 次。如血脂未达标则需调整药物剂量或种类,或联合应用不同作用机制的调脂药物进行治疗。每当调整药物种类和剂量时,都应在治疗 6 周内复查。

八、应用举例

患者,女性,49 岁,因"体检发现血脂升高"就诊于全科门诊。既往有高血压病史。TG 3.8mmol/L,TC 5.3mmol/L,LDL-C 3.8mmol/L,HDL-C 1.1mol/L。

（一）请回答以下问题

1. 该患者能否诊断为血脂异常?

2. 如何进行治疗(生活指导和药物治疗)?

（二）参考答案

1. 患者 TG 3.8mmol/L（>1.7mmol/L）,TC 5.3mmol/L（>5.18mmol/L）,可以诊断为血脂异常。因 TG、TC 均有升高,故考虑临床分型为混合型高脂血症。

2. 治疗血脂异常的目的是防控动脉粥样硬化性心血管疾病,因此应根据表 1-15 血脂异常危险分层及目标值进行全面评估,确定治疗措施及血脂控制目标水平。若该患者仅患有高血压,无 ASCVD,无其他心血管危险因素,则患者应以降低 LDL 为主,目标为<3.4mmol/L,可以先饮食治疗 3 个月,然后复查血脂水平,若未达标,则加用他汀类药物降脂。

第十六节　甲状腺功能亢进症

一、要求掌握的理论知识

（一）甲状腺功能亢进症的临床表现、诊断与鉴别诊断

1. 甲状腺功能亢进症(简称"甲亢")的临床表现

（1）常见症状

1）高代谢症候群：食欲亢进、消瘦、乏力、怕热和多汗。

2）心血管系统：心悸、气短。

3）消化系统：大便次数增多，甚至腹泻。

4）造血系统：贫血、白细胞减少、血小板减少性紫癜等。

5）神经系统：烦躁、多语、易激动、紧张、失眠、注意力不集中和肢体细震颤，淡漠型甲亢可有抑郁、淡漠。

6）肌肉骨骼系统：甲亢性周期性瘫痪，甲亢性肌病，重症肌无力。

7）生殖系统：女性月经稀少、男性阳痿。

（2）体征

1）甲状腺：不同程度的甲状腺肿大，可以触及震颤，闻及血管杂音。

2）眼部：单纯性突眼和浸润性突眼。

3）心血管系统：心脏扩大、心率增快、心律失常（心房颤动多见）和脉压增大等。

4）下肢：少数可见胫骨前皮肤黏液性水肿。

2．诊断

（1）甲亢的诊断：①高代谢的症状和体征；②甲状腺肿大；③血清总三碘甲状腺原氨酸（total triiodothyronine，TT_3）、游离三碘甲状腺原氨酸（free triiodothyronine，FT_3）、总甲状腺素（total thyroxine，TT_4）、游离甲状腺素（free thyroxine，FT_4）水平增高与促甲状腺素（thyroid stimulating hormone，TSH）减低。具备以上 3 项诊断即可成立。

（2）Graves 病的诊断：①甲亢诊断成立；②双侧甲状腺弥漫性肿大（触诊和超声证实），少数病人患者无甲状腺肿大；③眼球突出及其他浸润性眼征；④胫前黏液性水肿；⑤ TSH 受体抗体（thyrotropin receptor antibody，TRAb）或甲状腺过氧化物酶抗体（thyrotropin receptor antibody，TPOAb）阳性。以上标准中，前 2 项为诊断必备条件，后 3 项为诊断辅助诊断条件。

3．鉴别诊断

（1）甲状腺毒症原因的鉴别：与破坏性甲状腺毒症鉴别（如甲状腺炎症）。

（2）甲亢病因的鉴别：Graves 病、结节性毒性甲状腺肿和甲状腺自主高功能腺瘤分别占病因的 80%、10%、5%。不典型 Graves 病和结节性甲状腺肿、高功能腺瘤的区别依赖影像学检查，如核素扫描、超声等。Graves 病核素扫描表现为均质性的分布增强；多结节性毒性甲状腺肿可见核素不均分布；甲状腺自主高功能腺瘤只在肿瘤区核素浓聚；超声可以发现甲状腺高功能腺瘤的包膜。

（3）单纯性甲状腺肿：除甲状腺肿大外，无甲亢的症状及体征，血清 TT_4、TT_3、TSH 水平一般正常。

（4）其他：本病出现低热、多汗、心动过速和消瘦症状，需与结核病鉴别；以腹泻症状为表现的患者易误诊为慢性结肠炎；老年甲亢常有明显淡漠、食欲缺乏、消瘦，易误诊为癌症；甲亢伴肌病时需与周期性瘫痪和重症肌无力鉴别。

（二）甲状腺危象的诱因、临床表现及甲亢的转诊指征

1．诱因　精神刺激、感染、创伤、手术前准备不充分和 ^{131}I 治疗等，多发生于较重甲亢，或未充分治疗，或未治疗患者。

2．临床表现　甲状腺危象分为 2 个阶段，第一阶段为体温 39℃以下，心率 120～159 次 /min，烦躁、嗜睡、食欲缺乏、恶心和体重明显减轻等；第二阶段为体温 39℃以上，心率≥160 次 /min 以上，大汗、谵妄、昏迷、呕吐和腹泻。发生甲状腺危象后临床表现凶险，常因高热、休克、心衰、肺水肿、水及电解质紊乱而危及生命。

3．甲亢的转诊指征

（1）无法完成甲亢的相应检查，不能明确病因诊断。

（2）甲亢症状重，出现明显消瘦、虚弱、浸润性突眼、多系统损害。

（3）药物治疗效果不理想或出现不良反应，需要调整治疗方案。

（4）需要放射性碘或手术治疗。

（5）甲亢性心脏病。

（6）妊娠期甲亢。

（7）甲状腺结节需要明确结节性质。

（8）甲亢合并其他疾病，基层医疗机构处理困难者。

（9）当出现甲亢危象、抗甲状腺药物所致粒细胞缺乏症、低钾性周期性麻痹需紧急转诊。

二、补充学习的内容

（一）甲状腺激素

甲状腺激素主要有甲状腺素（thyroxine，T_4）和三碘甲腺原氨酸（triiodothyronine，T_3）两种，T_4 占甲状腺分泌总量的 93%，T_3 为 7%。80% 的 T_3 在外周组织由 T_4 转化而来，两者的作用相同，但 T_3 的活性比 T_4 高 4～5 倍。

（二）甲状腺毒症与甲亢

1．甲状腺毒症　血液循环中甲状腺激素过多，引起以循环、消化、神经等系统代谢亢进和兴奋性增高为主要表现的一组临床综合征。依据甲状腺功能状态分为非甲状腺功能亢进类型和甲状腺功能亢进类型。

2．甲亢　由于甲状腺产生过多甲状腺激素而引起的甲状腺毒症，其中 80% 由 Graves 病引起。

三、问诊要点

根据主诉和相关鉴别诊断进行问诊。

（一）现病史

1．起病情况与患病时间　起病急、缓，具体发病时间。

2．主要症状的特点

（1）症状：有无心悸（心悸发生时间与活动的关系）、出汗、怕热、多食、体重下降、手抖、心烦易怒、大便次数增多和女性月经稀少。

（2）体重下降情况：每日饮食多少，与平时相比饮食增加多少；体重下降与进食增加是否与体力活动增加有关。

3．病因与诱因　前期有无感染、重大精神创伤、应激。

4．病情的发展与演变　加重或减轻。

5．伴随症状　有无多饮、多尿、眼部不适、突眼、颈部变粗、肌肉无力、颈部疼痛和发热等。

6．诊治情况　本次就诊前是否接受其他医疗单位诊治（时间、诊断、治疗、效果等）。

7．发病后的一般情况　精神状态、饮食、大小便、睡眠等。

（二）既往史

糖尿病及其他免疫系统疾病等，有无胺碘酮服药史。

（三）个人史

碘类摄入情况。

（四）月经及生育史

女性患者询问月经有无减少或闭经。

（五）家族史

有无甲状腺疾病家族史。

（六）社会心理因素

家庭情况、工作环境和有无精神创伤。

四、体格检查要点

（一）专科体格检查

1. 甲状腺　甲状腺触诊有无肿大、结节、压痛、震颤,听诊有无杂音。

2. 眼　有无眼球突出、眼裂增宽、瞬目减少。

（二）其他系统重点体格检查

1. 生命体征　体温、脉搏、呼吸、血压(注意脉压)。

2. 颜面及其器官　睑结膜有无苍白,有无舌颤。

3. 肺部　听诊(呼吸音、啰音)。

4. 心脏　叩诊心界、听诊(心率、节律、心音、杂音等)。

5. 四肢　有无周围血管搏动征,有无手颤、肌肉萎缩、下肢胫前黏液性水肿。

6. 神经系统　肌力、腱反射等。

五、诊断思路

（一）确定是否存在甲状腺毒症

测定血清 T_3、FT_3、T_4 和 FT_4 水平。

（二）明确病变部位

甲状腺毒症是否来源于甲状腺,测定 TSH。

（三）确定甲亢的病因

完善甲状腺相关抗体[TRAb、TPOAb、TgAb(甲状腺球蛋白抗体)]及影像学检查。

六、治疗策略

（一）一般治疗

休息,保证足够热量和营养的摄入,包括糖、蛋白质和 B 族维生素。失眠者可给予苯二氮䓬类镇静药(如地西泮)。心悸明显可给予 β 受体拮抗剂,如普萘洛尔每次 10～20mg,3 次/d,或美托洛尔治疗。

（二）甲亢的治疗方法

有抗甲状腺药物、^{131}碘治疗、甲状腺手术 3 种治疗方法,但各有利弊。抗甲状腺药物治疗可以保留甲状腺合成甲状腺激素的功能,但疗程长、治愈率低、复发率高;^{131}I 和甲状腺手术治疗都是通过破坏甲状腺组织减少甲状腺激素的合成和分泌,疗程短、治愈率高、复发率低,但甲状腺功能减退症的发生率显著增高。

（三）甲亢的药物治疗

1. 主要药物有甲巯咪唑（methimazole，MMI）、丙硫氧嘧啶（propylthiouracil，PTU）。

2. 药物治疗适用于以下情况 ①病情较轻；②甲状腺轻、中度肿大；③年龄 20 岁以下，妊娠、高龄或合并严重心、肝、肾疾病不能耐受手术者；④球前和 ^{131}I 治疗前的准备。

3. 一般治疗方案 起始 MMI 10～30 mg /d，1～3 次 /d 服用；或 PTU 每次 50～150mg，2～3 次 /d，严重者可加量。每月复查甲状腺功能，调整药物剂量。总疗程一般为 1.0～1.5 年。抗甲状腺药物不良反应为皮疹、皮肤瘙痒、粒细胞缺乏症、药物性肝病和血管炎等，需定期监测血常规、肝功能等；粒细胞缺乏症（外周血中性粒细胞绝对计数<0.5×10^9/L 为严重药物治疗不良反应，要引起重视。

七、健康教育

（一）情绪及睡眠

患者保持身心愉快，避免精神受刺激。维持足够的睡眠时间，避免过度劳累，以免加重病情。

（二）饮食

高热量、高蛋白、高维生素及矿物质的饮食，每日保证充足的水分，避免摄入刺激性的食物及饮料，如浓茶或咖啡等，限碘饮食，戒烟酒等，以免引起患者精神兴奋。

（三）规律服药

向患者解释长期服药的重要性，强调要坚持按时服药。

（四）定期复查

应用抗甲状腺药物时应向患者说明注意事项，治疗初期每周查血常规，每 1～2 周复查肝功能，每 1 个月复查 1 次甲状腺功能。自行监测体重、脉搏、血压。如出现高热、咽痛、恶心、呕吐、腹泻、突眼加重等情况应及时就诊。

八、应用举例

患者，女性，32 岁，近 2 个月出现心悸、怕热、手抖等症状就诊于全科门诊。

（一）请回答以下问题

1. 初步诊断何种疾病？还需询问哪些病史？

2. 体格检查重点是什么？

3. 需要完善哪些检查？

（二）参考答案

1. 初步诊断心悸待查，甲状腺功能亢进症。应补充询问心悸发生的时间和诱因，脉搏快慢及是否规整，休息时脉搏如何；有无心烦易怒、颈部变粗、多食易饥等症状；有无体重下降；大小便、睡眠变化；既往有无结核病、肿瘤病、糖尿病及其他免疫系统疾病等；月经有无减少或闭经；有无社会心理因素（如家庭情况、工作环境）、有无精神创伤；最后询问有无甲状腺疾病家族史。

2. 体格检查重点为甲状腺，要注意甲状腺有无肿大、结节、压痛和震颤，听诊有无杂音；另需检查眼球有无突出，眼睑有无水肿，有无舌颤、手颤，并进行常规肺部听诊；注意心界大小、心率、心律（注意有无心房颤动）、心音及杂音；检查下肢有无胫前黏液性水肿、周围血管搏动征；检查神经系统有无肌肉萎缩、肌力及腱反射情况等。

3. 应完善甲状腺功能、甲状腺超声、甲状腺 TRAb、甲状腺球蛋白抗体（thyroglobulin antibody，TgAb）、甲状腺过氧化物酶自身抗体（thyroid peroxidase autoantibody，TPOAb）、血常

规、肝功能等常规检查。

第十七节　甲状腺功能减退症

一、要求掌握的理论知识

（一）甲状腺功能减退症的临床表现

1. 症状　交感神经兴奋性下降和代谢率减低为主要表现。病情轻的患者早期可以没有特异性症状。典型症状有畏寒、乏力、体重增加、手足肿胀感、嗜睡、记忆力减退、少汗、便秘、关节疼痛、女性月经失调或月经过多、不孕等。

2. 体征　典型表现为表情呆滞、反应迟钝、声音嘶哑、颜面水肿、皮肤干燥、毛发稀疏干燥，少数可出现黏液性水肿，累及心脏可出现心包积液和心衰的体征。

（二）甲状腺功能减退症的诊断

1. 甲状腺功能减退症（以下简称"甲减"）的症状和体征。

2. 实验室检查

（1）血清 TT_4、FT_4 减低，TSH 增高诊断原发性甲减，甲状腺腺体本身病变引起的甲减，还需进一步明确甲减的病因。如果 TPOAb 阳性，考虑自身免疫性甲状腺炎。

（2）血清 TT_4、FT_4 减低，TSH 减低或正常诊断中枢性甲减。可通过促甲状腺激素释放激素（thyrotropin-releasing hormone，TRH）兴奋试验，明确垂体和下丘脑病变。

（3）血清 TT_4、FT_4 正常，TSH 增高，诊断亚临床甲减。

（三）甲状腺功能减退症的鉴别诊断

1. 贫血　需与其他原因的贫血鉴别。

2. 蝶鞍增大　应与垂体瘤鉴别。原发性甲减时 TRH 分泌增加可引起蝶鞍增大、高催乳素（prolactin，PRL）血症、溢乳，与垂体催乳素瘤相似，应行 MRI 鉴别。

3. 心包积液　与其他疾病所致心包积液鉴别。

4. 水肿　与特发性水肿鉴别。

5. 低 T_3 综合征　非甲状腺疾病引起的血中 T_3 降低症状。实验室检查血清 TT_3、FT_3 水平减低，血清 T_4、TSH 水平正常，血清反式三碘甲腺原氨酸（reverse triiodothyronine，rT3）增高。

（四）甲状腺功能减退症的转诊指征

出现黏液性水肿昏迷者立即转上级医院。

二、补充学习的内容

甲减的分类：根据发病部位不同分为原发性甲减、中枢性甲减（下丘脑或垂体病变引起），其中原发性甲减占95%以上；根据甲减的程度分为临床甲减、亚临床甲减。

三、问诊要点

（一）现病史

1. 起病情况与患病时间　起病急、缓，首次发病的具体时间。

2. 主要症状的特点　乏力、疲劳、体重增加、不能耐寒、嗜睡、反应迟钝、声音变低而粗、颜面虚肿、皮肤干糙、毛发脱落、腹胀、便秘、面色蜡黄、性欲下降、不孕不育和月经失调等。

3. 病因与诱因 有无甲状腺手术、甲亢 ^{131}I 治疗、头颈部放疗和应用胺碘酮治疗史。

4. 病情的发展与演变 病情加重还是减轻，有无新的症状。

5. 有无甲减并发症表现 主要累及心脏，如心包积液、心衰的表现。

6. 诊治情况 本次就诊前是否接受其他医疗单位诊治（时间、诊断、治疗、效果等）。

7. 发病后的一般情况 精神状态、饮食、大小便、睡眠等。

（二）既往史

有无服药史、Graves 病、桥本甲状腺炎病史；有无高血压、冠心病、糖尿病及其他免疫系统疾病等。

（三）个人史

摄入碘情况。

（四）月经及生育史

女性患者有无月经失调、不孕史。

（五）家族史

有无甲状腺疾病家族史。

四、体格检查要点

（一）专科体格检查

1. 甲状腺 触诊有无肿大、结节、压痛、震颤，听诊有无杂音。

2. 特殊面容 面容表情、毛发、眉毛有无稀疏。

（二）其他系统重点体格检查

1. 生命体征 体温、脉搏、呼吸、血压。

2. 皮肤 有无干燥、粗糙。

3. 颜面及其器官 睑结膜有无苍白。

4. 肺部 听诊（呼吸音、啰音）。

5. 心脏 叩诊心界、听诊（心率、节律、心音、杂音等）。

6. 四肢 下肢有无黏液性水肿。

7. 神经系统 意识状态、肌力、肌张力、腱反射等。

五、诊断思路

根据检查甲状腺功能：血清 TT_4、FT_4 减低是诊断甲减的指标。原发性甲减血清 TSH 增高，继发性甲减血清 TSH 减低或正常。T_3 主要来源于外周组织中 T_4 的转换，所以不作为诊断原发性甲减的必备指标。亚临床甲减 TT_4 和 FT_4 正常，仅有 TSH 增高。

六、治疗策略

（一）生活方式指导

碘缺乏引起甲减者需补充碘元素，同时要注意碘超足量和碘过量亦可导致自身免疫性甲状腺炎和亚临床甲减的患病率和发病率增加，促进甲状腺自身抗体阳性人群发生甲减。因此，维持碘摄入量在尿碘 $100\sim199\mu g/L$ 安全范围是防治甲减的基础措施。补充蛋白质、限制脂肪、补充铁剂（甲状腺激素分泌不足会影响促红细胞生成素的合成、铁吸收障碍进而导致小细胞低色素性贫血）。

（二）替代治疗

L-甲状腺素钠（L-T$_4$，优甲乐）是治疗甲减的首选药物。起始剂量应根据年龄、体重、心脏情况，一般从 25～50μg 起始，每 1～2 周增加 25μg，直到达到控制目标。建议空腹服用，最好与其他药物间隔 4h 以上，以免影响 T$_4$ 的吸收和代谢。服用氢氧化铝、碳酸钙、考来烯胺、硫糖铝、硫酸亚铁等药物影响小肠对 L-T$_4$ 的吸收；应用苯巴比妥、苯妥英钠、卡马西平、利福平、洛伐他汀、胺碘酮、舍曲林等药物加速 L-T$_4$ 的清除。同时服用这些药物时，可能需要增加用量。

（三）亚临床甲减的治疗

在下列情况下需给予 L-T$_4$ 治疗：合并高胆固醇血症、血清 TSH>10mU/L。

（四）随诊检测指标

治疗初期 4～6 周测定激素指标，达标后每年检测至少 2 次血清 TSH、FT$_4$ 或 TT$_4$、FT$_3$ 或 TT$_3$ 水平。

七、健康教育

本病发病隐匿，病程较长，不少患者缺乏特异症状和体征，当怀疑该病时，应积极完善甲状腺功能检查以明确。该病通常需终身服药，不能随意减量或停用药物。

八、应用举例

患者，女性，42 岁，主因"怕冷、乏力、体重增加 2 个月"就诊于全科门诊。

（一）请回答以下问题

1. 初步诊断何种疾病可能性大？

2. 应补充询问哪些病史？

3. 体格检查重点项目是什么？

4. 应完善哪些检查？

（二）参考答案

1. 初步诊断　甲状腺功能减退症可能性大。

2. 完善相关病史　还应询问有无嗜睡，声音变低、变粗；有无腹胀、便秘；有无月经失调、不孕史；询问甲状腺手术、甲亢 ^{131}I 治疗史及 Graves 病、桥本甲状腺炎病史；头颈部放疗、应用胺碘酮等药物史；有无其他免疫系统疾病；有无甲状腺疾病家族史。

3. 体格检查的重点　体格检查应注意患者生命体征、皮肤、毛发；面容表情；检查甲状腺（有无肿大、结节、压痛、震颤和杂音）、心脏（有无心包积液、心衰的表现）；有无胫前黏液性水肿，检查肌力和跟腱、膝腱反射等。

4. 完善相关辅助检查　需完善甲状腺功能、甲状腺超声、甲状腺自身抗体（TPOAb、TgAb）。

第十八节　贫　　血

一、要求掌握的理论知识

（一）缺铁性贫血

1. 病因　主因缺铁性贫血（iron deficiency anemia，IDA）患者需铁量增加但摄入不足、铁吸收障碍、丢失过多。

2. 临床表现

（1）贫血表现：常见症状有乏力、易倦、头晕、头痛、眼花、耳鸣、心悸、气促和食欲缺乏等；体征有面色苍白、心率增快。

（2）组织缺铁表现：精神行为异常，如烦躁、易怒、注意力不集中和异食癖等；口腔炎、舌炎及口角炎、吞咽困难；毛发干枯、脱落；皮肤干燥；指（趾）甲扁平、脆薄易裂，严重者呈勺状（匙状甲）。

（3）缺铁原发病表现：如消化性溃疡、肿瘤、痔导致的黑便、血便、腹部不适，女性月经过多，肿瘤性疾病引起的消瘦等。

3. 诊断

（1）贫血呈小细胞低色素性贫血：男性血红蛋白<120g/L，女性血红蛋白<110g/L，孕妇血红蛋白<100g/L；平均红细胞容积（mean corpusclar volume，MCV）<80fl，平均红细胞血红蛋白量（erythrocyte mean corpuscular hemoglobin，MCH）<27pg，平均红细胞血红蛋白浓度（erythrocyte mean corpuscular hemoglobin concentrat，MCHC）<32%。

（2）铁缺乏的依据：①血清铁蛋白<12μg/L；②骨髓铁染色显示骨髓小粒可染铁消失，铁粒幼细胞少于15%；③转铁蛋白饱和度<15%；④红细胞游离原卟啉/血红蛋白>4.5μg/g。

（3）存在铁缺乏的病因，铁剂治疗有效。

4. 鉴别诊断

（1）铁粒幼细胞性贫血：遗传或不明原因导致的红细胞铁利用障碍性贫血。表现为小细胞性贫血，但无缺铁的表现，骨髓小粒含铁血黄素颗粒增多、铁粒幼细胞增多，出现环形铁粒幼细胞。

（2）地中海贫血：有家族史，有溶血表现。血涂片中可见多量靶形红细胞，并可见珠蛋白肽链合成数量异常的证据。血清铁蛋白、骨髓可染铁、血清铁和转铁蛋白饱和度不低且常增高。

（3）慢性病性贫血：慢性炎症、感染或肿瘤等引起的铁代谢异常性贫血。贫血为小细胞性，但血清铁蛋白及骨髓铁增多，血清铁、血清转铁蛋白饱和度、总铁结合力减低。

5. 治疗　根除病因，补足贮存铁。

（1）病因治疗。

（2）补铁治疗：首选口服铁剂，如琥珀酸亚铁0.1g，3次/d。餐后服用胃肠道反应小。食用谷类、乳类和茶等会抑制铁剂的吸收，进食鱼、肉类、维生素C则可加强铁剂的吸收。若口服铁剂不能耐受或吸收障碍，可应用蔗糖铁静脉滴注。

6. 预防及筛查　重点放在婴幼儿、青少年和妇女的营养保健。对婴幼儿应及时添加富含铁的食品，如蛋类、肝等；对青少年应纠正偏食，定期检查、治疗寄生虫感染；对孕妇、哺乳期妇女则可补充铁剂；对月经期妇女应防治月经量过多。做好肿瘤性疾病及慢性出血性疾病人群的防治。

（二）巨幼细胞贫血

1. 病因　巨幼细胞贫血（megaloblastic anemia，MA）的病因主要包括以下两个方面。

（1）叶酸缺乏

1）摄入减少：主要是由于食物加工不当（烹调时间过长或温度过高），其次是偏食。

2）需要量增加：儿童、青少年、妊娠妇女和慢性肾衰竭患者等叶酸需要量增加。

3）吸收障碍：腹泻、小肠炎症、肿瘤、手术及某些药物影响叶酸的吸收。

4）利用障碍：抗核苷酸合成药物如甲氨蝶呤等可干扰叶酸的利用。

5）叶酸排出增加：如血液透析、酗酒可增加叶酸排出。

（2）维生素 B_{12} 缺乏

1）摄入减少：完全素食者因摄入减少导致维生素 B_{12} 缺乏（维生素 B_{12} 主要来源于动物肝、肾、肉、鱼、蛋及乳品类食物）。

2）吸收障碍：维生素 B_{12} 缺乏最常见的原因。

3）利用障碍。

2.临床表现

（1）血液系统：面色苍白、乏力、耐力下降、头晕及心悸等贫血症状。重者全血细胞减少、反复发生感染和出血。

（2）消化系统：口腔黏膜、舌乳头萎缩，舌面呈"牛肉样舌"，可同时出现舌痛。胃肠道黏膜萎缩引起食欲缺乏、恶心、腹胀、腹泻或便秘。

（3）神经系统表现及精神症状：对称性远端肢体麻木，深感觉障碍；共济失调；肌张力增高、腱反射亢进；味觉、嗅觉降低、视力下降；大、小便失禁。叶酸缺乏者会出现易怒、妄想等，维生素 B_{12} 缺乏者则有抑郁、失眠、记忆力下降、谵妄、幻觉、精神错乱及人格变态等。

3.诊断

（1）有叶酸、维生素 B_{12} 缺乏的病因及临床表现。

（2）呈大细胞性贫血。

（3）骨髓呈典型的巨幼样改变，但无其他病态造血表现。

（4）血清维生素 B_{12} 及叶酸水平降低。

（5）诊断性治疗有效（1 周左右网织红细胞上升）。

4.鉴别诊断

（1）造血系统肿瘤性疾病：如急性非淋巴细胞白血病 M_6 型、红血病、骨髓增生异常综合征等，骨髓象可见幼红细胞巨幼样改变，但叶酸、维生素 B_{12} 水平不低，且补之无效。

（2）有红细胞自身抗体的疾病：如温抗体型自身免疫性溶血性贫血、Evans 综合征等疾病，因不同阶段的红细胞因抗体附着使其"变大"，同时又有间接胆红素增高，且少数患者尚合并内因子抗体，故极容易与单纯叶酸、维生素 B_{12} 缺乏引起的 MA 混淆。其鉴别点是此类患者有自身免疫病的特征，只有用免疫抑制剂才能显著纠正贫血。

（3）合并高黏滞血症的贫血：如多发性骨髓瘤，因 M 蛋白成分黏附红细胞而使之呈"缗钱状"，血细胞自动计数仪测出的 MCV 偏大，但骨髓瘤的特异表现是 MA 所没有的。

5.治疗　根除病因，补充缺乏的营养物质。

（1）原发病的治疗：如有原发病（如胃肠道疾病、自身免疫病等），则应积极治疗原发病；用药后继发的 MA，则应酌情停药。

（2）补充缺乏的营养物质

1）叶酸缺乏：口服叶酸，每次 5～10mg，2～3 次 /d，贫血症状完全消失可停药。同时有维生素 B_{12} 缺乏，需同时注射维生素 B_{12}，否则可加重神经系统损害。

2）维生素 B_{12} 缺乏：肌内注射维生素 B_{12}，每次 500μg，每周 2 次；如出现神经系统表现，则治疗应维持 6～12 个月；若为恶性贫血患者，治疗应维持终身。

6.预防　纠正偏食及不良烹调习惯。高危人群给予适当干预，如婴幼儿应及时添加辅食；青少年和妊娠妇女需多补充新鲜蔬菜，还可口服小剂量叶酸或维生素 B_{12}；应用干扰核苷酸合成药物治疗的患者，需同时补充叶酸和维生素 B_{12}。

（三）贫血的转诊指征

1. 中重度贫血。

2. 病因不能明确的贫血。

3. 贫血伴周围循环衰竭表现。

二、补充学习的内容

（一）铁吸收部位

主要在十二指肠及空肠上段。

（二）铁剂治疗的效果

口服铁剂后，首先外周血网织红细胞增多，高峰出现在开始服药后 5～10d，2 周后血红蛋白浓度上升，一般在 2 个月左右恢复正常。铁剂治疗在血红蛋白浓度恢复正常后应至少持续 4～6 个月，直到铁蛋白正常后停药。

三、问诊要点

（一）现病史

1. 起病情况与患病时间　起病急、缓，首次发病的具体时间。

2. 主要症状的特点　有无头晕、乏力、黑矇、晕厥、易倦、心悸、气促和食欲缺乏等。

3. 病因与诱因　是否素食、新鲜蔬菜摄入少、喜好咖啡和浓茶等。

4. 病情发展情况　是否进行性加重。

5. 伴随症状　有无发热、四肢麻木、浓茶样尿、腹痛、关节痛、骨痛和水肿。

6. 诊治情况　本次就诊前是否接受其他医疗单位的诊治（时间、诊断、治疗、效果等）。

7. 发病后的一般情况　精神状态、饮食、大小便、睡眠等。

（二）既往史

有无消化性溃疡、痔、子宫肌瘤、自身免疫性疾病和肾脏疾病；有无手术史、急性失血史；有无感染、近期用药史（抗结核药、氯霉素、非甾体消炎药）。

（三）个人史

饮食习惯。

（四）月经及生育史

女性患者需要询问月经史，有无月经周期短、经期天数长、月经量增多等。

（五）家族史

有无消化系统肿瘤家族史。

四、体格检查要点

（一）专科体格检查

皮肤黏膜：睑结膜、口唇、甲床和皮肤（皮疹、紫癜、瘀斑等）。

（二）其他系统重点体格检查

1. 生命体征　体温、脉搏、呼吸、血压。

2. 肺部　听诊（呼吸音、啰音）。

3. 心脏 听诊（心率、节律、心音、杂音等）。

4. 腹部 触诊肝脏、脾脏。

5. 淋巴结 触诊浅表淋巴结有无肿大。

6. 直肠指诊。

五、诊断思路

（一）确定是否为贫血

根据贫血的定义进行判断。

（二）确定是何种性质贫血

1. 是否为缺铁性贫血 小细胞低色素性贫血及铁缺乏的依据（血清铁蛋白、血清铁及转铁蛋白饱和度下降，总铁结合力升高）。

2. 是否为巨幼细胞贫血 大细胞性贫血及叶酸或维生素 B_{12} 缺乏。

3. 是否为其他原因贫血。

（三）确定何种原因引起的贫血

无法明确病因时可进行诊断性治疗，严重贫血可予以输血治疗。

六、治疗策略

详见本节缺铁性贫血和巨幼细胞贫血"治疗"内容。

七、健康教育

（一）缺铁性贫血

1. 疾病预防 婴幼儿应及早添加含铁丰富的食品，如蛋类、肝脏等。月经期妇女应防治月经量过多；教育青少年，纠正偏食等不良饮食习惯；多次妊娠、哺乳期妇女应多进食富含铁的食物；胃大部切除术者、慢性失血、慢性腹泻等患者，应注意及时补充铁剂。

2. 进食含铁丰富的食物 如海带、香菇、木耳、肝、肉类、血制品和豆类等。

3. 服用铁剂时应注意的事项 谷类、乳类、茶等会抑制铁的吸收，鱼类、肉类、富含维生素C的食物，可增加铁的吸收。

（二）巨幼细胞贫血

1. 预防 纠正偏食等不良饮食习惯；纠正不良烹调习惯，食物不应长时间烹煮（食物中的叶酸经过长时间烹煮，可损失 50%～90%），婴幼儿应及时添加辅食；青少年、妊娠妇女则应注意多补充新鲜蔬菜。

2. 进食含维生素 B_{12} 丰富的食物 如动物肝、肾、肉、鱼、蛋类及乳类等。

3. 影响叶酸、维生素 B_{12} 吸收和利用的因素 影响叶酸吸收的药物有抗癫痫药物、柳氮磺胺吡啶、乙醇等；影响叶酸利用的药物有甲氨蝶呤及氨苯蝶啶等；影响维生素 B_{12} 吸收的药物有对氨基水杨酸、新霉素、二甲双胍和秋水仙碱等。

八、应用举例

患者，男性，41岁，主因"活动后头晕、气短1个月"就诊于全科门诊。1个月前患者劳累或活动后出现头晕、心悸、气短，无头痛、胸痛、黑矇和晕厥等症状，休息后可缓解。体格检查：体温 36.6℃，脉搏 112 次/min，呼吸 27 次/min，血压 112/74mmHg，皮肤黏膜苍白，精神弱。血常规示白细胞计数 $8.7×10^9$/L，血红蛋白浓度 76g/L，MCV 70fl，MCH 23pg，MCHC 30%，血小板计数 $123×10^9$/L。

（一）请回答以下问题

1. 该患者最可能的诊断是什么？

2. 还需要询问哪些病史？

3. 需要完善哪些检查明确诊断？

（二）参考答案

1. **初步诊断**　贫血原因待查，缺铁性贫血可能性大。

2. **既往病史**　要询问患者进食情况，有无偏食；有无消化性溃疡、肿瘤、痔等可能导致慢性失血的疾病或症状；询问有无血液系统疾病、自身免疫性疾病、肾脏疾病，有无胃肠手术史、外伤史等。

3. **相关检查**　首先需完善铁代谢相关检查，如血清铁、铁蛋白、总铁结合力和转铁蛋白饱和度，必要时进行骨髓穿刺，进一步针对可能存在的病因进行相关检查。

第十九节　出血性疾病

一、要求掌握的理论知识

（一）过敏性紫癜

1. **定义**　过敏性紫癜（allergic purpura）是一种常见的血管过敏反应性疾病，因机体对某些致敏物质产生过敏反应，导致毛细血管通透性及脆性增加，使血液外渗，产生紫癜，以及黏膜和某些器官出血。可同时伴有血管神经性水肿、荨麻疹等其他过敏表现。

2. **病因**　药物、感染、食物、花粉、尘埃、疫苗接种和寒冷刺激等。

3. **临床表现**

（1）单纯型过敏性紫癜（紫癜型）：最常见，主要表现为皮肤紫癜，多局限于四肢，尤其是下肢及臀部，躯干极少累及。

（2）腹型过敏性紫癜：除皮肤紫癜，因消化道黏膜及腹膜脏层毛细血管受累，患者还可有腹痛、恶心、呕吐、腹泻及便血等，其中腹痛最常见，常为阵发性绞痛，多位于脐周、下腹或全腹，发作时可因腹肌紧张、明显压痛、肠鸣音亢进而被误诊为外科急腹症。

（3）关节型过敏性紫癜：除皮肤紫癜，因关节部位血管受累出现关节肿胀、疼痛、压痛及功能障碍等表现。以大关节为主，呈游走性、反复发作，但不遗留关节畸形。

（4）肾型过敏性紫癜：除皮肤紫癜外，患者肾小球毛细血管祥因炎症反应而出现血尿、蛋白尿、管型尿，偶见水肿、高血压及肾衰竭等表现。肾脏损害多发生于紫癜出现后2～4周。

（5）混合型过敏性紫癜：皮肤紫癜合并上述两种以上临床表现。

（6）其他：少数患者还可因病变累及眼部、脑及脑膜血管而出现视神经萎缩、视网膜出血、中枢神经系统相关表现。

4. **诊断**

（1）发病前1～3周有低热、全身乏力、咽痛或上呼吸道感染病史。

（2）典型的四肢皮肤紫癜，可伴有腹痛、关节肿痛及血尿。

（3）血小板计数、功能及凝血相关检查正常。

（4）排除其他原因所致的紫癜及血管炎。

5．鉴别诊断　本病的临床表现特殊且多数实验室检查指标正常，一般不难鉴别。需与遗传性出血性毛细血管扩张症、血小板减少性紫癜、单纯性紫癜、风湿性关节炎、系统性红斑狼疮（systemic lupus erythematosus，SLE）、肾小球肾炎、外科急腹症等鉴别。

6．转诊指征

（1）出血明显、腹痛伴活动性消化道出血。

（2）严重肉眼血尿。

（3）明显关节肿痛，活动受限。

（4）非典型病例，诊断尚不明确。

（二）原发免疫性血小板减少症

1．定义　原发免疫性血小板减少症（primary immune thrombocytopenic）是一种复杂的多种机制共同参与的获得性自身免疫性疾病。该病的发生是由于患者对自身血小板抗原免疫失去耐受，产生体液免疫和细胞免疫介导的血小板过度破坏与血小板生成受抑制，导致血小板减少伴或不伴皮肤黏膜出血。

2．病因　迄今未明。

3．临床表现

（1）症状：反复的皮肤黏膜出血如瘀点、紫癜、瘀斑及外伤后不易止血等，鼻出血、牙龈出血、月经过多亦很常见。部分患者有明显乏力的症状。

（2）体征：体格检查可发现皮肤瘀点、紫癜或瘀斑，黏膜出血以鼻出血、牙龈出血或口腔黏膜血疱多见，一般无肝大、脾大。

4．诊断与鉴别诊断

（1）诊断要点：①至少两次检查血小板计数减少；②脾脏一般不增大；③骨髓检查巨核细胞增多或正常，有成熟障碍；④排除其他原因导致的继发性血小板减少症。

（2）鉴别诊断：本病需排除其他继发性血小板减少症，如再生障碍性贫血、脾功能亢进、巨幼细胞性贫血、系统性红斑狼疮、骨髓异常增生综合征、白血病和药物性免疫性血小板减少症等。

5．转诊指征

（1）血小板计数低于 $20\times10^9/L$ 者。

（2）出血较严重、广泛者。

（3）疑似有或已发生颅内出血者。

（4）近期将实施手术或分娩者。

二、补充学习的内容

（一）引起出血性疾病的常见病因

1．血管壁结构和功能异常　　如过敏性紫癜。

2．血小板数量及功能异常　　如原发免疫性血小板减少症。

3．凝血功能障碍（凝血因子缺乏或体内有抗凝物质）　如血友病。

（二）血小板计数下降时的注意事项

血小板计数下降时应避免肌内注射、直肠指检、直肠栓剂治疗和钡剂灌肠；避免使用影响血小板功能的药物（非甾体消炎药，如布洛芬、阿司匹林等）。

三、问诊要点

（一）现病史

1. 起病情况与患病时间　起病急、缓，首次发病的具体时间。

2. 主要症状的特点　出血方式，皮肤黏膜出血、女性月经过多、呕血和黑便等消化道出血表现。

3. 病因与诱因。

4. 病情发展情况　是否进行性加重。

5. 伴随症状　发热、腹痛、关节痛、骨痛、尿中泡沫增多、血尿和水肿等。

6. 诊治情况　本次就诊前是否接受其他医疗单位的诊治（时间、诊断、治疗、效果等）。

7. 发病后的一般情况　精神状态、饮食、大小便、睡眠等。

（二）既往史

近期有无感染史，有无自身免疫性疾病、肾脏疾病、肝脏疾病，有无过敏史，询问近期用药史。

（三）家族史

家庭成员有无出血倾向的患者。

四、体格检查要点

（一）专科体格检查

皮肤黏膜：睑结膜、口唇、甲床、皮肤（皮疹、紫癜、瘀斑等）。

（二）其他系统重点体格检查

1. 生命体征　体温、脉搏、呼吸、血压。

2. 淋巴结　浅表淋巴结有无肿大。

3. 胸部　胸骨中下段有无压痛，肺部听诊。

4. 心脏　听诊（心率、节律、心音、杂音等）。

5. 腹部　肝、脾触诊，移动性浊音。

五、诊断思路

1. 确定是否属于出血性疾病。

2. 判断病因

（1）大致区分是血管、血小板异常，凝血功能障碍或其他疾病。如血小板异常还要判断是血小板数量异常还是质量缺陷。

（2）通过病史、家系调查和某些特殊检查，初步确定是先天性、遗传性或获得性出血性疾病。

六、治疗策略

（一）过敏性紫癜的治疗

1. 消除致病因素　防治感染，清除局部病灶（如扁桃体炎等），驱除肠道寄生虫，避免应用可能导致过敏反应的食物及药物等。

2．一般治疗

（1）抗组胺药：氯苯那敏、盐酸异丙嗪及静脉注射钙剂等。

（2）改善血管通透性的药物：维生素 C、曲克芦丁等。

3．糖皮质激素　关节肿痛、严重腹痛合并消化道出血及严重肾脏病变者可应用。泼尼松 $1\sim2mg/(kg\cdot d)$，顿服或分次口服，重症者可用甲泼尼龙 $5\sim10mg/(kg\cdot d)$，或地塞米松 $5\sim15mg/d$，静脉滴注，症状减轻后可改为口服。一般不超过 30d，肾型过敏性紫癜患者可酌情延长。

4．对症治疗　腹痛较重者可予阿托品或山莨菪碱（654-2）口服或皮下注射；关节肿痛者可酌情应用镇痛药；呕吐严重者可予止吐药；伴有呕血、血便者，可用质子泵抑制剂治疗。

5．其他　上述治疗效果不佳，可酌情应用免疫抑制剂（硫唑嘌呤、环孢素、环磷酰胺等）、抗凝药物（适用于肾型过敏性紫癜患者）、中医药。

（二）原发免疫性血小板减少症的治疗

目前尚无根治方法，治疗目的是使患者血小板计数升至安全水平。不同人群的安全水平不一样。成人及儿童血小板计数应大于 $30\times10^9/L$，75 岁以上老人及孕妇采用阴道分娩者血小板计数应大于 $50\times10^9/L$，孕妇剖腹产者血小板计数应维持在 $(70\sim80)\times10^9/L$。

1．一般治疗　出血严重者应注意休息。血小板计数低于 $20\times10^9/L$ 者，应严格卧床，避免外伤。

2．观察　如患者无明显出血倾向，血小板计数高于 $30\times10^9/L$，无手术、创伤，不从事增加出血风险的工作或活动，发生出血的风险较小，一般无需治疗，观察和随访即可。

3．新诊断患者的一线治疗

（1）糖皮质激素：常用泼尼松 $1mg/(kg\cdot d)$，分次或顿服，待血小板计数升至正常或接近正常后，1 个月内尽快减至最小维持量（$\leqslant15mg/d$）。

（2）静脉滴注丙种球蛋白。

4．ITP 的二线治疗

（1）药物治疗：促血小板生成药物、抗 CD20 单克隆抗体、免疫抑制剂和达那唑等。

（2）脾切除。

七、健康教育

（一）防治基础疾病

（二）避免使用可加重出血的药物

如阿司匹林、双嘧达莫、吲哚美辛和保泰松等。

（三）生活指导

1．避免皮肤出现破损，禁用牙签剔牙或用硬毛牙刷刷牙，避免剪过短指甲，防止抓伤皮肤。

2．避免剧烈运动，预防各种外伤。

3．向患者及家属介绍相关的防治知识，学会自我监测，如观察皮肤黏膜的瘀点、瘀斑有无增加，有无尿、便异常等，发现以上异常应及时就诊。

八、应用举例

患者，男性，39 岁。主因"双下肢紫癜 3d，加重伴水肿 1d"就诊于全科门诊。3d 前患者洗脚时，发现双下肢皮肤紫癜、无瘙痒及疼痛，1d前发现紫癜增多，伴晨起眼睑水肿。追问患者发病前曾进食螃蟹及河虾。体格检查：体温37℃，脉搏86次/min，呼吸22次/min，血压130/70mmHg。神志清楚，无贫血貌；臀部以下皮肤有大小不等的紫癜，呈紫红色，有部分高出皮肤，对称性分布，压之不褪色；全身浅表淋巴结无肿大；眼睑水肿，双肺呼吸音正常，心率86次/min，律齐，未闻及杂音；腹平软，无压痛，肝、脾肋下未触及，移动性浊音（－）；四肢肌力、肌张力正常，各关节无肿胀；病理反射未引出。

（一）请回答以下问题

1. 初步诊断是什么？

2. 还需要询问哪些病史？

3. 为明确诊断需要进行哪些辅助检查？

4. 如何进行治疗？

（二）参考答案

1. 初步诊断　过敏性紫癜。

2. 需完善的病史　症状方面补充询问有无关节痛、腹痛、呕血和黑便等，有无血尿、尿中泡沫增多、下肢水肿等关节、消化道、肾脏受累表现；询问近期服药情况，有无肝病、自身免疫系统疾病。

3. 辅助检查

（1）实验室检查：三大常规检查（血常规、大便常规＋隐血，尿常规）。

（2）其他检查：凝血功能、肝及肾功能；免疫相关检查如补体、抗核抗体等；腹部超声。

4. 治疗　如血小板计数、凝血功能、免疫检查、肝及肾功能等均正常，考虑过敏性紫癜诊断，则建议避免进食致敏食物、粗糙食物，给予抗过敏药物如氯雷他定、维生素C。如果有急进性肾炎或肾病综合征等严重肾脏疾病可给予糖皮质激素。

第二十节　尿 路 感 染

一、要求掌握的理论知识

（一）病因

革兰氏阴性杆菌为最多见的致病菌，其中大肠埃希菌最常见。

（二）易感因素

尿路梗阻、膀胱输尿管反流、机体免疫功能低下、神经源性膀胱、性别、性生活、妊娠、医源性因素（长期留置尿管、膀胱镜、输尿管镜检查等）、解剖异常和遗传因素等。

（三）临床表现

1. 膀胱炎　通常指下尿路感染。主要表现为尿频、尿急、尿痛、排尿困难和下腹部不适等。约30%的患者可出现血尿。一般无全身感染症状，一部分患者出现腰痛、发热，体温通常不超过38℃。

2. 急性肾盂肾炎

（1）育龄女性最多见，一般起病较急。

（2）全身感染的症状明显：发热、寒战、头痛、食欲缺乏、恶心、呕吐等，体温多在38℃以上，多为弛张热。

（3）泌尿系统症状：尿频、尿急、尿痛、排尿困难、下腹部不适和腰痛等（部分患者下尿路症状不典型或缺如，仅以畏寒、高热就诊，要注意鉴别）。

（4）体格检查：肋脊角或输尿管点压痛和／或肾区叩击痛；其他体征有发热、心动过速、全身肌肉酸痛。

3. 慢性肾盂肾炎　临床表现复杂，病程很隐匿。半数以上患者可有急性肾盂肾炎病史，此后出现间断低热、尿频、排尿不适、腰部酸痛及肾小管功能受损表现（低比重尿、夜尿增多等），病情持续可进展为慢性肾衰竭。

4. 无症状性细菌尿　是指患者有真性细菌尿，但无尿路感染的症状，可由症状性尿路感染逐渐演变而来。致病菌多为大肠埃希菌，患者可长期无症状，尿常规无明显异常，但尿培养有真性细菌尿。

（四）尿路感染的诊断与鉴别诊断

1. 尿路感染的诊断　典型的尿路感染有膀胱刺激症状、全身感染中毒症状、腰部疼痛不适等，结合尿液改变和尿液细菌学检查，可明确诊断。只要尿细菌定量培养≥10^5/ml，就可明确诊断为尿路感染。无症状性细菌尿的诊断需要两次细菌培养均为同一菌种的真性细菌尿时才能明确诊断。如果女性有明显尿频、尿急、尿痛，尿常规检查白细胞增多，尿细菌定量培养≥10^2/ml，且为常见尿路感染致病菌时，可拟诊为尿路感染。

2. 鉴别诊断

（1）尿道综合征：多见于妇女，患者有尿频、尿急、尿痛等膀胱刺激症状，但反复检查均无真性细菌尿。考虑可能由于逼尿肌与膀胱括约肌功能不协调、妇科炎症或肛周疾病、焦虑等原因有关。

（2）肾结核：本病可以膀胱刺激症状为首发症状，另外50%～85%的患者可出现肉眼血尿，一般抗菌药物治疗无效，尿沉渣可找到抗酸杆菌，尿结核分枝杆菌培养为结核分枝杆菌阳性，但普通细菌培养为阴性。静脉肾盂造影可发现肾实质虫蚀样缺损等表现。

（3）慢性肾小球肾炎：当慢性肾盂肾炎患者出现肾功能减退、高血压时应与慢性肾小球肾炎相鉴别。慢性肾小球肾炎一般为双侧肾脏受累，且肾小球功能受损早于肾小管功能受损，出现蛋白尿、血尿和水肿；而慢性肾盂肾炎常有膀胱刺激症状，尿细菌学检查阳性，影像学检查可表现为双肾不对称性缩小。

（五）治疗

1. 一般治疗　急性期注意休息，多饮水（2 000ml/d 以上），勤排尿（每2～3h排尿1次）。膀胱刺激症状和血尿明显者，可口服碳酸氢钠片1g，3次/d，以碱化尿液、抑制细菌生长。

2. 抗感染治疗

（1）急性膀胱炎

1）单剂量疗法：常用左氧氟沙星0.5g，一次顿服；阿莫西林3.0g，一次顿服。

2）短疗程疗法：建议三日疗法，可选用磺胺类、喹诺酮类、半合成青霉素或头孢类等抗菌药物，任选其中1种连用3d。停服7d后，再进行尿细菌定量培养。如果培养结果为阴性，表示急性细菌性膀胱炎已治愈；如培养结果为阳性，应继续给予2周抗菌药物治疗。

（2）肾盂肾炎：首次发生的急性肾盂肾炎的致病菌80%为大肠埃希菌，首选对革兰氏阴性杆菌敏感的药物。72h显效者继续按原方案治疗；否则应按药敏结果更改抗菌药物。

1）轻者：口服药物治疗，疗程10～14d。可选喹诺酮类、半合成青霉素类、头孢类等抗菌药物。治疗14d后，通常90%的患者可治愈。

2）严重感染并且全身中毒症状明显者：需静脉给药。常用药物有头孢噻肟钠、头孢曲松钠，必要时联合用药。如果症状缓解，可于退热后持续用药 3d 再改为口服抗菌药物，完成 2 周治疗。慢性肾盂肾炎治疗的关键是积极寻找并去除易感因素。

（3）无症状性菌尿

1）如果患者有下述情况应予治疗：①妊娠期无症状性菌尿（其中多达 40% 病例可在妊娠期出现急性肾盂肾炎）；②学龄前儿童；③出现有症状的感染者；④肾移植术后、尿路梗阻及其他复杂尿路情况。

2）可选用阿莫西林、呋喃妥因或头孢类抗菌药物等。总体用药原则：①选用致病菌敏感的抗菌药物。治疗 3d 症状无改善，应按药敏结果调整用药。②尽可能选用在尿和肾内浓度高的抗菌药物。③选用对肾脏毒性小，副作用少的抗菌药物。④单一药物治疗失败可联合用药。⑤不同类型的尿路感染有不同的治疗时间。

（六）尿路感染的预防

1. 多饮水、勤排尿。

2. 注意个人卫生，保持会阴部清洁。

3. 避免尿路器械的使用，必须应用时需严格无菌操作。

4. 如留置导尿管，前 3d 给予抗菌药物治疗可延迟感染的发生。

5. 与性生活有关的尿路感染，应在性交后立即排尿，并口服 1 次常规用量抗菌药物。

二、补充学习的内容

（一）尿路感染的并发症

1. 肾乳头坏死　肾乳头及其邻近肾髓质的缺血性坏死，多发生在有糖尿病、尿路梗阻等易感因素的患者。临床出现寒战、高热、剧烈腰痛和血尿，尿中有坏死组织排出，有可能阻塞输尿管引起肾绞痛，可并发败血症和急性肾衰竭，静脉肾盂造影可见特征性肾乳头坏死环形征，病理检查显示随尿排出坏死组织为肾乳头组织。并发症罕见，一旦发生，则患者的肾功能乃至生命都会受到威胁。

2. 肾周围脓肿　为急性肾盂肾炎直接扩展至肾周组织引起的化脓性炎症。临床出现持续性高热及明显的患侧腰痛，致腰部活动受限，体格检查患侧肋脊角明显压痛及叩击痛。CT、超声检查能帮助诊断。

3. 败血症　革兰氏阴性杆菌败血症常见于复杂性尿路感染患者，特别是并发急性肾乳头坏死时，但也偶见于严重的单纯性肾盂肾炎。临床表现为寒战、高热，甚至感染中毒性休克。血培养阳性。

（二）尿路感染治疗的疗效评定

1. 治愈　临床症状消失，尿细菌学检查阴性，疗程结束后 2 周、6 周复查尿细菌仍阴性。

2. 治疗失败　治疗后尿细菌检查仍阳性，或治疗后尿细菌检查阴性，但 2 周或 6 周复查转为阳性，且为同一种菌株。

三、问诊要点

（一）现病史

1. 起病情况与患病时间　起病急、缓，首次发病的具体时间，症状是突然出现还是反复出现。

2. 主要症状的特点 有无尿频、尿急、尿痛、下腹不适和腰痛。

3. 病因与诱因 有无劳累，是否进行导尿等。

4. 病情的发展与演变 主要症状是否进行性加重。

5. 伴随症状 有无发热、畏寒或寒战、四肢酸痛、尿中泡沫增多、血尿和水肿等。

6. 诊治情况 本次就诊前是否接受其他医疗单位的诊治（时间、诊断、治疗和效果等）。

7. 发病后的一般情况 精神状态、饮食、大小便、睡眠等。

（二）既往史

有无糖尿病、尿路畸形病史，近期有无进行尿路器械检查、留置尿管，是否妊娠等。

（三）个人史

是否育龄期妇女、老年人等。

（四）家族史

其父母有无家族常染色体显性多囊肾病等。

（五）社会心理因素

有无焦虑、工作压力大、繁忙等。

四、体格检查要点

（一）专科体格检查

腹部：触诊（肋脊点、肋腰点），叩诊（肾区叩击痛）。

（二）其他系统重点体格检查

1. 生命体征 体温、脉搏、呼吸、血压。

2. 胸部 肺部听诊（呼吸音、啰音）。

3. 心脏 听诊（心率、节律、心音和杂音等）。

4. 下肢 有无水肿。

仅以畏寒、高热就诊的患者，还要注意鉴别诊断，如化脓性扁桃体炎，需要进行扁桃体检查。

五、诊断思路

（一）确定是否为尿路感染

1. 典型膀胱刺激症状和尿液改变 尿沉渣镜检白细胞数>5个/HP 称为白细胞尿，对尿路感染诊断意义较大；部分患者有镜下血尿，尿沉渣镜检红细胞数多为 3～10 个/HP，且为均一性红细胞尿；部分肾盂肾炎患者尿中可见白细胞管型。

2. 真性菌尿的存在。

3. 尿中亚硝酸盐检查 大肠埃希菌等革兰氏阴性杆菌可使尿中硝酸盐还原为亚硝酸盐，敏感性 70%，特异性 90% 以上。

（二）尿路感染的定位诊断

1. 根据临床表现定位 上尿路感染常有发热、寒战，甚至出现毒血症等全身中毒症状，伴明显腰痛，输尿管点和/或肋脊点压痛阳性、肾区叩击痛阳性等。而下尿路感染，常以膀胱刺激征为突出症状，一般少有发热、腰痛等全身症状。

2. 出现下列情况提示上尿路感染

（1）膀胱冲洗后尿培养结果阳性。

（2）尿沉渣镜检有白细胞管型，且除外间质性肾炎、狼疮性肾炎等疾病。

（3）尿 N 乙酰 -β-D- 氨基葡萄糖苷酶升高。

（4）禁水 12h 尿渗透压降低。

3．慢性肾盂肾炎的诊断　除有反复发作尿路感染病史外，还需要结合影像学及肾功能检查。

（1）超声提示肾外形凹凸不平，且双肾大小不等。

（2）静脉肾盂造影可见肾盂、肾盏变形、缩窄。

（3）持续性肾小管功能损害。

具备上述第（1）、（2）条的任何一项再加第（3）条可诊断慢性肾盂肾炎。

六、治疗策略

（一）急性膀胱炎

1．抗感染治疗　最好能依据细菌培养药物敏感试验结果指导用药，在获得药敏试验结果前，可先选用革兰氏阴性杆菌为主的抗微生物药物治疗，常用药物有磺胺类、喹诺酮类、硝基呋喃类、头孢类抗菌药物或半合成青霉素类。疗程推荐 3d 疗法。

2．对症治疗　患者应多饮水，多排尿；膀胱刺激症状明显时可口服碳酸氢钠 1g，3 次 /d，碱化尿液，减轻症状。

（二）急性肾盂肾炎

1．抗感染治疗　应先留尿标本送培养，以便依据细菌培养的药敏试验结果指导用药。在获得药敏试验结果前，可先选用广谱偏重于革兰氏阴性杆菌的药物治疗，治疗 3d 后若病情明显好转，可以继续沿用原有药物；治疗 3d 未见好转，即应参考尿培养药敏试验结果，改用敏感药物。常用头孢类、青霉素类、喹诺酮类、β 内酰胺类抗菌药物，疗程至少 2 周。

2．对症治疗　患者应多饮水及休息；膀胱刺激症状明显时可口服碳酸氢钠 1g，3 次 /d，碱化尿液；高热患者可物理降温，必要时服用退热药物。

（三）慢性肾盂肾炎

1．病因治疗　应尽量去除导致复杂尿路感染的因素，如去除尿路解剖及功能异常，控制糖尿病，纠正免疫功能低下。

2．抗感染治疗　有再发性尿路感染发生时，应及时进行抗感染治疗（详见上文"（二）急性肾盂肾炎"的治疗）。

3．针对慢性间质性肾炎治疗　出现肾功能不全时应给予非透析保守治疗，包括纠正贫血、高血压及排毒治疗。进入终末期肾病时，可以选择肾替代治疗。

七、健康教育

（一）生活习惯

1．坚持每日多饮水（2 000ml 以上），每 2～3h 排尿 1 次，以冲洗膀胱和尿道，避免细菌在尿路繁殖。

2．注意会阴部清洁，特别是女性患者，在月经、妊娠和产褥期，一定要局部清洁。男性如包皮过长，应注意清洁，必要时包茎应矫治。

3．与性生活有关的尿路感染，应在性生活后立即排尿，并口服 1 次常规用量抗菌药物。

4．膀胱 - 输尿管反流者，要养成"二次排尿"习惯，即每次排尿后数分钟，再排尿 1 次。

（二）尽量避免尿路器械的使用

必须应用尿路器械时，需严格无菌操作。在尿路器械使用 48h 后，应做尿细菌培养，以观察有无尿路感染的发生。反复尿路感染史或尿路异常者，在尿路器械检查前后 48h 应服用抗菌药物预防感染。如必须留置导尿管，前 3d 给予抗菌药物可延迟尿路感染的发生。

八、应用举例

患者，女性，40 岁，主因"畏寒发热 3d"就诊于全科门诊。3d 前劳累后出现畏寒，进而出现发热，体温 38.0℃，口服"百服宁"无好转，退热后再次出现发热伴寒战，体温达 39.5℃，伴周身酸痛、恶心、呕吐及尿频症状，无尿痛、腹痛及腹泻等症状。

（一）请回答以下问题

1. 在社区接诊该患者时应注意询问哪些情况？

2. 需要进行哪些体格检查？

3. 需要进行哪些辅助检查？

（二）参考答案

1. 常见高热、寒战的病因有流行性感冒、化脓性扁桃体炎、急性肾盂肾炎、感染所致菌血症等，应详细询问相关情况，如呼吸道症状（咽痛、咳嗽、咳痰等）、消化道症状、泌尿道症状（尿急、尿痛、排尿困难、尿中泡沫增多、血尿和水肿）；询问相关病史如糖尿病、尿路畸形病史，近期是否进行尿路器械检查、留置尿管等。

2. 进行口咽部检查明确有无化脓性扁桃体炎；进行肺部听诊，有无啰音、异常支气管呼吸音，明确有无肺部感染的体征；进行肋脊点、肋腰点及肾区叩击检查。检查皮肤黏膜有无感染灶。

3. 首先完善血常规、尿常规检查，必要时进行血培养、尿培养、泌尿系超声检查。当怀疑肺部感染时行胸部 X 线检查。

第二章　神经科疾病

《助理全科医生培训标准（试行）》细则中神经内科轮转要求掌握如下内容：

一、14个常见症状的诊断与鉴别诊断、处理原则

意识障碍、认知障碍、构音障碍、面肌瘫痪、眩晕、头痛、晕厥、癫痫发作、感觉障碍、瘫痪、肌肉萎缩、步态异常、共济失调和尿便障碍。

二、5种主要疾病的定义、临床表现、诊断与鉴别诊断、治疗原则等（具体要求见每种疾病要求）

短暂性脑缺血发作、大动脉粥样硬化型脑梗死、脑栓塞、脑出血和蛛网膜下腔出血。

三、1种主要技能的操作

神经系统体格检查。

第一节　短暂性脑缺血发作

一、要求掌握的理论知识

（一）定义

短暂性脑缺血发作（transient ischemic attack，TIA）是由于局部脑或视网膜缺血引起的短暂性神经功能缺损，临床症状一般不超过 1h，最长不超过 24h，且无责任病灶的证据。短时间内完全恢复，但常反复发作。

（二）临床表现

1. 颈内动脉系统 TIA 的表现

（1）常见症状：对侧单侧肢体无力或轻偏瘫，可伴有对侧面部的轻瘫。

（2）特征性症状：眼动脉交叉瘫（病变侧单眼的一过性黑矇或失明、对侧偏瘫及感觉障碍），霍纳征交叉瘫（病侧 Horner 征表现为患侧眼球内陷、瞳孔缩小、上睑下垂、血管扩张及面颈部无汗，对侧偏瘫），优势半球受累还可出现失语症。

（3）可能出现的症状：对侧偏身麻木感或感觉减退等。

2. 椎 - 基底动脉系统 TIA

（1）常见症状：眩晕、平衡障碍，多数不伴耳鸣。

（2）特征性症状：跌倒发作、短暂性全面遗忘症、双眼视力障碍。

（3）可能出现的症状：急性发生的吞咽困难、饮水呛咳、构音障碍、小脑性共济失调、意

识障碍伴或不伴瞳孔缩小等。

（三）诊断与鉴别诊断

1. 诊断　绝大多数 TIA 患者就诊时症状已经消失，故主要是依靠病史诊断。有典型的临床表现者诊断不难，但确定病因十分重要。

2. 鉴别诊断

（1）部分性癫痫：特别是单纯部分发作，常表现为持续数秒至数分钟肢体抽搐，从躯体一处开始，并向周围扩展，多有脑电图异常，头颅 CT、头颅 MRI 检查可发现脑内局灶性病变。

（2）梅尼埃病：发作性的眩晕、恶心、呕吐与椎 - 基底动脉 TIA 相似，但每次发作持续的时间往往超过 24h，伴有耳鸣、耳阻塞感及听力减退等症状，除眼球震颤外，无其他神经系统定位体征。发病年龄多<50 岁。

（3）心脏疾病：阿 - 斯综合征（Adams-Stokes syndrome），严重心律失常如室性心动过速、心室颤动、多源性室性期前收缩及病态窦房结综合征等，可因阵发性全脑供血不足，出现头晕、晕倒及意识丧失，但常无神经系统局灶性症状和体征，心电图、超声心动图及 X 线检查通常有异常发现。

（4）其他：颅内肿瘤、脓肿、慢性硬膜下血肿和脑寄生虫病等亦可出现类 TIA 的发作症状，原发或继发性自主神经功能不全亦可因血压或心律急剧变化而出现短暂性全脑供血不足，出现发作性意识障碍，应注意排除。

（四）治疗原则

TIA 发病后 2～7d 内为卒中的高风险期，应优化医疗资源配置，建立以 ABCD2 评分分层及影像学为基础的急诊医疗模式，尽早启动 TIA 的评估与二级预防。建议在急诊时，对症状持续≥30min 的患者，应按急性缺血性卒中流程开始紧急溶栓评估，在 4.5h 内症状仍不恢复者应考虑溶栓治疗。

（五）院前处理及转诊指征

1. 院前处理
（1）卧床休息，避免颈部过度活动。
（2）监测生命体征。
（3）完成血常规、心电图、末梢血糖检测。
（4）及早将患者转诊至上级医院。

2. 转诊指征　初次发作的 TIA 患者均需转诊至有条件的医院进一步行头颅 CT 检查。

二、补充学习的内容

（一）脑的动脉系统
包括颈内动脉系统和椎 - 基底动脉系统。

（二）卒中急性期界定
一般指发病后 2 周内。

（三）脑血管病的分类

1. 依据神经功能缺失症状持续时间，将<24h 者称为 TIA，超过 24h 者称为卒中。

2. 依据病情严重程度可分为小卒中、大卒中和静息性卒中。

3. 依据病理性质可分为缺血性卒中和出血性卒中；前者又称脑梗死，包括动脉粥样硬化性血栓形成、低灌注性脑梗死、脑栓塞和腔隙性脑梗死；后者包括脑出血、蛛网膜下腔出血。

（四）ABCD2 评分量表（表2-1）

表2-1　ABCD2 评分量表

项目	内容	分值/分
年龄（A）	≥60 岁	1
首次就诊时的血压（B）	收缩压≥140mmHg 或舒张压≥90mmHg	1
临床表现（C）	单侧无力	2
	言语障碍，不伴肢体无力	1
	无言语障碍或肢体无力	0
症状持续时间（D）	≥60min	2
	10～59min	1
	<10min	0
是否患糖尿病（D）	是	1

注：ABCD2 评分总分为0~7分。

（五）TIA 的临床特点

突发性、局灶性（发作时出现局灶性脑、脊髓或视网膜功能障碍的症状）、短暂性、可逆性和重复性。

（六）TIA 的社区管理

TIA 的社区管理主要分两部分：一是近期发作 TIA 患者的管理，重点在于高危人群的识别、管理和及时转诊；二是相对稳定的 TIA 患者管理，重点在于规范抗栓治疗、危险因素防治和社区健康宣教。两者均须遵循针对病因、分层管理的原则。

三、问诊要点

（一）现病史

1. 起病情况与患病时间　起病急、缓，首次发病的具体时间（睡眠中起病，应以最后正常表现的时间为起病时间）。

2. 主要症状的特点　头痛、头晕（眩晕）、语言障碍、单眼一过性黑矇或失明、声音嘶哑、吞咽困难、感觉异常、瘫痪、意识障碍和跌倒发作。

3. 病因与诱因　有无引起血压波动的情况（情绪激动），有无腹泻、呕吐等体液丢失导致低灌注等。

4. 病情的发展与演变　是否进行性加重，是否症状反复发作，是否短时恢复。

5. 伴随症状　有无喷射性呕吐、晕厥、大小便失禁、抽搐等。

6. 诊治情况　本次就诊前是否接受其他医疗单位的诊治（时间、诊断、治疗、效果等）。

7. 发病后的一般情况　精神状态、饮食、大小便、睡眠等。

（二）既往史

有无高血压、糖尿病、心脏病、血液系统疾病、睡眠呼吸暂停等，有无心律失常（尤其心房颤动）、癫痫病史及感染、创伤史；近期患病史及服药史。

（三）个人史

包括出生地、居住地、文化程度、职业、是否到过疫区、生活习惯、性格特点、左利手或右利手等。

（四）家族史

有无神经系统疾病的家族史。

四、体格检查要点

（一）专科体格检查

1. 意识状态
2. 脑神经　眼球活动、双侧瞳孔及对光反射、双眼凝视方向、鼻唇沟、咽反射。
3. 运动系统　肌容积、肌张力、不自主活动、肌力、共济运动。
4. 感觉　浅感觉、深感觉、复合感觉。
5. 腱反射　肱二头肌反射、肱三头肌反射、膝反射、踝反射。
6. 病理反射　巴宾斯基征及其等位征。
7. 脑膜刺激征。

（二）其他系统重点体格检查

1. 生命体征　脉搏、双侧血压。
2. 一般情况　面容、体位。
3. 颜面及其器官　口唇（颜色）。
4. 颈部　有无血管杂音。
5. 肺部　听诊（呼吸音、啰音）。
6. 心脏　听诊（心率、节律、心音、杂音等）。
7. 腹部　肝脏触诊、腹部血管杂音（包括股动脉）。
8. 下肢　有无水肿、足背动脉搏动情况。

五、诊断思路

1. 首先排除非血管性脑部病变，确诊为卒中。
2. 进行头颅 CT/MRI 检查排除出血性卒中。
3. 确定为 TIA　患者出现局灶性神经功能缺失症状，有突发性、短暂性、可逆性（24h 内恢复）和重复性的特点，发作缓解后无明显神经系统体征。
4. 根据神经功能缺损量表评价严重程度。

六、治疗策略

TIA 发病后 2～7d 内为卒中的高风险期，优化医疗资源配置，建立以 ABCD2 评分分层及影像学为基础的急诊医疗模式，尽早启动 TIA 的评估与二级预防。

（一）非心源性 TIA

1. 抗血小板治疗　阿司匹林（50～325mg/d）或氯吡格雷（75mg/d）单药治疗均可以作为首选抗血小板药物。发病在 24h 之内，有卒中高复发风险（ABCD2 评分≥4 分）的急性非心源性 TIA 应尽早给予阿司匹林联合氯吡格雷治疗 21d，此后单用阿司匹林或氯吡格雷作为缺血性卒中的长期二级预防一线用药；发病 30d 内伴有症状性颅内动脉严重狭窄（狭窄率

70%～90%)的缺血性卒中或 TIA 患者,应尽早使用阿司匹林联合氯吡格雷治疗 90d。

2. 脂质代谢异常的治疗 无论是否伴有其他动脉粥样硬化证据,推荐高强度他汀类药物长期治疗以减少卒中和心血管事件风险。当 LDL-C 下降≥50% 或 LDL-C≤1.8mmol/L 时,二级预防更为有效(注意:肝酶超过 3 倍正常值上限,肌酶超过 5 倍正常值上限,应停药观察)

3. 控制危险因素 高血压、糖代谢异常和糖尿病(推荐 HbA1c 治疗目标为<7%)、吸烟、睡眠呼吸暂停和高同型半胱氨酸血症(补充叶酸、维生素 B_6 及维生素 B_{12} 可降低同型半胱氨酸水平)。

(二)心源性栓塞性 TIA 的抗栓治疗

对伴有心房颤动(包括阵发性心房颤动)的 TIA 患者,推荐用适当剂量的华法林口服抗凝治疗,预防再发血栓栓塞事件。华法林的目标剂量是维持国际标准化比值(INR)在 2.0～3.0。

七、健康教育

健康教育是社区工作的重要环节,通过宣教普及科学的卫生保健常识,让社区人群了解哪些是 TIA 的常见危险因素,如何控制危险因素,包括药物及非药物的控制方式。对于高危人群告知其高风险及治疗的重要性,使患者和家属了解 TIA 和缺血性卒中的常见症状、TIA 发生后的家庭处理和急救原则、重视 TIA 进展为卒中的高风险性和及时就诊的重要性。

八、应用举例

患者,男性,66 岁,主因"发作性左侧肢体无力 3d"就诊于全科门诊。左侧肢体无力共发作 3 次,每次持续 15min,症状自行缓解。既往高血压、糖尿病病史。体格检查:血压 160/90mmHg,神志清楚,言语流利,心、肺、腹未见明显异常,四肢肌力Ⅴ级,双侧巴宾斯基征(-)。

(一)请回答以下问题

1. 初步诊断是什么?

2. 需要如何处理?

3. 目前是否需要将患者血压降至正常?

(二)参考答案

1. 初步诊断 根据患者发病情况及体格检查,考虑初步诊断为 TIA。该患者为糖尿病患者,须先排除低血糖的可能。

2. 进一步处理 该患者需要转上级医院进一步完善头颅 CT 检查,除外出血性疾病。完善血糖、肝及肾功能、电解质、心电图、血常规和凝血功能等检查。

3. 血压的处理 若患者的血压明显高于平时水平须进行处理,控制血压在与平时水平相比的稍高水平,避免早期过度积极降压增加低灌注的风险,尤其是在明确是否存在严重血管狭窄之前,应避免过度降压。患者目前血压 160/90mmHg,可以不用处理,继续监测。

第二节　大动脉粥样硬化型脑梗死

一、要求掌握的理论知识

(一)定义及发病机制

目前通常采用比较类肝素药物治疗急性缺血性卒中试验(trial of org 10172 in acute stroke

treatment，TOAST）对脑梗死进行分型，按照病因分为大动脉粥样硬化型、小动脉闭塞型、心源性栓塞型、其他病因型和不明原因型。

大动脉粥样硬化型脑梗死指颅内外大动脉或其皮质支动脉粥样硬化引起血管狭窄（>50%）或血管阻塞所致的脑梗死。其发病机制包括动脉 - 动脉栓塞（动脉粥样硬化斑块脱落形成栓子导致血管闭塞）、原位血栓形成、低灌注（动脉粥样硬化或其表面血栓形成导致动脉狭窄、远端血液灌流量下降）和动脉粥样硬化导致大动脉发出的穿支动脉开口闭塞。

（二）临床表现

临床表现取决于梗死灶的大小和部位，以及侧支循环和血管变异。

1．颈内动脉闭塞表现　可表现为大脑中动脉和 / 或大脑前动脉缺血症状。颈内动脉缺血可出现病侧单眼一过性黑矇，偶见永久性的视力障碍（视网膜动脉缺血），或病灶侧 Horner 征；触诊可发现颈动脉搏动减弱，听诊可闻及眼部或颈部血管杂音。

2．大脑中动脉闭塞（主干闭塞）表现

（1）三偏症：病灶对侧中枢性面舌瘫及偏瘫、偏身感觉障碍和偏盲，伴双眼向病灶侧凝视，上、下肢瘫痪程度基本相等。

（2）可伴有不同程度的意识障碍。

（3）优势半球受累可见失语症，非优势半球受累可出现体像障碍（患者基本感知功能正常，但对自己身体部位的存在、空间位置及各部分之间的关系认识障碍，表现为自体部位失认、偏侧肢体忽视、痛觉缺失和幻肢症等）。

3．大脑前动脉闭塞的表现　出现深度痴呆、锥体束损害的症状、大小便失禁、意志丧失、运动性失语综合征、抓握反射、短暂性共济失调和精神症状。

4．大脑后动脉闭塞的表现　临床症状变异很大，取决于动脉闭塞位置和侧支循环决定脑梗死的范围和程度。例如，引起对侧同向性偏盲，优势半球受累可出现失读（伴或不伴失写）、命名性失语和视觉失认等。引起视幻觉，累及颞叶会出现记忆受损等。病灶侧舞蹈样不自主运动、意向性震颤等。

5．椎 - 基底动脉闭塞的表现　血栓性闭塞多发生在基底动脉中部。基底动脉或双侧椎动脉闭塞是危及生命的严重脑血管事件，可引起脑干梗死，出现眩晕、呕吐、声音嘶哑、吞咽困难、四肢瘫痪、共济失调、脑水肿、昏迷及高热等。脑桥的病变可出现针尖样瞳孔。

（三）诊断与鉴别诊断

1．诊断

（1）首先排除非血管性脑部病变，确定卒中：患者为急性起病，迅速出现局限性神经功能缺损的症状和体征，并能用某一动脉供血区功能损伤解释。

（2）进行头颅 CT/MRI 检查排除出血性卒中。

（3）根据神经功能缺损量表评价卒中严重程度。

（4）是否有溶栓适应证或禁忌证。

（5）参考 TOAST 标准，结合病史、实验室检查、影像学检查等进行病因分型。大动脉粥样硬化型脑梗死的诊断标准为：①血管影像学检查证实有与脑梗死神经功能缺损相对应的颅内、颅外大动脉狭窄>50% 或闭塞，且血管病变符合动脉粥样硬化改变；②有至少 1 个以上动脉粥样硬化型卒中危险因素（高龄、高血压、糖尿病、高胆固醇血症、吸烟、酗酒和高同型半胱氨酸血症等）；③排除心源性脑栓塞所致的脑梗死。

2．鉴别诊断

（1）脑出血：有时脑梗死与少量脑出血的临床表现相似，但活动中起病、病情进展迅速、发病时血压明显升高常提示脑出血，CT 检查发现出血灶可明确诊断。

（2）脑栓塞：起病急骤，局灶性体征在数秒至数分钟达高峰，常伴有栓子来源的心源性疾病，如心房颤动、风湿性心脏病、心肌梗死和亚急性细菌性心内膜炎等。非心源性栓子包括大动脉粥样硬化斑块脱落、空气、脂肪滴等。大脑中动脉栓塞引起的大面积脑梗死最常见。

（3）颅内占位性病变：颅内肿瘤、硬膜下血肿和脑脓肿可有卒中样发病，出现偏瘫等局灶性体征，颅内压增高征象不明显时易与脑梗死混淆，需提高警惕，头颅 CT 或 MRI 检查有助确诊。

（四）院前处理及转诊指征

1．院前处理

（1）平卧休息、避免不必要的搬动。

（2）进行院前卒中评估。

（3）确认患者尚属正常的最后时间，询问近期患病史、既往病史、近期用药史。

（4）心电监护、建立静脉通路（避免非低血糖患者输入含糖液体、过度降低血压、大量静脉输液治疗）、吸氧，以及评估有无低血糖，对症处理。

（5）将患者送至附近有条件的医院（可 24h 进行急诊 CT 检查、具备溶栓或血管内取栓条件）。

2．脑血管病转运监护原则

（1）吸氧、心电监护，开放静脉通路。

（2）监测患者意识、瞳孔及生命体征的变化，及时处置。

（3）根据患者情况迅速将其送往适合的具备卒中单元的中心。

（4）目击者、家属或保姆随行。

（5）预先通知接诊医院。

3．转诊指征　患者出现卒中预警表现时均需及时转诊。

（五）缓解期的治疗

1．抗血小板治疗　阿司匹林（50～325mg/d）或氯吡格雷（75mg/d）单药治疗均可以作为首选抗血小板药物。发病 30d 内伴有症状性颅内动脉严重狭窄（狭窄率为 70%～90%）的缺血性卒中，应尽早使用阿司匹林联合氯吡格雷治疗 90d。

2．脂质代谢异常的治疗　推荐高强度他汀类药物长期治疗以减少卒中和心血管事件风险。使 LDL-C 下降≥50% 或 LDL-C≤1.8mmol/L 时。

3．控制危险因素　高血压、糖代谢异常和糖尿病（推荐 HbA1c 治疗目标为<7%）、吸烟、睡眠呼吸暂停、高同型半胱氨酸血症。

（六）针对可干预的危险因素的二级预防

1．控制可干预的危险因素。

2．抗血小板聚集治疗。

3．抗凝治疗　对明确诊断为心源性脑栓塞或脑梗死伴心房颤动的患者一般推荐使用华法林抗凝治疗。

（七）康复指征

1．一般在患者生命体征平稳、神经功能缺失症状不再加重后48h即可以开始康复治疗。

2．无严重并发症、合并症。

3．有明确的功能障碍，如偏瘫、疼痛、失语或构音障碍、吞咽障碍等。

二、补充学习的内容

（一）卒中治疗时间窗

急性缺血性卒中溶栓治疗时间窗为起病 6h 内（3h 内效果更佳）。

（二）卒中的血压管理

卒中时可能出现反应性高血压，由于院前条件有限，时间短暂，不宜使用降压药品。若收缩压高于 220mmHg 或舒张压高于 120mmHg，或收缩压低于 80mmHg，考虑给予干预措施。

三、问诊要点

详见第一节 短暂性脑缺血发作中"问诊要点"。

四、体格检查要点

详见第一节 短暂性脑缺血发作中"体格检查要点"。

五、诊断思路

详见本节"诊断与鉴别诊断"相关内容。

六、治疗策略

（一）急性期的治疗

挽救缺血半暗带，避免或减轻原发性脑损伤，是急性脑梗死治疗的根本目的。对有指征的患者，应尽早实施再灌注治疗。

1．一般处理 吸氧（必要时）、心脏监测、控制体温、血压和血糖（超过 10mmol/L 应给予胰岛素治疗）

2．超早期溶栓治疗 目的是溶解血栓，迅速恢复梗死区的血流灌注，减轻神经元的损伤。溶栓应在起病 6h 内（治疗时间窗）进行才有可能挽救缺血半暗带。临床常用的溶栓药物有重组的组织型纤溶酶原激活物（<4.5h）、尿激酶（4.5～6h）。

3．血管内介入治疗 动脉溶栓、机械取栓、血管成形和支架等。

4．抗血小板治疗 不符合溶栓适应证且无禁忌证的缺血性卒中患者，应在发病后尽早给予阿司匹林 150～300mg/d 口服。对不能耐受阿司匹林者，可考虑选用氯吡格雷等抗血小板治疗。

5．抗凝治疗 对大多数急性缺血性卒中的患者，不推荐无选择地早期进行抗凝治疗。

6．其他治疗 降纤治疗（高纤维蛋白血症者可选用）、扩容治疗（分水岭梗死患者可选用）、改善脑循环药物、神经保护剂和中医中药治疗等。

7．急性期并发症的处理 包括脑水肿、高颅压、梗死后出血、癫痫、吞咽困难、肺炎、排尿障碍、尿路感染、深静脉血栓形成和肺栓塞。

（二）缓解期的治疗

见本节"要求掌握的理论知识"中"缓解期的治疗"。

七、健康教育

卒中患者的健康宣教包括以下内容：①什么是卒中；②卒中的类型；③卒中的危害；④卒中的主要危险因素，如高血压、高血糖、血脂异常、高龄、吸烟、饮酒、肥胖和活动少等；⑤卒中早期的症状识别；⑥卒中的就诊时机；⑦卒中的治疗原则；⑧卒中的预防。

八、应用举例

患者，男性，72岁，主因"被家人发现右侧肢体活动障碍伴言语含混不清2h"就诊于全科门诊。患者于晨起时被家属发现右侧肢体活动障碍、言语含混不清，无呕吐、肢体抽搐。既往高血压病史5年，口服降压药物治疗，血压控制在150/90mmHg左右。

（一）请回答以下问题

1. 通过病史的询问，初步诊断何种疾病？
2. 还需要询问哪些病史？体格检查要点有哪些？
3. 如何进行下一步处理？

（二）参考答案

1. 初步诊断　患者睡眠中发病，有局灶性神经功能缺损表现，即单侧肢体活动障碍伴言语障碍，症状持续2h不缓解，结合既往高血压病史，考虑卒中，以缺血性卒中可能性大。

2. 需完善的病史及体格检查　还需要询问患者症状有无短暂恢复、反复发作的特点，确认患者最后正常表现的时间，询问有无头痛、肢体麻木、意识障碍等伴随症状，既往有无糖尿病、血脂异常、心脏疾病，是否吸烟，近期服药情况等。体格检查重点注意生命体征、意识状态、瞳孔对光反射、肌力、肌张力、腱反射、病理征、脑膜刺激征及心脏的听诊（有无心律不齐、第一心音强弱不等）。

3. 进一步处理　联系120尽快转诊并向患者家属交代病情。转诊前对患者完成血糖、心电图检查，建立静脉通路、进行心电监护、必要时吸氧，将患者送至附近可24h进行急诊CT检查和具备溶栓条件的医院。

第三节　脑　栓　塞

一、要求掌握的理论知识

（一）定义

脑栓塞是指各种栓子随血流进入脑动脉，使血管急性闭塞或严重狭窄，导致局部脑组织缺血、缺氧、坏死，而迅速出现相应神经功能缺损的一组临床综合征。脑栓塞栓子来源可分为心源性、非心源性和来源不明3种类型。脑栓塞在临床上主要指心源性脑栓塞。

（二）临床表现

1. 任何年龄均可发病，以青壮年多见。多在活动中突然起病，是发病最急的卒中。

2. 大多数患者意识清楚或仅有轻度的意识障碍，颈内动脉或大脑中动脉主干大面积脑栓塞可发生严重的脑水肿、颅内压增高、昏迷及抽搐发作，病情危重；椎-基底动脉系统栓塞也可发生昏迷。

3. 累及大脑中动脉的主干及其分支，可出现失语、偏瘫、单瘫、偏身感觉障碍和局限性癫痫发作等，偏瘫多以面部和上肢为重；累及椎 - 基底动脉系统，则表现为眩晕、复视、共济失调、交叉瘫、四肢瘫、发音及吞咽困难等。

4. 大多数患者有栓子来源的原发病，如风湿性心脏病、冠心病和严重的心律失常（如心房颤动）等；部分患者可有心脏手术、血管内治疗史等；部分病例有脑外多处栓塞的证据，如皮肤、球结膜、肾、脾和肠系膜等栓塞和相应的临床症状及体征。

（三）诊断与鉴别诊断

根据骤然起病，数秒至数分钟内出现的偏瘫、失语、一过性的意识障碍和抽搐发作等局灶性症状，既往有栓子来源的基础疾病，头颅 CT 和脑 MRI 检查排除脑出血和其他病变，可初步作出诊断，若血管影像学证实没有与脑梗死神经功能缺损相对应的颅内或颅外大血管动脉粥样硬化性狭窄（>50%），或合并身体其他脏器栓塞，则可明确诊断。应与脑出血、动脉粥样硬化型脑梗死、颅内占位性病变等进行鉴别。

（四）院前急诊处理及转诊指征

详见第二节 大动脉粥样硬化型脑梗死的"院前处理及转诊指征"。

（五）缓解期的治疗

由于脑栓塞有很高的复发率，有效预防很重要。心房颤动的患者应采取预防性抗凝治疗。推荐华法林口服抗凝治疗，目标剂量是维持 INR 在 2.0～3.0。新型的口服抗凝剂（非瓣膜病性心房颤动者）可作为华法林替代药物，包括达比加群、利伐沙班、阿哌沙班及依度沙班。若不能接受口服抗凝药物治疗，推荐应用阿司匹林单药治疗。

（六）康复指征。

详见第二节 大动脉粥样硬化型脑梗死的"康复指征"。

二、补充学习的内容

心源性脑栓塞的栓子通常来源于心房、心室附壁血栓、瓣膜赘生物等，其中非瓣膜性心房颤动是心源性脑栓塞最常见的病因，占心源性脑栓塞的 50%。探查心脏栓子来源的首选检查是超声心动图。

三、问诊要点

详见第一节 短暂性脑缺血发作中"问诊要点"。

四、体格检查要点

详见第一节 短暂性脑缺血发作中"体格检查要点"。

五、诊断思路

1. 确定为缺血性卒中。
2. 有栓子来源的基础疾病。
3. 排除其他类型或明确为其他原因的脑梗死。

六、治疗策略

与大动脉粥样硬化型脑梗死治疗原则基本相同。心源性脑栓塞急性期不推荐抗凝治疗，对大部分心房颤动导致的卒中患者，可在发病 4～14d 开始口服抗凝治疗，预防卒中复发。针对原发病的治疗,有利于脑栓塞的病情控制。

七、健康教育

健康教育内容除卒中的相关知识、饮食指导、生活方式指导、康复指导,还应该包括原发病的治疗,如心房颤动的抗凝治疗及相关知识的普及。脑栓塞复发率很高,有效预防非常重要。

八、应用举例

患者,男性,52岁,主因"突发左侧肢体活动障碍2h"就诊于全科门诊。既往有心房颤动病史5年,高血压病史2年。体格检查:血压136/86mmHg,神志清楚,言语流利,心率92次/min,第一心音强弱不等,节律绝对不齐,左侧肢体肌力0级,左侧巴宾斯基征(+)。

(一)请回答以下问题

1. 初步诊断是什么?

2. 为明确诊断需要进行何种检查?

(二)参考答案

1. 初步诊断 患者初步诊断卒中,结合其既往心房颤动病史,考虑为缺血性卒中、心源性脑栓塞可能性大。

2. 需完善的检查 应完善头颅CT除外出血性卒中或其他疾病,完善超声心动图检查了解有无心脏附壁血栓,行颈部血管超声、经颅多普勒超声了解颅内、颅外血管有无动脉粥样硬化性血管狭窄,除外大动脉粥样硬化型脑梗死。

第四节 脑 出 血

一、要求掌握的理论知识

(一)定义

脑出血是指原发性非外伤性脑实质内的出血,占全部卒中20%~30%。高血压是脑出血的最常见原因。

(二)临床表现

1. 急性起病并出现局限性神经功能缺损,一般可于数小时内达高峰。个别患者因继续出血和血肿扩大,临床症状进行性加重。临床表现可因出血部位及出血量的不同而异。基底节区出血病例约占全部脑出血病例的70%。

2. 除少量脑出血外,大部分患者均有不同程度的意识障碍。意识障碍的程度是判断病情轻重和预后的重要指标。

3. 头痛和呕吐是脑出血最常见的症状,可单独或合并出现。头痛和呕吐同时出现是颅内压增高的指征之一。

4. 脑出血者可出现癫痫发作,癫痫发作多为局灶性和继发性全身发作。以脑叶出血和深部出血最多见。

(三)诊断与鉴别诊断

1. 诊断 50岁以上高血压患者在活动或情绪激动时突发起病,迅速出现的偏瘫、失语等局灶性神经缺失症状，应首先想到脑出血可能。头颅 CT 检查可提供脑出血的直接证据。

2．鉴别诊断

（1）与脑梗死鉴别。

（2）发病突然、迅速昏迷且局灶体征不明显者，应注意与引起昏迷的全身性中毒性疾病（酒精、药物、一氧化碳）及代谢性疾病（糖尿病、低血糖、肝性昏迷和尿毒症）鉴别，病史及相关的实验室检查可提供诊断线索，头颅 CT 无出血性改变。

（3）外伤性颅内血肿多有外伤史，头颅 CT 可发现血肿。

（4）与瘤卒中鉴别。

（四）急性期的处理

1．内科治疗

（1）保持安静，卧床休息（抬高床头约 30° 以增加颈静脉回流，降低颅内压），要减少探视。密切观察生命体征，注意瞳孔和意识变化。保持呼吸道通畅，及时清理呼吸道分泌物，必要时吸氧，使动脉血氧饱和度维持在 90% 以上。加强护理，保持肢体的功能体位。有意识障碍、消化道出血者宜禁食 24～48h，酌情使用胃管。

（2）水、电解质平衡和营养：患者每日液体入量可按尿量加 500ml 计算，如高热、多汗、呕吐或腹泻，可适当增加液体入量。防止低钠血症，避免加重脑水肿。

（3）控制脑水肿，降低颅内压：脑出血后脑水肿约在 48h 达高峰，维持 3～5d 后逐渐消退，可持续 2～3 周或更长时间。脑水肿可使颅内压增高，并致脑疝形成，是影响脑出血死亡率及功能恢复的主要因素。积极控制脑水肿、降低颅内压是脑出血急性期治疗的重要环节。药物选择如下。

1）甘露醇：常用 20% 甘露醇 125～250ml，每 6～8h 1 次，疗程 7～10d。

2）利尿剂：呋塞米较常用，常与甘露醇合用可增强脱水的效果，每次 20～40mg，2～4 次 /d，静脉注射。

3）甘油果糖：500ml 静脉滴注，1～2 次 /d，3～6h 滴完，脱水、降颅内压的作用较甘露醇和缓。

（4）调整高血压：当颅内压下降时血压也会随之下降，因此通常可不使用降压药。当收缩压>220mmHg，应积极应用静脉降压药物降低血压，当收缩压>180mmHg，可用静脉降压药物降低血压；收缩压 <180mmHg 或舒张压 <105mmHg 可观察而不使用降压药。

（5）并发症的防治：感染；应激性溃疡；抗利尿激素分泌失调综合征（尿排钠增多，血钠降低，加重脑水肿，每日水摄入量限制为 800～1 000ml，补钠治疗）；痫性发作（以全面性发作为主，频繁发作患者可静脉缓慢注射地西泮 10～20mg，不需长期治疗）；中枢性高热；下肢的深静脉血栓形成。

2．外科治疗　脑出血外科治疗有益于挽救重症患者的生命并促进神经功能的恢复。应根据出血的部位、病因、出血量及患者年龄、意识状态、全身状况决定是否手术治疗。宜在超早期（发病后 6～24h 内）进行手术。

（五）院前急诊处理及转诊指征

详见第二节　大动脉粥样硬化型脑梗死的"院前处理及转诊指征"。

（六）缓解期的治疗

1．控制危险因素。

2．康复治疗。

（七）康复指征

脑出血后，只要患者生命体征平稳、病情不再进展，宜尽早进行康复治疗。

二、补充学习的内容

（一）脑出血的危险因素及病因

以高血压、脑血管淀粉样变性、脑动静脉畸形、脑动脉瘤、瘤卒中和凝血功能障碍等多见。

（二）脑出血的分类

关于脑出血的分类，欧洲与美国学者有不同的分类方法，原发性脑出血与继发性脑出血的分类，目前得到较多认可。原发性脑出血指无明确病因的脑出血，多数合并有高血压。继发性脑出血一般指有明确病因的脑出血，多由脑动静脉畸形、脑动脉瘤、使用抗凝药物、溶栓治疗、抗血小板治疗、凝血功能障碍、脑肿瘤、脑血管炎、硬脑膜动静脉瘘、烟雾病和静脉窦血栓形成等引起，占脑出血的15%～20%。

三、问诊要点

详见第一节 短暂性脑缺血发作中"问诊要点"。

四、体格检查要点

详见第一节 短暂性脑缺血发作中"体格检查要点"。

五、诊断思路

（一）确定为卒中

起病急，有头痛、呕吐等高颅压症状，有局灶性神经功能缺损的症状和体征。

（二）确定为出血性卒中

完善头颅CT检查一般可以迅速明确诊断。

六、治疗策略

治疗原则为安静卧床、脱水、降颅内压、调整血压、防止继续出血、加强护理，防治并发症，促进瘫痪肢体和语言障碍的功能恢复，降低致残率、死亡率，减少复发。急性期具体治疗详见本节"急性期的处理"。

七、健康教育

健康教育内容除卒中相关知识外，脑出血急性期要防止血压过高、情绪激动，根据病情进行功能锻炼，控制危险因素，预防复发。

八、应用举例

患者，女性，62岁，因"突发头痛伴左侧肢体活动障碍4h"就诊于全科门诊。发病前与人发生争吵，既往有高血压病史。体格检查：血压170/100mmHg，神志清楚，左侧肢体肌力Ⅰ级，左侧巴宾斯基征（+）。

（一）请回答以下问题

1. 初步诊断是什么？

2. 如何进行下一步诊治？目前血压高是否需要处理？

（二）参考答案

1. 初步诊断　患者初步诊断为卒中（出血性卒中、脑出血可能性大）。

2. 进一步诊治　立即予患者平卧、开放静脉通路、密切观察生命体征，完善血糖检测、心电图检查，同时积极联系 120 进行转诊。脑出血后的血压升高，是颅内压升高的一种反射性自我调节，目前患者暂时不必使用降压药物。

第五节　蛛网膜下腔出血

一、要求掌握的理论知识

（一）定义

蛛网膜下腔出血，又称原发性蛛网膜下腔出血，是由多种病因所致脑底部或脑表面血管破裂，血液直接流入蛛网膜下腔引起相应症状的急性出血性脑卒中。

（二）临床表现

颅内动脉瘤是最常见病因（占 75%～80%），血管畸形约占 10%，血管畸形者多见于青年人。典型临床表现是突然发生剧烈头痛、呕吐、脑膜刺激征。常见的伴随症状有短暂的意识障碍、项背部或下肢疼痛、畏光等。轻者可无明显的症状和体征，重症患者突然昏迷并在短期内死亡。绝大多数病例在发病后数小时内可出现脑膜刺激征，以颈强直最明显。

（三）诊断与鉴别诊断

1. 诊断　突然发生的剧烈头痛、恶心、呕吐和脑膜刺激征阳性患者，无局灶性的神经缺损体征，伴或不伴意识障碍，可诊断本病；如脑脊液呈均匀一致的血性，压力增高，眼底检查发现玻璃体膜下出血可临床确诊。应常规进行头颅 CT 检查证实临床诊断，同时进行病因学诊断。

2. 鉴别诊断

（1）脑出血。

（2）颅内感染性疾病：各种类型脑膜炎如结核性、真菌性、细菌性和病毒性脑膜炎等，有头痛、呕吐和脑膜刺激征，但常先有发热，脑脊液性状提示感染而非出血可以鉴别。

（3）瘤卒中或颅内转移瘤：约 1.5% 的脑瘤可发生瘤卒中，形成瘤内或瘤旁的血肿合并蛛网膜下腔出血，依靠详细病史、脑脊液查到瘤细胞和头颅 CT 检查可以鉴别。

（四）治疗

蛛网膜下腔出血的治疗原则是防止再出血、防治迟发性脑血管痉挛、去除病因和预防复发。

1. 内科治疗

（1）一般处理：患者应住院治疗和监护，绝对卧床 4～6 周。

（2）降颅内压治疗：此病可引起脑水肿及颅内压升高，严重者可出现脑疝，应积极进行脱水、降颅内压治疗，应用 20% 甘露醇、呋塞米、白蛋白等。

（3）防止再出血：用抗纤维蛋白溶解药，抑制纤溶酶原的形成，推迟血块溶解，防止再出血的发生。常用药物有 6- 氨基己酸、氨甲环酸等。

（4）防治迟发性血管痉挛：常规口服或静脉滴注钙通道阻滞剂尼莫地平，可有效防止动脉痉挛。

2. 手术治疗　去除病因、及时止血、预防再出血及血管痉挛是防止复发的有效治疗手段，应在发病后 24～72h 进行。

（五）院前急诊处理及转诊指征

详见第二节　大动脉粥样硬化型脑梗死的"院前处理及转诊指征"。

（六）缓解期的治疗

1. 控制危险因素　高血压、吸烟、酗酒等。

2. 动脉瘤的处理。

（七）康复指征

当蛛网膜下腔出血出现局灶性神经功能缺损症状，且生命体征平稳、病情不再进展，即可进行康复治疗。

二、补充学习的内容

蛛网膜下腔出血 3d 内头颅 CT 诊断的敏感度可达 93%～100%，随着时间的推移，阳性率急剧降低，2 周时敏感度降至 30% 以下。头颅 CT 不仅是早期蛛网膜下腔出血的重要诊断手段，还可对预后的判断提供重要依据。若高度怀疑蛛网膜下腔出血，但头颅 CT 阴性，磁共振成像（magnetic resonance imaging，MRI）/ 液体衰减反转恢复（fluid attenuated inversion recover，FLAIR）/ 弥散加权成像（diffusion weighted imaging，DWI）/ 梯度回波序列有助于诊断。若 CT 或 MRI 阴性但高度怀疑蛛网膜下腔出血的患者建议行腰椎穿刺检查。

三、问诊要点

详见第一节　短暂性脑缺血发作中"问诊要点"。

四、体格检查要点

详见第一节　短暂性脑缺血发作中"体格检查要点"。

五、诊断思路

（一）临床表现

突然发生的持续性剧烈头痛、呕吐，脑膜刺激征阳性，伴或不伴意识障碍。

（二）影像学检查

结合头颅 CT 检查证实脑池和蛛网膜下腔高密度征象或腰椎穿刺提示压力高和血性脑脊液等可临床确诊。

六、治疗策略

急性期治疗的目的是防止再出血，降低颅内压、减少并发症，治疗原发病和预防复发。

七、健康教育

蛛网膜下腔出血的预防主要有控制危险因素，戒烟、戒酒，常规血压监控，增加蔬菜摄入，可降低动脉瘤破裂出血的风险。对于罹患高血压且具备其他危险因素的颅内动脉瘤患者，建议进行无创的血管影像学筛查。

八、应用举例

患者，女性，62 岁，主因"突发剧烈头痛、恶性、呕吐 3h"就诊于全科门诊。患者于 3h 前骑车回家途中突然出现剧烈头痛，恶心、呕吐 3 次，呈非喷射性，呕吐物为胃内容物，无咖啡样呕吐物。无肢体活动障碍、口角歪斜、构音不清、饮水呛咳、抽搐和大小便失禁，无畏寒、发热，无咳嗽、咳痰。既往糖尿病病史 1 年余，口服"拜糖平"治疗。体格检查：血压 134/98mmHg，神志清楚，精神弱，问答切题，构音清晰，言语流利，双侧瞳孔等大、等圆，直径约 2.5mm，对光反射灵敏，双侧鼻唇沟对称，露齿口角未见歪斜，四肢肌张力正常，四肢肢肌力Ⅴ级，双侧巴宾斯基征（－），颈强直，克尼格征（+），布鲁津斯基征（+）。

（一）请回答以下问题

1. 初步诊断什么疾病？写出诊断依据？

2. 该患者首选的检查是什么？

3. 若患者在治疗过程出现头痛加重伴偏瘫，提示发生了什么问题？

（二）参考答案

1. 初步诊断为蛛网膜下腔出血。诊断依据有突发剧烈头痛，呈持续性，伴恶心、呕吐，体格检查脑膜刺激征阳性，无局灶性神经系统体征。

2. 首选检查为头颅 CT。

3. 患者在治疗过程中出现头痛加重伴偏瘫，考虑可能为脑血管痉挛导致的迟发性脑缺血。

第三章 院内急救

《助理全科医生培训标准（试行）》细则中急诊轮转要求掌握如下内容：

一、17 种主要疾病的临床表现、诊断与鉴别诊断、治疗原则等（具体要求见每种疾病）

心脏骤停、急性左心衰竭、自发性气胸、重症哮喘、糖尿病酮症酸中毒、心绞痛、急性心肌梗死、上消化道出血、阵发性室上性心动过速、癫痫持续状态、中毒、意外伤害、急腹症、脑出血、脑梗死、创伤和犬咬伤（狂犬病暴露）。

二、6 种主要技能的操作

院内单、双人心肺复苏技术、电除颤术、洗胃术操作方法及准备工作、创伤的包扎止血固定、骨折石膏固定后的护理技术和注意事项。

第一节 心脏骤停

一、要求掌握的理论知识

（一）心脏骤停的快速诊断

1. 意识突然丧失、大动脉（颈动脉、股动脉）搏动消失、自主呼吸停止。

2. 心电图表现　心室颤动、无脉性室性心动过速、无脉电活动或心室静止。

符合上述两项中任何一项即可作出临床诊断。

（二）心肺复苏流程

复苏程序包括识别心脏骤停、启动急救服务系统、早期徒手心肺复苏（胸外按压 - 开放气道 - 人工呼吸）和现场使用自动体外除颤器快速除颤。

二、补充学习的内容

（一）心脏骤停发生的原因

1. 心源性（占 75%）　如急性心肌缺血、心律失常、心肌病、心肌炎、心脏瓣膜病、心力衰竭和心脏破裂等。

2. 非心源性　如肺栓塞、出血性休克、张力性气胸、重症感染、严重酸中毒、电解质紊乱、药物或化学品中毒等。

（二）各脏器对缺氧的耐受时间

大脑 4～6min，小脑 10～15min，延髓 20～25min，心肌和肾小管细胞 30min，肝细胞1～2h。

三、问诊要点

（一）现病史

简要询问目击者患者发病的具体时间，发病当时所处环境，发病时的状态、发病过程，是否采取过急救措施等。

（二）既往史

有无外伤史、心脏病史、药物及化学物品中毒史，有无药物过敏史。

注意：时间紧迫，不宜花太多时间详细询问病史。

四、体格检查要点

检查意识状态、大动脉搏动及呼吸。

五、诊断思路

同时具备意识丧失、大动脉搏动消失、呼吸消失可诊断心脏骤停。

六、治疗策略

（一）立即心肺复苏

基础生命支持，按照胸外按压（chest compression，C）、开放气道（open airway，A）、简易呼吸器辅助呼吸（simple respirator assisted breathing，B）的顺序进行，每 2min 评估 1 次。

（二）高级生命支持

1. 心电图、心电监护提示心室颤动者立即除颤。除颤能量选择：单向波使用 360J，双向波使用 200J。

2. 建立静脉通路。

3. 肾上腺素静脉注射 1mg，每隔 3～5min 可重复使用 1 次。

4. 气管插管，简易呼吸器辅助呼吸。

5. 经心肺复苏、电除颤无反应的心室颤动或无脉性室性心动过速，可给予胺碘酮 300mg 入 5% 葡萄糖溶液 20ml 静脉注射，10min 后无效者，可追加 150mg 入 5% 葡萄糖溶液 20ml 静脉注射。

（三）复苏后生命支持

一旦患者自主循环恢复，即将其收入重症监护室。

七、应用举例

患者，男性，56 岁，主因"胸闷 2d"就诊于社区卫生服务中心，挂号时突然倒地，意识丧失，呼之不应。

（一）请回答以下问题

作为接诊医师，你该如何处理？

（二）参考答案

1．马上向目击者简单询问患者发病时间，发病前症状，发病后处理情况，同时立即判断患者意识，触摸颈动脉有无搏动，判断有无呼吸。

2．如果判断为心脏骤停，立即呼叫同事启动心肺复苏程序，推抢救车，准备除颤仪。

3．将患者水平仰卧位，解开衣领、上衣、腰带，充分暴露胸壁，进行胸外按压 30 次→清理气道并开放气道→简易呼吸器辅助呼吸 2 次→ 5 组胸外按压和人工呼吸后同时检查脉搏和呼吸→如呼吸、心跳仍未恢复，则继续以 30∶2 比例给予胸外按压和人工呼吸。

4．行心电监护，如果提示为心室颤动，尽早除颤。除颤能量选择：单向波使用 360J，双向波使用 200J。

5．开放静脉通路，静脉滴注生理盐水 500ml，尽早用肾上腺素 1mg 静脉注射（每 3～5min 重复 1 次）。若心肺复苏、电除颤后仍为心室颤动，可给予胺碘酮 300mg 入 5% 葡萄糖溶液 20ml 静脉注射。

6．选择适宜时机气管插管。

7．若抢救至少 30min 以上，患者呼吸、心跳仍未恢复，可宣布患者死亡，停止抢救。

8．如患者呼吸、心跳恢复，立即联系救护车送至上级医院。

第二节　急性左心衰竭

一、要求掌握的理论知识

（一）急性左心衰竭的诊断

1．症状　极度呼吸困难，咳嗽、咳白色或粉红色泡沫痰，大汗淋漓，面色灰白，烦躁不安。

2．体征　端坐呼吸，口唇发绀，双肺可闻及湿啰音或哮鸣音，心率增快，心尖部可闻及舒张期奔马律。

3．辅助检查　胸部 X 线检查提示肺间质水肿（蝴蝶影）。

（二）急性左心衰竭的急诊处理

1．一般处理　坐位或半卧位，双下肢下垂，高流量（6～8L/min）面罩吸氧，心电监护。

2．完善检查　血常规、肝肾功能、电解质、血糖、心肌坏死标志物、B 型利钠肽（BNP）、动脉血气分析等，必要时予胸部 X 线、超声心动图等检查。

3．建立静脉通路

4．吗啡　静脉注射 3mg，必要时 15min 可重复 1 次。伴明显和持续低血压、休克、意识障碍和 COPD 等患者禁忌使用。

5．利尿剂　呋塞米 20～40mg，2min 内静脉注射。

6．血管扩张剂　硝普钠或硝酸甘油。硝普钠起始剂量 10～15μg/min，硝酸甘油起始剂量 10μg/min，逐渐增加剂量，直到肺水肿得以缓解或收缩压降至 100mmHg。

7．整形肌力药物

（1）心房颤动伴快速心室率，或有心脏扩大伴左心室收缩功能不全的患者，予去乙酰毛花苷注射液，首剂可将 0.4mg 加入 5% 葡萄糖注射液 20ml 中，缓慢静脉注射，2h 后可酌情再给药 0.2～0.4mg。

（2）血压低时，予左西孟旦 0.1～0.2μg/(kg·min)，静脉滴注；或多巴酚丁胺 2～20μg/(kg·min)，

静脉滴注。

8. 机械通气 神志清楚，呼吸效率>50 次 /min，SPO_2<90% 的患者在有条件的情况下应尽早使用无创正压通气（NIPPV）；经积极治疗后病情仍继续恶化（意识障碍、呼吸节律异常或呼吸频率<8 次 /min、自主呼吸微弱或消失、PCO_2 进行性升高）者、不能耐受 NIPPV 或是存在 NIPPV 治疗禁忌证者，应气管插管，行有创机械通气（IPPV）。

9. 控制病因，预防复发。

二、补充学习的内容

急性左心衰竭的常见病因：急性心肌坏死和 / 或损伤，如重症心肌炎、急性广泛前壁心肌梗死；急性机械性梗阻；急性容量负荷过重；严重的心律失常；急性心室舒张受限；先天性心脏病及其他心脏病史；肾衰竭。

三、问诊要点

（一）现病史

1. 起病情况与患病时间 起病急骤。

2. 主要症状的特点 有无突发呼吸困难、发绀、咳粉红色泡沫痰。

3. 病因与诱因 有无感染、体力劳动和情绪激动、心律失常、急性心肌坏死和 / 或损伤、血压过高、输液过多过快、妊娠及分娩、洋地黄类药物或负性肌力药物应用不当、水及电解质平衡紊乱、酸中毒、出血及贫血等情况。

4. 伴随症状 是否伴有极度烦躁不安、大汗淋漓、濒死感、四肢厥冷等。

5. 病情的发展与演变。

6. 诊治情况 本次就诊前是否接受其他医疗单位的诊治（时间、诊断、治疗、效果等）。

7. 发病后的一般情况 精神状态、饮食、大小便、睡眠等。

（二）既往史

有无心脏病、高血压、支气管哮喘、糖尿病及肾脏疾病史等。

（三）个人史

有无吸烟史。

四、体格检查要点

（一）专科体格检查

1. 肺部 听诊（啰音）。

2. 心脏 叩诊、听诊（心率、节律、心音、杂音等）。

（二）其他系统重点体格检查

1. 生命体征 脉搏、呼吸、血压。

2. 一般情况 意识、精神状态、面容、体位、皮肤颜色及湿度。

3. 颜面及其器官 口唇颜色。

4. 腹部 肝脏触诊。

5. 下肢 有无水肿。

6. 周围动脉 有无交替脉。

五、诊断思路

原有基础心脏病（部分患者不伴有基础心脏病），突发呼吸困难呈端坐呼吸、咳粉红色泡沫痰，双肺布满湿啰音或哮鸣音，心尖部可闻及舒张期奔马律，结合胸部 X 线片提示肺间质水肿（蝴蝶影），可确定诊断。

六、治疗策略

详见本节"急性左心衰竭的急诊处理"。

七、应用举例

患者，男性，70 岁，3h 前突发严重呼吸困难，频繁咳嗽，咳粉红色泡沫痰就诊于全科门诊。既往有冠心病、心肌梗死病史。体格检查：血压 100/70mmHg，脉搏 124 次 /min，呼吸 32 次 /min，双肺可闻及大量湿啰音。

（一）请回答以下问题

1. 初步诊断是什么？

2. 作为接诊医师该如何处理？

（二）参考答案

1. 初步诊断　通过患者急性肺水肿的临床表现及心脏病史初步诊断为急性左心衰竭。

2. 处理　患者取坐位，双下肢下垂、心电监护、高流量面罩吸氧、记录出入量，同时开放静脉通路、完善心电图（除外急性心肌梗死）。治疗上给予呋塞米 20mg 静脉注射，硝酸甘油或硝普钠静脉滴注，根据血压情况逐渐增加剂量，若患者出现烦躁不安，给予吗啡 3mg 静脉注射。病情稳定后，联系救护车转诊上级医院。

第三节　自发性气胸

一、要求掌握的理论知识

（一）临床表现

1. 症状　突发一侧胸痛，可放射到患侧肩部或背部，伴胸闷、咳嗽、呼吸困难。

2. 体征　气管移向健侧，患侧胸部饱满、呼吸运动减弱、肋间隙增宽，叩诊呈鼓音，听诊呼吸音消失。右侧气胸时可伴有肝上界下移。严重的张力性气胸患者，可出现大汗淋漓、发绀、心律失常、四肢厥冷，甚至休克、昏迷等危及生命。

（二）影像学特点

胸部 X 线可见气胸线、肺纹理消失及压缩的肺组织。该检查是诊断气胸最准确、可靠的方法。

二、补充学习的内容

（一）气胸的分类

气胸可分为自发性、外伤性和医源性三类。自发性气胸为无任何可识别的创伤情况下发生的气胸。

（二）自发性气胸的分型

自发性气胸根据肺部是否存在基础病变分为原发性自发性气胸和继发性自发性气胸。

1. 原发性自发性气胸　指无明确肺部疾病患者在无诱发事件的情况下发生的气胸。

2. 继发性自发性气胸　指在肺疾病基础上并发的气胸，最常见的是 COPD、囊性肺纤维化、肺结核、恶性肿瘤等。

三、问诊要点

（一）现病史

1. 起病情况与患病时间　起病急、缓，首次发病的具体时间。

2. 主要症状的特点　有无突发一侧胸痛、胸闷、呼吸困难、刺激性咳嗽。

3. 病因与诱因　有无剧烈运动、用力咳嗽、喷嚏、大笑等。

4. 伴随症状　有无放射痛、烦躁不安、大汗、发绀等。

5. 病情的发展与演变。

6. 诊治情况　本次就诊前是否接受其他医疗单位的诊治（时间、诊断、治疗、效果等）。

7. 发病后的一般情况。

（二）既往史

有无肺结核、COPD、肺癌和尘肺等病史。

（三）个人史

有无吸烟史。

四、体格检查要点

（一）专科体格检查

胸部：视诊、触诊、叩诊（叩诊音是否呈鼓音）、听诊（呼吸音）。

（二）其他系统重点体格检查

1. 生命体征　脉搏、呼吸、血压。

2. 一般情况　意识、面容。

3. 颜面及其器官　口唇有无发绀。

4. 心脏　听诊。

5. 腹部　肝浊音界是否下移。

五、诊断思路

典型的自发性气胸诊断并不困难，通过突发胸痛、呼吸困难的病史，体格检查患侧胸廓饱满、呼吸运动减弱，叩诊呈鼓音，听诊呼吸音消失，结合发病时胸部 X 线检查可明确诊断。

六、治疗策略

（一）吸氧

吸氧可以加快胸膜腔内气体的再吸收，一般选择面罩给氧。

（二）保守治疗

肺容积压缩<20%，无症状且无肺部基础病者，可留院观察，保守治疗。

（三）胸膜腔排气

1. 胸腔穿刺抽气　适用于大量气胸（胸膜线与胸壁顶之间的气体边缘宽度≥3cm）或伴有

呼吸困难、低氧血症或剧烈疼痛的患者。皮肤消毒后,用气胸针直接刺入患侧胸部锁骨中线第2肋间,连接50ml或100ml注射器抽气,直到患者呼吸困难缓解为止。

2. 胸腔闭式引流 适用于交通性气胸、张力性气胸、心肺功能差及症状重的闭合性气胸患者;预计需多次抽气或反复复发的气胸患者。

（四）手术治疗

手术包括将脏层胸膜上破裂的肺小泡或撕裂口予以钉合或缝合,并切除异常的肺组织。手术方式包括胸腔镜手术和开胸手术。

七、应用举例

患者,男性,15岁,主因"突发右胸痛半小时"就诊于全科门诊。患者半小时前上体育课打篮球时突然出现右侧胸痛,放射至右肩部,伴呼吸困难。体格检查:右侧胸部饱满、呼吸运动减弱、肋间隙增宽,叩诊呈鼓音,听诊呼吸音消失。

（一）请回答以下问题

1. 初步诊断是什么?

2. 为明确诊断首选什么检查?

3. 描述该项检查可能的结果是什么?

4. 如何进行处理?

（二）参考答案

1. 初步诊断 右侧气胸。

2. 首选检查 胸部X线检查。

3. 胸部X线可能的结果 右胸可见气胸线,气胸线外肺纹理消失,线内可见压缩的肺组织。

4. 处理 患者有呼吸困难症状,或胸部X线提示肺压缩>20%,可进行胸腔穿刺抽气,直到患者呼吸困难缓解为止(不超过1 000ml)。若经治疗效果不佳,气胸未消除,或气胸原因需专科处理(如手术治疗肺大疱),应在吸氧情况下转诊。

第四节 重 症 哮 喘

一、要求掌握的理论知识

（一）重症哮喘的临床表现

反复发作性呼气性呼吸困难多表现为端坐呼吸,语言表达不连贯,甚至不能说话,常出现焦虑不安、烦躁,嗜睡或意识模糊。

（二）重症哮喘的诊断

支气管哮喘急性发作时,患者出现以下表现考虑为重症哮喘:端坐呼吸伴大汗淋漓;不能讲话或语言断续;焦虑不安、烦躁,嗜睡或意识模糊;呼吸频率>30次/min,血压波动;心率>120次/min或有奇脉(收缩压下降);哮鸣音响亮且弥漫,继而减弱至消失。

（三）重症哮喘的抢救处理措施

1. 氧疗 立即吸氧,保证PaO_2>60mmHg,SaO_2>92%。

2. 补液 建立静脉通路,纠正并维持水、电解质平衡。

3. 静脉应用糖皮质激素 是控制和缓解哮喘发作的重要治疗措施。甲泼尼龙(80~

160mg/d），琥珀酸氢化可的松（100～400mg/d）。病情控制后可停用，给予吸入剂维持。

4．静脉点滴氨茶碱　负荷量 4～6mg/kg，维持量为 0.6～0.8mg/（kg•h），最大剂量不超过 1.0g/d。

5．雾化吸入 β_2 受体激动剂　如沙丁胺醇，可联合应用抗胆碱药物如异丙托溴铵。

6．纠正和避免酸中毒。

7．病情持续恶化，出现严重低氧血症、精神状态恶化和意识改变时，应给予气管插管、机械通气治疗。

8．防治呼吸道感染。

9．去除痰液。

二、补充学习的内容

（一）重症哮喘的鉴别诊断

1．急性左心衰竭　患者多有冠心病、风湿性心脏病、高血压等病史和体征，突发呼吸困难、端坐呼吸、咳粉红色泡沫痰，双肺可闻及广泛的湿啰音及哮鸣音，心率明显增快，心尖部可闻及舒张期奔马律。胸部 X 线检查可显示肺水肿。

2．自发性气胸　患者呼吸困难的同时可伴有胸痛。体格检查可见患侧胸部饱满、呼吸运动减弱，叩诊呈鼓音，听诊呼吸音消失。胸部 X 线可见气胸线。

3．COPD　多见于中老年人，有长期吸烟病史和慢性咳嗽史，喘息长年存在。体格检查双肺呼吸音明显下降，有肺气肿征，双肺可闻及湿啰音。

4．肺栓塞　多表现为呼吸困难，血气分析提示 I 型呼吸衰竭，但平喘药治疗无效。CT 肺血管重建（computed tomographic pulmonary angiography，CTPA）及肺核素通气灌注扫描等检查可确诊。

（二）重症哮喘的转诊指征

重症哮喘患者及哮喘持续状态，易发生呼吸衰竭，危及生命，因此一旦确诊，应在积极治疗的基础上立即转至上级医院。

三、问诊要点

（一）现病史

1．起病情况与患病时间　起病急、缓，首次发病的具体时间。

2．主要症状的特点　有无气短、呼吸困难、端坐呼吸、讲话不连贯、单字表达，甚至不能说话等。

3．病因与诱因　有无过敏原或其他致喘因素持续存在，运动，呼吸道病毒感染，有无脱水、电解质紊乱和酸中毒、情绪过分紧张及理化因素的影响等。

4．病情的发展与演变　有无意识障碍。

5．伴随症状　有无发热、咳嗽、烦躁、大汗淋漓等症状。

6．诊治情况　本次就诊前是否接受其他医疗单位的诊治（时间、诊断、治疗、效果等）。

7．发病后的一般情况。

（二）既往史

既往有无冠心病、高血压、心衰等病史，有无过敏史。

（三）个人史

有无吸烟史。

四、体格检查要点

（一）专科体格检查

肺部：视诊（有无三凹征、胸腹矛盾运动）、听诊（呼吸音、啰音）。

（二）其他系统重点体格检查

1. 生命体征 体温、脉搏、呼吸、血压。

2. 一般情况 意识、精神状态、体位、表情、皮肤湿度。

3. 颜面及其器官 面色、口唇（有无发绀）。

4. 心脏 听诊（心率、节律、心音、杂音等）。

5. 下肢 有无水肿。

五、诊断思路

（一）临床表现

呼气性呼吸困难、端坐呼吸、双肺哮鸣音等。

（二）辅助检查

胸部 X 线为过度充气表现，也可合并有肺不张、肺炎、气胸等。

六、治疗策略

详见本节"重症哮喘的抢救处理措施"。

七、应用举例

患者，女性，18 岁，3h 前突发极度呼气性呼吸困难，不能平卧，不能讲话，大汗淋漓，就诊于全科门诊。既往有哮喘病史。体格检查：血压 100/70mmHg，脉搏 124 次 /min，呼吸 32 次 /min，神志清楚，精神弱，坐立位，口唇发绀，四肢湿冷，双肺可闻及弥漫性减弱的哮鸣音，心率 124 次 /min。

（一）请回答以下问题

1. 能否诊断为急性重症哮喘？

2. 还需要询问哪些病史？

3. 如何进行处理？

（二）参考答案

1. 患者既往哮喘病史，此次出现极度呼吸困难，呼吸频率>30 次 /min，心率>120 次 /min，双肺可闻及哮鸣音且呈弥漫性减弱，故可以诊断为重症哮喘。

2. 还需要进行病因问诊，如触发因素（过敏原接触）、有无感染、激素使用不当、精神因素、口服阿司匹林或非甾体消炎药等，以及既往用药情况、药物疗效情况。

3. 治疗

（1）一般治疗：立即氧疗（保证 PaO_2>60mmHg，SaO_2>92%），持续监测血氧饱和度，建立静脉通路。

（2）药物治疗：①静脉应用糖皮质激素甲泼尼龙（80～160mg/d）；②静脉滴注氨茶碱；③条件允许给予雾化吸入 β_2 受体激动剂如沙丁胺醇，可联合应用抗胆碱药物如异丙托溴铵；④补液、去除痰液对症治疗；⑤若患者意识不清，则给予气管插管。

（3）以上治疗的同时，积极联系救护车进行转诊。

第五节　糖尿病酮症酸中毒

一、要求掌握的理论知识

（一）糖尿病酮症酸中毒的诊断标准

临床上对于原因不明的恶心、呕吐、休克、酸中毒、昏迷的患者，尤其是血压低且尿量多者，不论既往有无糖尿病病史，均应想到该病可能。如血糖>11mmol/L 伴酮尿或酮血症，血pH<7.3 和 / 或血碳酸氢根<15mmol/L，可诊断为糖尿病酮症酸中毒。

（二）急救原则

改善循环血容量和组织灌注。控制血糖和血浆渗透压至正常水平，平稳清除血、尿中酮体，纠正水、电解质紊乱，去除发病诱因。

二、补充学习的内容

（一）糖尿病酮症酸中毒的临床表现

1. 症状　以恶心、呕吐、多尿、多饮、食欲缺乏及乏力为早期表现，2～3d 后可发展为嗜睡，甚至昏迷。少数患者出现酷似急腹症样的腹痛，需注意鉴别。

2. 体征　呼吸深快，呼气中有烂苹果味（丙酮），所有患者均有不同程度的脱水，表现为眼眶下陷、舌质干红、皮肤干燥、弹性差、脉细速和血压下降等，晚期有不同程度的意识障碍、神经反射迟钝、消失，甚至昏迷。

（二）糖尿病酮症酸中毒的诱因

感染、酗酒、饮食失调、胰岛素使用不当、急性心脑血管疾病、精神刺激或其他应激因素等。

三、问诊要点

（一）现病史

1. 起病情况与患病时间　起病急、缓，首次发病的具体时间。

2. 主要症状的特点　有无烦渴、多尿、食欲缺乏、乏力和恶心、呕吐等。

3. 病因与诱因　感染、胰岛素使用不当、酗酒、饮食不当、急性心脑血管疾病、精神刺激或其他应激因素等。

4. 伴随症状　有无腹痛、头痛、嗜睡和呼吸深快。

5. 病情的发展与演变。

6. 诊治情况　本次就诊前是否接受其他医疗单位的诊治（时间、诊断、治疗、效果等）。

7. 发病后的一般情况　精神状态、饮食、大小便、睡眠等。

（二）既往史

有无糖尿病病史，药物治疗情况，血糖控制情况，有无心脏病史。

四、体格检查要点

（一）专科体格检查

1. 神经系统　意识状态、瞳孔大小及对光反射、肌力、肌张力、腱反射和病理征等。

2. 皮肤黏膜 有无皮肤干燥、弹性差,有无眼眶下陷、四肢厥冷。

(二)其他系统重点体格检查

1. 生命体征 体温、脉搏、呼吸、血压。

2. 一般情况 呼气有无烂苹果味。

3. 肺部 听诊(呼吸音、啰音)。

4. 心脏 听诊(心率、节律、心音、杂音等)。

5. 腹部 触诊(肝、脾,有无压痛)。

6. 下肢 足背动脉搏动情况。

五、诊断思路

当患者出现上述临床表现,既往有糖尿病病史,则应考虑该病的可能。若实验室检查发现血糖明显升高、尿酮体呈阳性且存在酸中毒(血气分析 pH<7.3 或二氧化碳结合力<6mmol/L),则诊断成立。

六、治疗策略

(一)一般处理

吸氧、心电监护,完善动脉血气分析,血、尿常规,肝、肾功能,电解质,血糖和血浆渗透压等相关检查。

(二)胰岛素治疗

小剂量胰岛素静脉滴注 0.1IU/(kg·h),每小时测量血糖,血糖下降速度以每小时 3.9～6.1mmol/L 为宜,尿酮体消失后胰岛素改为皮下注射。

(三)补液治疗

1. 补液的基本原则 为"先快后慢,先盐后糖"。

2. 具体方法 开放至少 2 条静脉通路,24h 补液量 4 000～6 000ml。如无心衰,前 2h 输入 1 000～2 000ml,第 3～6 小时输入 1 000～2 000ml,先静脉滴注生理盐水,血糖降至 13.9mmol/L 后改为 5% 葡萄糖或葡萄糖氯化钠加入胰岛素,按葡萄糖(g)与胰岛素(U)之比为(3～4):1 配制,合并心脏病患者适当减少补液量和速度。清醒患者静脉补液的同时进行胃肠道补液。

(四)其他治疗

1. 补钾 除非患者已有明确肾功能不全、无尿、高钾血症(>6mmol/L),通常在开始静脉滴注胰岛素和患者有尿后即可补钾。

2. 纠正酸中毒 pH<7.1 或血碳酸氢根<5mmol/L,需补碱,可静脉滴注 5% 碳酸氢钠 125～250ml。

3. 诱因及并发症的处理 消除诱因和治疗休克、严重感染、心衰、心律失常、肾衰竭和脑水肿等并发症。

七、应用举例

患者,女性,23 岁,主因"食欲缺乏,恶心、呕吐 2d"就诊于全科门诊。既往糖尿病史 5 年,不规则使用胰岛素治疗。体格检查:血压 90/60mmHg,神清,精神弱,呼吸深快,心率 98 次/min,心律齐,腹软,无压痛,双下肢不肿。辅助检查:末梢血糖 27.1mmol/L,尿糖(++++),尿酮体(+++)。

（一）请回答以下问题

1. 试述该患者的初步诊断？

2. 该患者还需进行哪些辅助检查？

3. 试述该患者的具体治疗措施？

（二）参考答案

1. 根据患者既往糖尿病病史，有不规则使用胰岛素的诱因，出现食欲缺乏、恶心、呕吐的症状，结合实验室检查，初步考虑糖尿病酮症酸中毒可能性大。

2. 需要进一步完善动脉血气分析、电解质、肝及肾功能、血常规和心电图等检查。

3. 具体治疗措施

（1）一般治疗：开放静脉通路。

（2）补液：静脉滴注生理盐水（最初 1～2h 补液 1 000～2 000ml），加入小剂量胰岛素静脉滴注 0.1IU/（kg•h），每小时测量血糖，血糖下降速度以每小时 3.9～6.1mmol/L 为宜，血糖降至 13.9mmol/L 后改为 5% 葡萄糖或葡萄糖氯化钠加入胰岛素（500ml 加胰岛素 6～8IU）静脉滴注。

（3）对症治疗：补钾、补碱（若血气分析 pH<7.1 或血碳酸氢根<5mmol/L，可静脉滴注 5% 碳酸氢钠），防治心力衰竭、心律失常等并发症。

（4）每 1～2h 复查血糖、尿常规、电解质和动脉血气分析等。

（5）若治疗及监测条件不够，或病情不见好转时，应积极转诊。

第六节　心绞痛、急性心肌梗死

一、要求掌握的理论知识

（一）心绞痛

1. 心绞痛的临床表现　详见第一章第二节 冠状动脉粥样硬化性心脏病中心绞痛的临床表现。

2. 心绞痛的心电图特点　约半数患者静息时心电图在正常范围，绝大部分患者在心绞痛发作时可出现暂时性 ST 段压低（≥0.1mv）或 T 波改变（低平、倒置）。

3. 心绞痛的诊断　详见第一章第二节 冠状动脉粥样硬化性心脏病中心绞痛的诊断。

4. 鉴别诊断　详见第一章第二节 冠状动脉粥样硬化性心脏病中心绞痛的鉴别诊断。

5. 治疗

（1）稳定型心绞痛的治疗原则：预防心肌梗死和猝死，减轻症状和缺血发作，提高生活质量。

（2）不稳定型心绞痛的治疗原则：即刻缓解缺血症状，避免严重不良后果（死亡、心肌梗死）。

（二）急性心肌梗死

1. 典型临床表现

（1）胸痛：疼痛程度明显加重，呈压榨样，有窒息感或濒死感，持续时间>30min，含服硝酸酯类药物不能缓解。

（2）全身症状：烦躁不安、头晕、发热（一般于疼痛发生后 24～48h 出现）。

（3）胃肠道症状：频繁恶心、呕吐、上腹胀痛，重症者可发生呃逆。

（4）心律失常。

（5）低血压、休克。

（6）心力衰竭，主要是急性左心衰竭。

2. 急性心肌梗死的心电图特点　详见第一章第二节 冠状动脉粥样硬化性心脏病中"心肌梗死的心电图特点"。

3. 急性心肌梗死的诊断　详见第一章第二节 冠状动脉粥样硬化性心脏病中"心肌梗死的诊断依据"。

4. 鉴别诊断　详见第一章第二节 冠状动脉粥样硬化性心脏病中"心肌梗死的鉴别诊断"。

5. 治疗

（1）急性非 ST 段抬高型心肌梗死的治疗原则：即刻缓解缺血症状，避免严重不良后果（死亡或再梗死）。

（2）急性 ST 段抬高型心肌梗死的治疗原则：尽快恢复心肌的血液灌注，抢救濒死的心肌，防止梗死面积扩大，缩小心肌缺血的范围，及时处理各种并发症，防止猝死。

二、补充学习的内容

（一）胸痛的定义

胸痛是由各种化学、物理因素及刺激因子刺激胸部的感觉神经纤维产生痛觉冲动，并传至大脑皮质的痛觉中枢所致。一般包括从颌部到上腹部的疼痛或不适感。

（二）常见致命性胸痛的病因

不稳定型心绞痛、急性心肌梗死、主动脉夹层、肺栓塞和气胸等。

三、问诊要点

详见第一章第二节 冠状动脉粥样硬化性心脏病的"问诊要点"。

四、体格检查要点

详见第一章第二节 冠状动脉粥样硬化性心脏病的"体格检查要点"。

五、诊断思路

1. 判断是否为心源性胸痛

2. 判断是否为缺血性心脏病　根据病史、心电图、心肌坏死标志物等综合进行判断。

3. 判断是否需要进行心肌再灌注治疗

六、治疗策略

下面主要列举"急性冠脉综合征"的急诊处理。

（一）一般处理

停止任何主动活动，卧床休息；吸氧；监测生命体征及血氧饱和度；建立静脉通路。

（二）解除疼痛

1. 吗啡　3mg 静脉注射，必要时 5～10min 后重复，总量不超过 15mg。

2. 硝酸酯类药物　持续静脉滴注硝酸甘油，起始滴速为 10μg/min；对于下壁心肌梗死、右心室心肌梗死或明显低血压（收缩压<90mmHg）的患者，尤其心动过缓时，不宜使用。

3.β受体拮抗剂　口服美托洛尔，交感风暴患者可静脉应用。

（三）抗血小板治疗

1.环氧化酶抑制剂　阿司匹林起始负荷剂量300mg，以后改为100mg/d。

2.二磷酸腺苷受体拮抗剂　氯吡格雷起始负荷剂量300mg，急诊经皮冠状动脉介入治疗（PCI）者负荷剂量600mg，以后改为75mg/d；或应用替格瑞洛起始负荷剂量180mg，以后改为每次90mg，2次/d。

3.血小板膜糖蛋白Ⅱb/Ⅲa受体拮抗剂：替罗非班在急诊PCI前6h内应用。若未行急诊PCI，可用于高危患者或已接受药物治疗症状仍持续存在的患者。

（四）抗凝治疗

低分子肝素皮下注射，每12h 1次，急性期维持5～6d。

（五）调脂治疗

阿托伐他汀、瑞舒伐他汀或辛伐他汀等。

（六）再灌注治疗

1.溶栓治疗　通常适用于12h内的STEMI，其中3h内溶栓者与进行直接PCI疗效相当。溶栓药物有尿激酶、链激酶及阿替普酶等。

2.PCI治疗　发病12h的STEMI可行直接PCI。

3.冠状动脉旁路移植术（CABG）治疗。

（七）并发症的处理

出现心律失常、心衰、心源性休克时给予相应救治。

七、应用举例

患者，男性，54岁，主因"间断胸痛2个月，加重3d"就诊于全科门诊。2个月来患者间断发作胸痛，以胸骨后为主，多为晨练时，持续3～5min，休息后缓解，共发作2次。3d来发作频繁，1～2次/d，安静状态下亦有发作，每次持续30min左右缓解。既往有高血压病史。体格检查：双侧血压130/70mmHg，双肺未闻及干湿性啰音，心率64次/min，律齐，未闻及杂音，腹部未查及异常。心电图提示窦性心律，V$_1$～V$_3$导联ST段压低0.1～0.3mV。

（一）请回答以下问题

1.初步诊断是什么？

2.需进行哪些治疗？

（二）参考答案

1.根据临床表现及心电图结果，初步诊断急性冠脉综合征（不稳定型心绞痛）。

2.治疗措施

（1）嘱患者停止任何主动活动，卧床休息，给予吸氧、心电监护，开放静脉通路。

（2）持续静脉滴注硝酸甘油，起始速度10μg/min。

（3）无禁忌证的情况下嚼服阿司匹林300mg并口服氯吡格雷300mg抗血小板，口服他汀类药物稳定斑块，应用冠心病二级预防药物。

（4）联系救护车转至上级医院。

第七节　上消化道出血

一、要求掌握的理论知识

（一）上消化道出血的诊断

依据呕血、黑便的临床表现、呕吐物或大便隐血试验强阳性、血红蛋白浓度下降的实验室检查证据，可诊断消化道出血，但必须排除消化道以外的出血因素。

（二）上消化道出血的救治

1. 一般急救措施　卧床休息，保持呼吸道通畅，避免呕血时吸入导致窒息，必要时吸氧，活动性出血期间禁食。

2. 积极补充血容量　尽快建立有效的静脉输液通道，立即查血型、配血、必要时输血；尽快用大号针进行输液，根据情况可开放多条通路，输注平衡液、生理盐水、胶体液，遵循"先快后慢，先晶体后胶体"的原则。如明确为食管 - 胃底静脉曲张出血，血容量的恢复要谨慎，过度输液或输血可能会导致继续或再出血，故在补液的过程中，要避免只用生理盐水扩充血容量，以免加速或加重腹水或其他血管外液体的蓄积，必要时可根据患者的具体情况补充血浆。

3. 止血措施

（1）食管 - 胃底静脉曲张出血

1）生长抑素：首剂 250μg 静脉注射，继以 250μg/h 持续静脉滴注，维持 3～5d。

2）质子泵抑制剂：奥美拉唑 40mg 静脉滴注，每 12h 1 次。

3）抗菌药物：食管 - 胃底静脉曲张破裂出血者，在活动性出血时可预防性应用抗菌药物，常用药物如左氧氟沙星 0.6g，1 次 /d。

4）三腔二囊管压迫止血。

5）内镜、介入或手术治疗。

（2）非曲张静脉出血

1）抑制胃酸分泌的药物：如质子泵抑制剂或 H_2 受体拮抗剂。

①质子泵抑制剂：奥美拉唑 40～80mg，1～2 次 /d 静脉滴注。若明确为消化性溃疡出血，可静脉滴注奥美拉唑 80mg，随后以 8ml/h 持续静脉滴注 72h。

② H_2 受体拮抗剂：西咪替丁每次 200～400mg，每 6h 1 次；法莫替丁每次 20mg，每 12h 1 次，静脉滴注。

2）血管造影介入治疗或手术治疗。

（三）消化道出血的转送方式

救护车转送至上级医院。途中注意保护气道、吸氧、心电监护、维持静脉输液，并严密监测生命体征。

二、补充学习的内容

（一）上消化道出血的常见病因

消化性溃疡、急性胃黏膜病变、食管胃底静脉曲张和胃癌。确定病因需进行胃镜检查，不能行胃镜检查可进行 X 线钡餐检查。

（二）输浓缩红细胞的指征

1. 收缩压<90mmHg，或较基础收缩压降低幅度>30mmHg。

2. 心率>120 次/min。

3. 血红蛋白浓度<70g/L 或血细胞比容<30%。

三、问诊要点

（一）现病史

1. 起病情况与患病时间　起病急、缓，首次发病的具体时间。

2. 主要症状的特点　呕血、便血。

3. 病因与诱因　有无大量饮酒、毒物或特殊药物摄入史。

4. 病情的发展与演变。

5. 伴随症状　有无口渴、心悸、头晕、黑矇和晕厥等。

6. 诊治情况　本次就诊前是否接受其他医疗单位的诊治（时间、诊断、治疗和效果等）。

7. 发病后的一般情况　精神状态、饮食、大小便、睡眠等。

（二）既往史

有无慢性上腹部疼痛、反酸、胃灼热和嗳气等消化不良病史；有无肝病和长期药物摄入史，并注意药名、剂量及反应；有无痔、肛裂病史；是否使用抗凝药物；有无胃肠手术史等。

四、体格检查要点

（一）专科体格检查

腹部：触诊（压痛、包块、肝及脾）、叩诊（移动性浊音）、听诊（肠鸣音）。

（二）其他系统重点体格检查

1. 生命体征　体温、脉搏、呼吸、血压。

2. 一般状况　意识、精神状态、体位。

3. 皮肤黏膜　皮肤黏膜有无苍白（眼睑、口唇、甲床）、有无出血点、灰白或紫灰色花斑；四肢末梢有无湿冷。

4. 胸部　有无蜘蛛痣，有无浅表静脉曲张。

5. 肺部　听诊（呼吸音、啰音）。

6. 心脏　听诊（心率、节律、心音、杂音等）。

7. 下肢　有无水肿。

五、诊断思路

（一）确定消化道出血

1. 有呕血、黑便的临床表现，呕吐物或大便隐血试验强阳性。

2. 注意仅以心悸、头晕、黑矇和上腹不适等不典型症状为主要表现的消化道出血，以免漏诊。

3. 需与咯血鉴别，与口、鼻、咽、喉部位的出血鉴别，与食物及药物引起的黑便鉴别（如动物血、炭粉、铁剂和铋剂等）。

（二）评估出血程度、判断周围循环状态

出血量的估计：每日出血量>5ml 便隐血试验呈阳性，每日出血量>50ml 可见黑便，胃内积血量>250ml 则可引起呕血。一次出血量<400ml 可不引起全身症状,一次出血量>400ml 可引起全身症状,短期出血>1 000ml 可出现周围循环衰竭。

(三)判断出血是否停止

下列情况应考虑消化道持续性出血:反复呕血,黑便次数增多或转为暗红色,伴肠鸣音亢进;周围循环衰竭经足量输液、输血无改善或暂时稳定后再次出现;血红蛋白浓度、红细胞计数、血细胞比容持续下降;在补液和尿量足够的情况下,血尿素氮持续或再次升高。

六、治疗策略

详见本节"上消化道出血的救治"。

七、应用举例

患者,男性,35 岁,2d 来间断排黑便,今日排便后起身时突然晕倒在地,面色苍白伴大汗就诊于全科门诊。既往间断出现餐后上腹痛伴反酸症状。体格检查:血压 75/50mmHg,脉搏 120 次/min,神清,贫血貌,四肢湿冷,心率 120 次/min,律齐,腹平软,无压痛,肠鸣音活跃,双下肢无水肿。实验室检查:血红蛋白浓度 80g/L。

(一)请回答以下问题

1. 初步诊断是什么?

2. 还需进行哪些辅助检查?

3. 试述治疗原则。

(二)参考答案

1. 初步诊断 上消化道出血、出血性休克、贫血(中度)。

2. 相关辅助检查 复查血常规,监测血红蛋白的变化,完善血型、便隐血试验、凝血功能、肝及肾功能、电解质、心电图和腹部超声等检查。

3. 治疗原则

(1)一般急救措施:卧床休息,保持呼吸道通畅,吸氧,禁食,心电监护。

(2)积极补充血容量:建立静脉通路,快速输液,先晶体后胶体,配血并输血治疗。

(3)止血措施:静脉滴注奥美拉唑 80mg,随后以 8ml/h 持续静脉滴注 72h。

(4)其他:若出血不止,应转至上级医院。

第八节 阵发性室上性心动过速

一、要求掌握的理论知识

(一)阵发性室上性心动过速(paroxysmal supraventricular tachycardia,PSVT)的识别

1. 症状 心悸、胸闷、气促、头晕等。

2. 心电图表现 ①心率 150~250 次/min,节律快而规则;②QRS 波群形态和时限正常;③P 波为逆行性(Ⅱ、Ⅲ、aVF 导联倒置),常埋藏于 QRS 波群内或其终末部分,P 波与 QRS 波群保持固定关系;④突发突止,通常由 1 个房性期前收缩触发。

(二)阵发性室上性心动过速的急诊处理

急诊治疗目标是终止发作。

1. 血流动力学不稳定　对伴有严重血流动力学障碍（低血压、肺水肿、脑灌注不足）的PSVT，需紧急行同步直流电复律。首次能量选择单相波 50～100J，如不成功，可逐渐提高能量。

2. 血流动力学稳定

（1）机械刺激迷走神经

1）按压颈动脉窦：先压右侧 10s，无效时再压左侧，不可同时压两侧，心动过速停止即停止按压。

2）Valsalva 动作：深吸气后屏气，然后用力呼气。

3）诱发呕吐：用压舌板刺激咽后壁，引起恶心、呕吐。

（2）药物终止发作

1）腺苷：无器质性心脏病的患者为首选。腺苷在体内半衰期短，细胞外的腺苷半衰期<10s，可短时间重复用药。用法为经较大的静脉（如肘静脉）快速弹丸式注射 6～12mg，如心动过速未终止，3～5min 后可加倍剂量重复 1 次。

2）普罗帕酮：用于治疗各类型 PSVT。对心功能不全者禁用，对有器质性心脏病、低血压、休克、心动过缓者慎用。用法为以 5% 葡萄糖 10ml 稀释普罗帕酮 70mg 后静脉注射（5min），10～20min 后无效可重复上述剂量 1 次，最大剂量<350mg/d。

3）维拉帕米：对正常 QRS 波群的 PSVT 疗效好。对低血压、心动过缓、心功能不全、病态窦房结综合征及房室传导阻滞者慎用或禁用。用法为 5mg 稀释后静脉注射（5min）。注射过程中监测心律，一旦心动过速终止即停止注射。如心动过速未终止，10～15min 可重复 1 次，一般总量不超过 15mg。

4）胺碘酮：对各种快速型心律失常均有效。用法：将 150mg 溶于 20～40ml 葡萄糖液缓慢静脉注射（>10min），10～15min 可重复，然后以 1.0～1.5mg/min 维持 6h，以后跟据病情减至 0.5mg/min，24h 一般不超过 1.2g，最大可达 2.2g。碘过敏、甲状腺功能亢进症者禁用。

二、补充学习的内容

电复律用于血流动力学不稳定的患者，复律前患者需镇静，并准备好气管插管。成年人 PSVT 的电复律使用单相波或双相波除颤器时，均采用同步直流电复律，一般首次能量选择采用 50～100J。如果首次电复律失败，操作者应逐渐提高能量。

三、问诊要点

（一）现病史

1. 起病情况与患病时间　起病急、缓，首次发病的具体时间。

2. 主要症状的特点　心悸、胸闷、气促、头晕，是否突发突止。

3. 病因与诱因。

4. 病情的发展与演变。

5. 伴随症状　有无呼吸困难、胸痛、晕厥等。

6. 诊治情况　本次就诊前是否接受其他医疗单位的诊治（时间、诊断、治疗、效果等）。

7. 发病后的一般情况　精神状态、饮食、大小便、睡眠等。

（二）既往史

有无冠心病、心肌病、风湿性心脏瓣膜病、甲状腺功能亢进症及预激综合征病史。

四、体格检查要点

（一）专科体格检查

心脏：听诊（心率、节律、心音、杂音等）。

（二）其他系统重点体格检查

1. 生命体征　脉搏、呼吸、血压。
2. 一般状况　意识、精神状态、面容。
3. 颜面及其器官　口唇颜色。
4. 肺部　听诊（呼吸音、啰音）。
5. 下肢　有无水肿。

五、诊断思路

（一）临床表现

突发心悸、胸闷、气促和头晕等症状。

（二）辅助检查

心电图提示为PVST。

六、治疗策略

详见本节"阵发性室上性心动过速的急诊处理"。

七、应用举例

患者，男性，54岁，体重60kg，主因"突发心悸1h"就诊于全科门诊。既往体健。体格检查：血压80/50mmHg，神志清楚，精神弱，四肢末梢凉，心率200次/min，律齐，心脏各瓣膜区未闻及杂音，腹、四肢（-）。心电图提示PVST。

（一）请回答以下问题

对于该患者该如何进行处理？

（二）参考答案

1. 予吸氧、心电监护、开放静脉。患者已出现血流动力学障碍（低血压），准备同步直流电复律。
2. 静脉注射地西泮10mg，注射速度2mg/min，准备好气管插管。
3. 患者镇静后进行同步直流电复律，首次能量选择采用50J，如果首次电复律未能终止，应逐渐提高能量。

第九节　癫痫持续状态

一、要求掌握的理论知识

（一）癫痫持续状态的临床表现

以全身强直-阵挛发作持续状态最为常见，是最危险的癫痫持续状态。表现为突然尖叫、跌倒在地，全身肌肉强直，头转向一侧或后仰，眼球向上凝视，口唇发绀，瞳孔散大，对光反射消失,呼吸肌强直致呼吸暂停,上肢伸直或屈曲,手握拳,下肢伸直,症状持续 30min 以上,或反复发作。

（二）癫痫持续状态的诊断标准

指癫痫频繁发作,连续发作间期意识障碍不能完全恢复,或者一次癫痫发作持续 30 min 以上未自行停止。目前也有观点认为全面强直阵挛性发作持续发作超过 5min 也可考虑为癫痫持续状态。

（三）癫痫持续状态的急救处理

1. 一般措施

（1）将患者置于安全处,解开衣扣,保持呼吸道通畅。

（2）开放静脉通路。

（3）若患者呈张口状态,可在上下齿间垫上软物,防止舌咬伤,闭口时切勿强力撬开。

（4）抽搐时轻按四肢,抽搐停止后让患者头转向一侧,加强看护,以防自伤、误伤等。

（5）吸氧,必要时行气管插管,监测生命体征（呼吸、血压）。

2. 终止发作的治疗 地西泮:成年人首次静脉注射 10～20mg,注射速度 <2mg/min,若癫痫仍持续或复发,可于 15min 后重复给药,或将 60～100mg 地西泮溶于 5% 葡萄糖生理盐水,于 12h 内缓慢静脉滴注。起效快,半衰期短,但有抑制呼吸、心动过缓、低血压的危险。

3. 发作控制后应用长效抗癫痫药维持

（1）肌内注射苯巴比妥 100～200mg,6～8h 重复 1 次。

（2）根据发作类型继续鼻饲或口服抗癫痫药物,如苯妥英钠、卡马西平、丙戊酸钠。

4. 减轻脑水肿 可静脉滴注 20% 甘露醇、静脉注射呋塞米,脱水、降颅内压。

5. 其他治疗 保持呼吸道通畅,纠正水、电解质及酸碱平衡紊乱,控制发热和感染等。

二、补充学习的内容

癫痫持续状态的转诊:基层医院没有完善的抢救设备和条件,当患者诊断为癫痫持续状态,应在初步处理后尽快转诊。转诊过程中予患者吸氧、保持呼吸道通畅（头偏向一侧,防止误吸）,维持静脉通路,密切监测生命体征,就近转入有条件的医院。

三、问诊要点

（一）现病史

1. 起病情况与患病时间 起病急、缓,首次发病的具体时间。

2. 主要症状的特点 有无意识丧失、眼球向上凝视、全身肌肉强直、上肢伸直或屈曲、手握拳、下肢伸直。

3. 病因与诱因 发热、过度换气、饮酒、过劳、饥饿、情绪激动等。

4. 病情的发展与演变。

5. 伴随症状 有无口吐白沫、呼吸暂停、口唇发绀和大小便失禁。

6. 诊治情况 本次就诊前是否接受其他医疗单位的诊治（时间、诊断、治疗、效果等）。

7. 发病后的一般情况 精神状态、饮食、大小便、睡眠等。

（二）既往史

有无癫痫病史或类似发作;有无脑部疾病,如先天性疾病、颅脑肿瘤、颅脑外伤、颅内感染和脑血管病；有无系统性疾病，如代谢疾病、内分泌疾病、心血管病、血液系统疾病和风湿性疾病等。

四、体格检查要点

（一）专科体格检查

神经系统：意识、瞳孔大小及对光反射、肌力、肌张力、脑膜刺激征和病理征。

（二）其他系统重点体格检查

1. 生命体征　体温、脉搏、呼吸、血压。

2. 皮肤　有无发绀。

3. 肺部　听诊（呼吸音、啰音）。

4. 心脏　听诊（心率、节律、心音、杂音等）。

5. 四肢　有无关节脱位。

五、诊断思路

（一）临床表现

主要表现为全身强直 - 阵挛发作，有癫痫发作病史。

（二）脑电图检查

常规脑电图或诱发试验。

（三）排除其他疾病

准确鉴别癫痫持续状态、假性癫痫持续状态及其他非痫性发作。

六、治疗策略

详见本节"癫痫持续状态的急救处理"。

七、应用举例

患者，男性，35 岁，主因"间断抽搐伴意识不清 40 余分钟"就诊于全科门诊。就诊过程中患者再次抽搐，表现为双眼上吊、双上肢屈曲、双下肢伸直和牙关紧闭。体格检查：意识不清，瞳孔扩大，直径 5mm，对光反射消失。

（一）请回答以下问题

1. 作为接诊医师，初步诊断是什么？

2. 该如何处理？

3. 还需要询问哪些病史？

（二）参考答案

1. 初步诊断　癫痫持续状态。

2. 处理

（1）立即吸氧、心电监护、建立静脉输液通路。

（2）静脉注射地西泮 10～20mg，如癫痫持续或复发，可于 15min 后重复给药，或将 60～100mg 地西泮溶于 5% 葡萄糖生理盐水，12h 内缓慢静脉滴注。

（3）快速静脉滴注 20% 甘露醇 125～250ml。

（4）经以上初步处理后尽快转诊。

3．完善病史　首次抽搐发作前的表现，既往有无系统性疾病、脑血管疾病、癫痫病史、服药史、饮酒史、药物滥用史和感染性疾病史。

第十节　中　　毒

一、要求掌握的理论知识

（一）有机磷农药中毒

1．诊断

（1）有明确的有机磷农药接触史：口服、生产中皮肤接触或吸入有机磷农药雾滴等。

（2）临床症状：呕出物或呼出气体有蒜味、瞳孔针尖样缩小、流涎、皮肤黏膜潮湿、大汗，肺部可闻及湿啰音、肌纤维颤动和意识障碍等。

（3）实验室检查：血胆碱酯酶活性测定显著低于正常。

2．鉴别诊断　其他食物中毒、毒蕈中毒和乙型脑炎等，测血胆碱酯酶活性可以鉴别。

3．救治原则

（1）立即脱离中毒现场，终止与毒物继续接触。

（2）稳定生命体征、对症治疗。

（3）迅速清除毒物，促进已吸收的毒物排出。

（4）应用解毒剂。

4．急救处理

（1）迅速清除毒物：①立即脱离中毒现场，脱去农药污染的衣物，清洗污染的皮肤和毛发；②洗胃；③导泻；④血液净化治疗。

（2）特效解毒药

1）应用原则：早期、足量、联合和重复用药。

2）抗胆碱药：阿托品首次静脉注射剂量，轻度中毒 2～4mg，中度中毒 5～10mg，重度中毒 10～20mg，以后据病情重复，使患者尽快达到阿托品化并维持阿托品化。

3）胆碱酯酶复活剂：氯解磷定首次静脉注射剂量，轻度中毒 0.5～1.0g，中度中毒 1.0～1.5g，重度中毒 1.5～2.5g。

（3）对症与支持治疗：维护心、肺、脑等生命器官功能。

（二）一氧化碳中毒

1．诊断与鉴别诊断　根据一氧化碳接触史及急性一氧化碳中毒的临床表现，可作出诊断。在接触史不明确时，以突然昏迷为其发病表现时，应除外安眠药中毒，以及脑血管意外、糖尿病等疾病。

2．一氧化碳中毒急救原则

（1）撤离中毒环境。

（2）监测生命体征。

（3）氧疗：面罩吸氧（氧流量 5～10L/min）、高压氧治疗。

（4）机械通气：对昏迷、窒息或呼吸停止者应气管插管、机械通气。

（5）防治脑水肿。

二、补充学习的内容

（一）阿托品化

指应用阿托品后,患者瞳孔较前扩大,出现口干、皮肤干燥、颜面潮红、心率加快和肺部湿啰音消失等表现,此时应逐步减少阿托品的用量。

（二）高压氧治疗的适应证及禁忌证

1. 适应证

（1）急性一氧化碳和其他有害气体中毒及其后遗症、窒息、心肺脑复苏后缺氧性脑功能障碍。

（2）颅脑外伤和脑功能障碍、急性脑水肿。

（3）脊髓及周围神经损伤。

（4）多发性脑梗死、缺血性脑病、卒中后遗症。

（5）突发性耳聋。

2. 绝对禁忌证　未经处理的气胸、恶性肿瘤和活动性出血。

3. 相对禁忌证

（1）重度肺气肿疑有肺囊肿、肺大疱者。

（2）严重损伤、肺部感染、多发性肋骨骨折、胸部手术及开放性胸壁、胸腔创伤。

（3）活动性肺结核、咯血及空洞形成。

（4）急性上呼吸道感染伴咽鼓管阻塞。

（5）急性中耳炎、急性鼻窦炎。

（6）血压过高（>160/100mmHg）、三度房室传导阻滞、病态窦房结综合征。

（7）不明原因高热、凝血机制异常、妊娠前 3 个月。

（8）有氧中毒史及氧过敏者、精神病未控制者。

三、问诊要点

（一）现病史

1. 起病情况与患病时间　起病急、缓,发病的具体时间、周围环境。

2. 主要症状的特点　除主要症状外,还需询问毒物接触情况、中毒时间、中毒量（了解盛放毒物的容器及剩余毒物）。

3. 病因与诱因　是否有不良情绪。

4. 伴随症状。

5. 病情的发展与演变。

6. 诊治情况　本次就诊前是否接受其他医疗单位的诊治（时间、诊断、治疗、效果等）。

7. 发病后的一般情况。

（二）既往史

有无精神疾病、高血压、糖尿病、冠心病,以及肝脏、肾脏疾病等。

（三）社会心理因素

家庭情况、工作环境和有无精神创伤。

四、体格检查要点

（一）专科体格检查

1. 皮肤 有无发绀、黄染及破损。
2. 颜面及其器官 瞳孔、对光反射、口唇颜色。
3. 肺部 听诊肺部有无啰音。
4. 心脏 听诊。

（二）其他系统重点体格检查

1. 生命体征 体温、脉搏、呼吸、血压。
2. 一般状况 意识、精神状态、体位。
3. 腹部 触诊肝、脾。
4. 骨与关节。
5. 神经系统 肌力、病理征等。

五、诊断思路

1. 确定诊断 确认有毒物接触的病史，且症状、体征与该毒物中毒的临床表现符合。
2. 评估中毒程度。

六、治疗策略

确定中毒的原因后，立即将患者脱离相关环境，维持生命体征，应用解毒药物，检查脏器损伤情况，对症治疗。详见本节中每种疾病的具体处理方法。

七、应用举例

患者，男性，64岁，主因"被家人发现意识不清1h"就诊于急诊。屋内有炉火。既往体健。体格检查：血压120/70mmHg，嗜睡，双侧瞳孔直径3mm，对光反射灵敏，心肺检查未见明显异常。实验室检查血一氧化碳定性(+)。

（一）请回答以下问题

作为接诊医师，你该如何处理？

（二）参考答案

1. 根据病史初步诊断为一氧化碳中毒，立即给患者吸氧、开放静脉通路。
2. 完善动脉血气分析、血糖、肝及肾功能、心电图、头颅CT和胸部X线等检查。
3. 无禁忌证则尽快进行高压氧治疗。
4. 呼吸衰竭者行气管插管、机械通气。
5. 积极防治脑水肿，注意水、电解质及酸碱平衡。
6. 查看有无筋膜间隙综合征，必要时请外科会诊。

第十一节　意　外　伤　害

一、要求掌握的理论知识

（一）中暑的紧急救治

1. 先兆及轻症中暑　迅速转移至阴凉通风处，给予淡盐水或含盐的清凉饮料口服。

2. 重症中暑

（1）热痉挛：主要应补充氯化钠，静脉滴注生理盐水或 5% 葡萄糖生理盐水 1 000～2 000ml。

（2）热衰竭：及时补充血容量，防止血压下降。可用生理盐水或 5% 葡萄糖生理盐水静脉滴注，适当补充血浆。

（3）热射病：

1）降温：快速降温是治疗的首要措施。降温目标为使核心体温在 10～40min 内降到 39℃以下，2h 降至 38.5℃以下。当达到正常体温时，可停止降温。①物理降温。重症可采用冷水浴（15～20℃）（年老体弱者不宜采用）；或用凉水擦浴、冰袋降温、风扇吹风加速散热。②药物降温。高热时可用氯丙嗪 12.5～25mg 加入到 500ml 液体中静脉滴注，2h 内滴完（注意观察血压变化）。

2）液体复苏：①首选晶体液，如生理盐水、林格液；②第 1 个 24h 输液总量可达 6～10L。

3）血液净化：危重患者尽早使用。

4）综合与对症治疗：保持呼吸道通畅，昏迷或呼吸衰竭者给予气管插管、机械通气；脑水肿时给予脱水、激素及头部低温治疗；防治多脏器功能不全；应用质子泵抑制剂，预防应激性溃疡出血；应用抗菌药物预防感染等。

（二）蜂蜇伤的紧急救治

1. 局部处理　①检查伤口，若残留尾刺，可用针尖挑出，不可挤压伤口，避免增加毒液的吸收与扩散。②中和毒液，根据蜂的种类选择碱性或酸性液体涂抹、冲洗。蜜蜂毒液为酸性，可选择肥皂水，黄蜂毒液呈碱性，可用选择醋酸或食醋等弱酸性液体。

2. 全身症状的处理　当患者出现全身中毒症状或过敏性休克等情况时需立即采取相应急救措施。

（1）保持呼吸道通畅，必要时气管插管辅助通气、吸氧、补液。

（2）出现低血压、休克表现时，给予肾上腺素 3～5mg 肌内注射。

（3）糖皮质激素的使用，如地塞米松 10mg 静脉注射。

（4）应用抗组胺药物，如异丙嗪 25mg 肌内注射。

（5）有肌肉痉挛者给予 10% 葡萄糖酸钙 20ml 缓慢静脉注射。

（三）动物咬伤的紧急救治

1. 处理伤口　浓肥皂水（犬咬伤、鼠咬伤）、清水或生理盐水（猫咬伤）反复冲洗伤口，然后给予碘酒、酒精或过氧化氢（根据咬伤情况选择）进行消毒。

2. 犬咬伤　应进行免疫球蛋白的被动免疫和疫苗的主动免疫。

3. 注射破伤风疫苗及破伤风抗毒素。

4. 抗感染治疗　尤其注意抗厌氧菌。

（四）淹溺的紧急救治

1．对心脏骤停或无呼吸者立即进行心肺复苏。

2．纠正低氧血症　吸入高浓度氧或高压氧治疗，昏迷或呼吸衰竭者可采用机械通气。

3．防治低体温　溺水后体温一般低于30℃，可采用体外或体内复温措施。

4．脑复苏　有颅内压升高者，应用呼吸机增加通气，使 $PaCO_2$ 保持在 $25\sim30mmHg$。同时，静脉滴注甘露醇降低颅内压，缓解脑水肿。

5．处理并发症　对合并惊厥、低血压、心律失常、肺水肿、急性呼吸窘迫综合征、应激性溃疡出血、电解质和酸碱平衡失常者进行相应处理。

（五）常见意外伤害转运的注意事项

1．保护气道。

2．给予吸氧、监护、开放静脉通路。

3．严密监测生命体征。

4．有外伤者注意观察伤口情况。

二、补充学习的内容

中暑分为热痉挛、热衰竭和热射病。这三种情况可顺序发展，也可交叉重叠。热射病是一种致命性疾病，病死率较高。

三、问诊要点

（一）现病史

1．起病情况与患病时间　起病急、缓，发病的具体时间、周围环境。

2．主要症状的特点　有无大汗、面色苍白、呼吸困难及意识丧失等。

3．病因与诱因。

4．伴随症状　有无头晕、晕厥、恶心、呕吐、腹痛、腹泻等。

5．病情的发展与演变。

6．诊治情况　本次就诊前是否接受其他医疗单位的诊治（时间、诊断、治疗、效果等）。

7．发病后的一般情况。

（二）既往史

有无高血压、冠心病、糖尿病，以及肝脏、肾脏疾病等，有无药物、食物过敏史。

（三）个人史

职业、工作环境等。

四、体格检查要点

（一）专科体格检查

病变部位：局部皮肤有无破损、水疱，有无红、肿、热、痛表现，病变范围、严重程度等。

（二）其他系统重点体格检查

1．生命体征　体温、脉搏、呼吸、血压。

2．一般状况　意识、精神状态、体位。

3．颜面及其器官　瞳孔、对光反射、口唇颜色。

4．肺部　听诊肺部有无啰音。

5. 心脏　听诊。

6. 腹部　触诊肝、脾。

7. 神经系统　肌力、病理征等。

五、诊断思路

1. 确定诊断　确认有意外伤害的病史,且症状、体征与意外伤害的临床表现符合。

2. 评估损伤程度。

六、治疗策略

确定意外伤害原因后,立即将患者脱离相关环境,维持生命体征,处理伤口,对症治疗。详见上述每种疾病的具体处理方法。

七、应用举例

患者,男性,54 岁,主因"胸闷、憋气 1h"就诊于全科门诊。患者 1h 前于林间劳作时,不慎被蜜蜂蜇伤左前臂,随后出现头晕、胸闷、皮肤瘙痒等症状。体格检查:血压 80/50mmHg,神清,精神弱,四肢厥冷,心率 110 次 /min,律齐,心脏各瓣膜区未闻及杂音,腹部未见异常。左前臂可见 2cm×2cm 的皮肤红肿,中心可见蜂针,伴有水疱,触痛明显、四肢及躯干可见大量风团。

(一)请回答以下问题

1. 初步诊断是什么?

2. 作为接诊医师,你该如何处理?

(二)参考答案

1. 初步诊断　考虑蜂蜇伤、过敏性休克。

2. 处理　应立即开展抢救措施。

(1)吸氧,建立静脉通路,快速补液。

(2)肾上腺素 3～5mg 肌内注射。

(3)地塞米松 10mg 静脉注射。

(4)应用抗组胺药物,如异丙嗪 25mg 肌内注射。

(5)去除蜂针、处理伤口。

(6)经上述处理病情不缓解,及时转诊。

第十二节　急　腹　症

一、要求掌握的理论知识

(一)临床表现

1. 一般症状　痛苦面容、精神差、乏力和疲倦等,严重时休克表现。

2. 腹痛

(1)躯体性疼痛:是由腹部的皮肤、肌层、腹膜壁层及肠系膜根部受到病变刺激时产生的疼痛。此种疼痛感觉敏锐,定位清楚,识别力强,通常位于病变处,可出现感觉异常、腹肌抵抗、压痛及反跳痛等表现。

（2）内脏性疼痛：是由空腔脏器黏膜受到炎症、缺血、充血等刺激而产生的疼痛。此种疼痛定位和识别能力均比较模糊，疼痛的性质常为绞痛、胀痛、钝痛及烧灼痛等，并伴有恶心、呕吐、出汗和面色苍白等自主神经功能紊乱的现象。

（3）牵涉性疼痛：是由一个部位的躯体神经或内脏神经末梢感受器受到刺激后，沿同一个神经根发出的另一个神经支在另一个部位产生的疼痛。内脏神经痛的部位常表现在距离原发病灶较远的体表部位。其定位通常符合皮肤阶段的规律。这种痛觉尖锐，定位清晰，可伴有局部皮肤和肌肉痛觉过敏。

3. 消化道症状　恶心、呕吐、腹胀、便秘和腹泻，停止排便、排气。

4. 其他伴随症状　发热、黄疸、血尿等。

（二）诊断

根据病史、体格检查、辅助检查[血、尿、便常规，尿人绒毛膜促性腺激素（human chorionic gonadotropin，hCG），血、尿淀粉酶，血电解质，腹部超声、腹部 X 线片及 CT]，必要时可行腹腔穿刺抽取腹腔液体进行诊断。

1. 胃十二指肠溃疡急性穿孔　"板状腹"和 X 线检查膈下游离气体是溃疡穿孔的典型表现。

2. 急性胆囊炎　发作性右上腹绞痛，多在进食油腻食物之后出现，疼痛可放射到右肩和右腰背部。右上腹有压痛、墨菲征阳性。胆石症所致的腹痛多在午夜发病。超声检查有助于诊断。

3. 急性胆管炎　上腹疼痛伴高热、寒战、黄疸是急性胆管炎的典型表现。急性胆管炎由于胆管的近端是肝血窦，一旦感染，细菌很容易进入血液循环，导致休克和精神症状，宜尽早通过内镜进行经鼻胆管减压引流。如内镜插管失败需立即改行手术进行胆管减压引流术。

4. 急性胰腺炎　常见于暴食或饮酒后。腹痛较剧烈，呈持续性，常位于左上腹，疼痛可向肩背部放射；常伴有恶心、呕吐。血清和尿淀粉酶明显升高。腹部增强 CT 有助于诊断，可见胰腺周围积液，胰腺弥漫性肿胀，胰腺有坏死时可见皂泡征。

5. 急性阑尾炎　转移性右下腹痛和右下腹固定压痛是急性阑尾炎的典型表现。

6. 小肠急性梗阻　小肠梗阻时通常有腹痛、腹胀、呕吐和便秘四大典型症状，但因梗阻部位的不同有所变化。站位腹部 X 线片可见气液平和肠腔扩张。

7. 腹部钝性损伤　腹部钝性损伤应鉴别有无合并腹腔实质性脏器的破裂出血、空腔脏器的破裂穿孔、血管损伤等。合并空腔脏器破裂穿孔者可伴有腹膜刺激征，有实质脏器破裂出血或伴血管损伤者可伴血压下降、心率加快等血容量降低的临床表现。

8. 妇产科疾病所致的急性腹痛

（1）急性盆腔炎：多见于年轻人，常由淋病奈瑟球菌感染所致。表现为下腹部疼痛伴发热，腹部有压痛和反跳痛，一般压痛点比麦氏点偏内、偏下。阴道分泌物增多，直肠指诊有宫颈提痛，后穹窿触痛，穿刺可抽出脓液，涂片镜检见白细胞内有革兰氏阴性双球菌可确诊。

（2）卵巢肿瘤蒂扭转：其中最常见为卵巢囊肿扭转。患者有卵巢囊肿史，疼痛突然发作，出现腹膜炎体征提示有扭转肿瘤缺血、坏死。

（3）异位妊娠：最常见为输卵管妊娠破裂。有停经史，突发下腹疼痛，伴腹膜炎体征，应警惕异位妊娠。

（三）鉴别诊断

1．与腹部以外的疾病相鉴别，如神经根炎、胸膜炎、胸椎结核、椎间盘突出、带状疱疹、急性心肌梗死、铅中毒、糖尿病酮症酸中毒、血卟啉病及腹型癫痫等。

2．与功能性疾病相鉴别。

二、补充学习的内容

急腹症的常见病因：①腹腔内脏器疾病，如食管疾病、胃肠道、胰腺、肝脏、胆道、泌尿系统及女性生殖系统疾病等均可以引起腹痛；②腹腔内血管疾病，如肠系膜动脉栓塞、肠系膜静脉栓塞、腹主动脉夹层动脉瘤及缺血性肠炎等；③腹膜、腹壁疾病，如腹壁炎症感染、腹壁外伤、腹膜炎及腹膜肿瘤等。

三、问诊要点

（一）现病史

1．起病情况与患病时间　起病急、缓，首次发病的具体时间。

2．主要症状的特点　腹痛的部位、疼痛的性质、持续的时间和程度，有无牵涉痛，加重与缓解的因素。

3．病因与诱因　是否进食油腻、暴饮暴食、不洁饮食和大量饮酒等。

4．病情的发展与演变

5．伴随症状　有无发热、寒战、皮肤黄染、皮疹、恶心、呕吐、腹泻，停止排气、排便，有无尿频、尿急、排尿困难及血尿等。

6．诊治情况　本次就诊前是否接受其他医疗单位的诊治（时间、诊断、治疗和效果等）。

7．发病后的一般情况　精神状态、饮食、大小便和睡眠等。

（二）既往史

既往有无类似发作，有无心血管疾病、肺部疾病、消化道疾病（消化性溃疡、肝硬化、胰腺炎、胆结石和泌尿系结石等），有无结核、肿瘤病史，有无手术、外伤史、药物及食物过敏史。

（三）月经及生育史

询问月经史，有无闭经及阴道出血史，询问避孕情况。

四、体格检查要点

（一）专科体格检查

腹部：视诊、触诊（压痛、反跳痛、肌紧张和包块）、叩诊（肾区叩击痛）和听诊（肠鸣音亢进或消失）。

（二）其他系统重点体格检查

1．生命体征　体温、脉搏、呼吸、血压。

2．一般情况　意识状态、体位、面部表情和营养状况。

3．皮肤黏膜　有无巩膜黄染，皮肤干燥、厥冷等表现。

4．肺部　听诊（呼吸音、啰音）。

5．心脏　听诊（心率、节律、心音和杂音等）。

6．肛诊　有无包块、压痛，撤出指套有无带血。

7．盆腔　女性下腹痛应常规检查宫颈分泌物、触痛，子宫附件有无压痛。

8. 四肢 有无水肿,活动度。

注意: 诊断未明时应反复评估。

五、诊断思路

1. 明确是腹部疾病还是腹外疾病。

2. 明确是腹壁还是腹内脏器病变 如为腹内脏器病变,明确是哪个器官的病变。

3. 明确是外科腹痛、内科腹痛或妇科腹痛。

六、治疗策略

(一)尽快明确诊断

针对病因采取相应的措施。如暂时不能明确诊断,应采取措施维持重要脏器的功能,并密切观察病情变化,进一步明确诊断。

(二)诊断尚未明确时禁用强烈镇痛剂

应用强烈镇痛剂可能掩盖病情,延误诊断。

(三)需要进行手术治疗或探查时,做好术前准备

(四)手术探查指征

如诊断不能明确,但具有以下情况则需要手术探查:腹膜炎不能局限有扩散的倾向;脏器存在血运障碍,如肠坏死;腹腔内有活动性出血;非手术治疗时病情无改善或恶化。

七、应用举例

患者,男性,43 岁,因"转移性右下腹痛 6h"就诊于全科门诊。就诊当天上午无诱因出现中上腹疼痛,逐渐加剧,伴恶心、呕吐、发热,下午开始自觉疼痛部位转移到右下腹。体格检查:腹软,右下腹压痛(+),叩诊鼓音,肠鸣音正常。

(一)请回答以下问题

1. 初步诊断是什么?

2. 下一步处理措施是什么?

(二)参考答案

1. 初步诊断 急性阑尾炎。

2. 处理措施 患者需要手术治疗,应及时转诊上级医院。

第十三节 脑出血与脑梗死

一、要求掌握的理论知识

(一)脑出血

1. 诊断 既往有高血压动脉硬化史;多在活动或情绪激动时发病;出现头痛、恶心、呕吐、意识障碍或抽搐、尿失禁;有明确定位体征,如偏瘫、偏身感觉障碍、失语和视野缺损;头颅 CT 检查可见出血灶。

2. 急诊处理

(1)一般处理:保持安静,卧床休息,密切观察生命体征。

（2）控制脑水肿，降低颅内压：常用药物有20%甘露醇、呋塞米、甘油等。

（3）调整血压：原则上血压不宜过低，维持血压略高于发病前水平；调整速度不宜过快。

（4）并发症的防治：感染、应激性溃疡出血、癫痫发作（频繁发作时可缓慢静脉推注地西泮10～20mg）、中枢性高热和下肢深静脉血栓形成。

（5）外科治疗：小脑半球出血≥10ml，大脑半球出血≥30ml，重症脑室出血。

（二）脑梗死

1. 诊断　患者多于静息状态下或睡眠中急性起病，迅速出现局限性神经功能缺失的症状和体征，并持续24h以上，排除脑出血、瘤卒中和炎症性疾病等，可确诊。

2. 急诊处理

（1）静脉溶栓治疗：对缺血性脑卒中发病在3h内和3.0～4.5h的患者，无禁忌证者尽早静脉溶栓治疗。

（2）抗血小板治疗：无溶栓适应证且无口服阿司匹林禁忌证的患者，尽早口服阿司匹林100～300mg/d。对不能耐受阿司匹林者，可考虑选用氯吡格雷替代。

（3）急性期并发症的处理：脑水肿、高颅压、吞咽困难、癫痫、排尿障碍和尿路感染。

（4）其他治疗：降纤治疗、扩容治疗、扩血管治疗、改善脑循环、神经保护和中医中药治疗。

二、诊断思路

1. 判断是否为卒中。

2. 确定是缺血性卒中或出血性卒中。

3. 判断卒中严重程度。

4. 若为缺血性卒中，根据发病时间判断能否溶栓。

三、应用举例

患者，男性，56岁，主因"突发左侧肢体无力伴头痛、呕吐2h"就诊于急诊。既往高血压病史。体格检查：血压180/90mmHg，神志清楚，言语流利，心、肺、腹体格检查未见明显异常，左侧肢体肌力Ⅰ级，左侧巴宾斯基征（+）。头颅CT提示右侧基底节区高密度灶。

（一）请回答以下问题

1. 初步诊断是什么？

2. 还需要进行哪些检查？

3. 如何治疗？

（二）参考答案

1. 初步诊断　脑出血。

2. 需完善的检查　需要进行心电图、血常规、血型、血糖、肝及肾功能、电解质和凝血功能等检查。

3. 治疗

（1）内科治疗

1）卧床休息，保持安静，密切观察生命体征，注意瞳孔和意识的变化。

2）脱水、降颅内压。

3）维持水、电解质平衡和营养支持。

4）防治并发症。

（2）外科治疗：若出血量大，可选择手术治疗。

本节中的问诊要点、体格检查要点详见第二章 短暂性脑缺血发作中相关内容。

第十四节 创 伤

一、要求掌握的理论知识

（一）颅脑外伤的诊治程序

1. 询问病史 受伤时间、受伤机制、伤后意识状态，有无短暂意识丧失、头痛，有无癫痫发作。

2. 体格检查 呼吸、脉搏、血压和意识状态；双瞳孔直径、大小、对光反射和眼球运动；言语、肌力、肌张力、腱反射、深感觉和浅感觉；查看有无头皮裂伤、头皮血肿，以及耳、鼻漏和熊猫眼，有无颅骨凹陷等。

3. 初步评估 气道、呼吸、循环功能、格拉斯哥昏迷评分和瞳孔对光反射、出血评估。

4. 依据评估结果判断患者病情轻重及决定下一步处置

（1）开放静脉、吸氧、监护；包扎、止血；完善检查（血常规＋血型、血糖、肝及肾功能、电解质、凝血功能、血气分析和心电图）。

（2）保持气道通畅：必要时早期给予气管插管。

（3）维持循环功能：低血压患者补充血容量的同时寻找低血压原因。

（4）对血压不低、颅内压明显增高患者（如双瞳孔散大，对光反射消失）：快速静脉滴注甘露醇 1g/kg；呋塞米（0.3～0.5mg/kg）可与甘露醇合用。

（5）癫痫发作时：静脉注射地西泮 10mg，2mg/min 静脉注射。

（6）经上述处理再次评估，病情许可时尽早行头颅 CT 检查及头部、颈部 X 线检查。

（7）请相关专科会诊。

（二）创伤性气胸、肺挫伤、肋骨骨折的诊断

1. 创伤性气胸分为三类

（1）闭合性气胸：常为肋骨骨折的并发症，胸壁穿透伤或肺挫伤后，少量空气（从肺内或胸膜外）进入到胸膜腔，而后胸壁或肺部的伤口闭合，气体停止漏入到胸膜腔内，由此造成的胸膜腔积气称为闭合性气胸。诊断依据如下：①胸部外伤史；②伤后出现胸闷、憋气、气急和胸痛；③体格检查可见气管向健侧偏移，伤侧胸部叩诊呈鼓音，呼吸音明显减弱或消失；④胸部 X 线片可明确诊断。

（2）张力性气胸：诊断依据如下：①胸部外伤史；②常有严重呼吸困难、发绀；③受伤侧胸部饱满，叩诊为高度鼓音，听诊则呼吸音消失；若用注射器在第 2 或第 3 肋间穿刺，针栓可被空气顶出，具有确诊价值。

（3）开放性气胸：诊断依据如下：①胸部外伤史；②检查时可见胸壁有明显伤口通入胸腔，并可听到空气随呼吸进出胸腔的"嘶 - 嘶"声音。

2. 肺挫伤的诊断

（1）有严重的胸部外伤病史或强大冲击波损伤史。

（2）胸闷、气急、气道分泌物增多及痰中带血。

（3）患侧呼吸音减弱,闻及广泛湿啰音。

（4）胸部 X 线片显示双肺弥漫性或局限性片状影或团块影。

（5）胸部 CT 提示肺实质损伤。

（6）血气分析显示低氧和高碳酸血症。

3. 肋骨骨折的诊断

（1）胸壁有直接或间接暴力作用。

（2）单根肋骨骨折断端刺激肋间神经产生疼痛,深呼吸、咳嗽或身体转动可使疼痛加剧,多根多处肋骨骨折时可有呼吸困难。

（3）单根肋骨骨折时局部有压痛,与挤压胸廓时产生疼痛部位一致,多根多处肋骨骨折时可见反常呼吸运动。

（4）胸部 X 线片多可明确诊断。

二、补充学习的内容

（一）多发伤的概念

多发伤是指在同一机械致伤因素的作用下,人体两个或以上解剖部位组织或器官同时或相继受到严重创伤,任何一处损伤即使单独存在也可能危及生命。

（二）多发伤的临床特点

1. 伤情变化较快,死亡率高。

2. 伤情严重,休克发生率高。

3. 伤情复杂,容易造成漏诊,临床治疗上可能存在矛盾。

4. 抵抗力低,容易感染。

三、问诊要点

（一）现病史

1. 起病情况与患病时间　发病的具体时间、环境情况。

2. 主要症状的特点　受伤机制、疼痛部位、疼痛程度和疼痛范围。

3. 病因与诱因　受伤原因。

4. 伴随症状　有无头痛、胸痛、呼吸困难、肢体活动障碍及活动性出血,有无面色苍白、出汗、恶心、呕吐,有无肢体抽搐、大小便失禁,有无腹痛、排尿困难、血尿等。

5. 病情的发展与演变　有无意识障碍,有无伤后中间清醒期、休克表现。

6. 诊治情况。

7. 发病后的一般情况。

（二）既往史

既往有无慢性疾病史。

四、体格检查要点

（一）专科体格检查

按照"CRASH PLAN"顺序检查,"CRASH PLAN"中 C 代表心脏(cardiac),R 代表呼吸(respiratory),A 代表腹部(abdomen),S 代表脊柱脊髓(spine),H 代表头颅(head);P 代表骨盆(pelvis),L 代表四肢(limb),A 代表动脉(arteries),N 代表神经(nerves)。确认暴露处皮肤有

无破损及出血,伤口有无韧带、肌腱、血管及神经等损伤。

(二)其他系统重点体格检查

生命体征:体温、脉搏、呼吸、血压。

五、诊断思路

根据受伤机制,按照"CRASH PLAN"顺序检查,确定患者可能危及生命的伤情。

六、治疗策略

(一)治疗原则

治疗原则为先"救命",后"治病",以维持生命与对症治疗为主,最大限度地降低死亡率,减轻伤残率,提高抢救成功率。

(二)治疗措施

1. 根据伤情,采取不同的高级生命支持,包括保持气道通畅、吸氧、建立静脉通路快速补液。

2. 保持生命体征平稳,同时完成相关辅助检查,如血常规、心电图、床旁超声、X线等。

3. 请相关专科会诊。

七、应用举例

患者,男性,22岁。患者因"车祸致外伤20min"就诊于急诊。患者20min前酒后骑摩托车与卡车相撞,被送入急诊。体格检查:昏迷,血压测不出,瞳孔不等大,右侧瞳孔直径3mm,左侧瞳孔直径2mm,对光反射迟钝,口唇青紫,呼吸困难,胸廓可见反常呼吸运动,呼吸6~8次/min,心率50次/min,右侧前额见3cm×4cm皮下血肿,全身酒气,上衣胸前粘有大量呕吐物,腹部平软,脊柱四肢未查及明显异常。

(一)请回答以下问题

1. 初步诊断是什么?

2. 作为接诊医师该如何处置?

(二)参考答案

1. 初步诊断 车祸多发伤,颅脑损伤、多发肋骨骨折、休克、头皮血肿。

2. 患者生命体征不稳定,需立即气管插管、呼吸机辅助呼吸,开放多条静脉通路、补液、抗休克治疗,同时请相关专科进行会诊。完善血常规、血型、交叉配血、输血前检查,行床旁超声、胸部X线检查,待血压稳定,立即行头、胸、腹部CT。

第十五节 犬咬伤(狂犬病暴露)

一、要求掌握的理论知识

(一)狂犬病暴露后的伤口处理

局部伤口处理越早越好。

1. 伤口冲洗 用20%的肥皂水和一定压力的清水交替彻底清洗伤处至少30min。伤口较深时,可用注射器或高压脉冲器械伸入伤口深部灌注清洗,要做到全面彻底。

2. 消毒处理 用 75% 乙醇或 2%～3% 聚维酮碘等对伤口进行局部消毒。

3. 伤口应当尽量避免缝合 面部重伤或伤口较大时，确实需要缝合的，在彻底清创消毒后，先用狂犬病人免疫球蛋白进行伤口周围的浸润注射，尽量于 2h 后再行缝合和包扎；伤口深而大者应当放置引流条。

4. 控制狂犬病病毒以外的其他感染 伤口污染严重或较深者给予抗破伤风处理和抗菌药物使用等。

5. 特殊部位的伤口处理

（1）眼部：只用无菌生理盐水冲洗。

（2）口腔：请口腔专业医师协助伤口处理，冲洗时注意保持头低位。

（3）外生殖器或肛门部黏膜：注意冲洗方向应当向外。

（4）特殊部位：伤口较大时一般采用一期缝合，以便功能恢复。

（二）狂犬病暴露后疫苗注射时间

1. 狂犬病首次暴露后疫苗注射时间

（1）5 针接种程序：咬伤者于第 0（伤口处理当天）、3、7、14、28 日各注射 1 个剂量狂犬疫苗。

（2）4 针接种程序：咬伤者于第 0 日（伤口处理当天）注射 2 个剂量狂犬病疫苗，并于第 7、21 日各注射 1 个剂量狂犬病疫苗。

2. 狂犬病再次暴露后疫苗注射时间

（1）免疫接种过程中再次暴露，只需按原有程序完成全程接种即可。

（2）半年内再次暴露者，不需要再次免疫。

（3）半年到 1 年内再次暴露者，可于第 0 和 3 日各接种 1 剂疫苗。

（4）1～3 年内再次暴露者，可于第 0、3、7 日各接种 1 剂疫苗。

（5）超过 3 年者则应当全程接种疫苗。

（三）狂犬病暴露前基础免疫程序

在第 0、7、21（或 28）日各接种 1 剂狂犬病疫苗。对于持续暴露于狂犬病风险者，1 年后需加强 1 剂，在没有动物致伤的情况下，以后每隔 3～5 年再加强 1 剂。

（四）注射狂犬病疫苗注意事项

1. 狂犬病疫苗每针次均接种 1 个剂量，不分年龄和体重。

2. 注射部位 2 岁以下婴幼儿在大腿前外侧肌肌内注射，2 岁以上均于上臂三角肌肌内注射。

3. 对已暴露数月而一直未接种狂犬病疫苗者，如不能确定暴露的狂犬病宿主动物的健康状况，也应当按照接种程序接种疫苗。

4. 对于正在进行计划免疫接种的儿童，优先接种狂犬病疫苗，其他疫苗也可按照正常免疫程序接种。

5. 狂犬病疫苗于首次暴露后的接种应越早越好。

6. 狂犬病疫苗某一剂出现延迟 1d 或数天注射时，其后续针次按原免疫程序间隔时间相应顺延。

7. 原则上就诊者不得携带狂犬病疫苗至异地注射，特殊情况下，使用不同品牌的合格狂犬病疫苗应继续按原程序完成全程接种。

8. 暴露后狂犬病疫苗的接种无禁忌证，如果医生发现接种者对正在使用的狂犬病疫苗确有严重不良反应时,可更换另一种狂犬病疫苗继续完成原有程序。

9. 应严格按照说明书要求使用冻干狂犬病疫苗稀释液。

10. 不得把狂犬病疫苗和被动免疫制剂注射在同一部位,且禁止被动免疫制剂和狂犬病疫苗用同一注射器注射。

二、补充学习的内容

狂犬病暴露后处理:①取得患者知情同意;②接触,或喂养动物,或完好的皮肤被舔为Ⅰ级暴露者,无须进行处置;③裸露的皮肤被轻咬,或无出血的轻微抓伤、擦伤为Ⅱ级暴露,予处理伤口并接种狂犬病疫苗;④单处,或多处贯穿性皮肤咬伤,或抓伤,或破损皮肤被舔,或开放性伤口、黏膜被污染为Ⅲ级暴露,处理伤口,应用狂犬病被动免疫制剂,并接种狂犬病疫苗;⑤致伤动物不能确定健康的Ⅱ级暴露者,伤口位于颜面时,或免疫功能低下的Ⅱ级暴露者,按照Ⅲ级暴露处置。

三、问诊要点

(一)现病史

1. 起病情况与患病时间　询问发病时间,伤口部位,致伤动物健康状况。

2. 主要症状的特点　有无发热、恶心、呕吐、头痛和肌痛等全身症状,有无神经系统症状如烦躁不安、恐水、意识改变、易激惹、过度兴奋,有无共济失调、瘫痪、大小便失禁。

3. 病因与诱因。

4. 病情的发展与演变。

5. 伴随症状。

6. 诊治情况　本次就诊前是否接受其他医疗单位的诊治(时间、诊断、治疗、效果等)。

7. 发病后的一般情况

(二)既往史

1. 有无慢性病　慢性肾病、慢性肝病、慢性血液病、恶性肿瘤等。

2. 有无慢性感染性疾病　乙型肝炎病毒感染,结核病、艾滋病及病毒感染。

3. 是否接受器官移植、骨髓移植。

4. 是否长期接受激素类药物及免疫抑制剂治疗导致免疫功能低下。

5. 是否按照暴露前或暴露后程序完成过全程接种狂犬病疫苗。

6. 有无过敏史。

(三)个人史

职业。

四、体格检查要点

(一)专科体格检查

暴露处皮肤有无破损及出血,伤口有无韧带、肌腱、血管、神经等损伤。

(二)其他系统重点体格检查

1. 生命体征　脉搏、呼吸、血压。

2. 一般情况　意识、面容、体位。

3. 肺部　听诊(呼吸音、啰音)。

4. 心脏　听诊（心率、节律、心音、杂音等）。

5. 关节　有无损伤。

五、诊断思路

根据病史、体格检查可进行诊断。在诊断后要确认致伤动物是否可能携带狂犬病毒，确认伤口的狂犬病暴露分级。

六、治疗策略

详见本节"狂犬病暴露后的伤口处理"。

七、应用举例

患儿，男性，5 岁，被犬咬伤，其父发现后立即用清水冲洗伤口并用嘴吸出伤口处血液，随即带患儿来医院对伤口进行处理并注射狂犬病疫苗。事发后 1 个月，患儿父亲因患狂犬病死亡。

（一）请回答以下问题

事发后患儿父亲应做何处理才能避免其发病死亡？

（二）参考答案

父亲也要按照Ⅲ级狂犬病暴露进行预防治疗：彻底冲洗口腔黏膜，应用狂犬病免疫球蛋白，注射狂犬病疫苗（全程接种）。

第四章 院前急救

《助理全科医生培训标准（试行）》细则中院前急救轮转要求掌握如下内容：

一、9 种主要疾病的定义、临床表现、诊断与鉴别诊断、治疗原则等（具体要求见每种疾病要求）

创伤、中毒、意外伤害、心脏骤停、阵发性室上性心动过速、昏迷、急性心肌梗死、脑血管病和低血糖症。

二、掌握 5 种主要技能的操作

院内单、双人心肺复苏技术及电除颤术，洗胃术操作方法及准备工作，创伤的包扎、止血、固定，骨折石膏固定后的护理技术和注意事项。

第一节 创 伤

一、要求掌握的理论知识

（一）多发创伤的现场急救及转送原则

1. 多发创伤的现场急救 多发创伤救治成功的关键是伤后 1h 的黄金时间，尤其是 10min 之内的紧急处理和严密监护，及时发现多发创伤的致命伤并进行有效的急救处理，可防止休克的发生。

（1）保持呼吸道通畅：清除口腔异物，必要时对窒息、昏迷患者应行气管插管或环甲膜穿刺。

（2）对于四肢的外出血应及时用止血带等进行止血，伤口包扎。

（3）张力性气胸伤员在现场进行穿刺放气，然后再送医院。

（4）妥善固定四肢骨折的伤员。

（5）怀疑有脊髓脊椎损伤者，应给予颈部保护，胸、腰椎损伤平卧位保持躯体直线位。

（6）吸氧、开放静脉补充血容量、心电监护。

（7）心跳、呼吸停止伤员应在现场进行心肺复苏。

2. 多发创伤的转送原则

（1）优先运送救治可以存活且伤情严重的伤员。

（2）运送途中应不间断地实施维持生命的救护。

（3）运送伤员要注意正确体位，昏迷和呕吐的患者宜侧头口角位于低位。

（4）保持创面清洁。

（5）注意骨折的固定和观察伤肢的血运情况。

（6）吸氧、开放静脉、心电监护，严密观察病情变化，监测生命体征，保证呼吸道畅通，随时做好医疗记录，并保管好医疗档案。

（二）颅脑外伤的现场急救原则及转送指征

1. 颅脑外伤的现场急救原则　保持呼吸道通畅，防治休克、颅内压增高、呼吸衰竭及伤口继续出血和污染。

2. 颅脑外伤的转送指征　所有颅脑外伤患者经现场初步救治后均应转运至附近有救治能力的医院。

（三）气胸的现场急救及转送指征

1. 创伤性气胸的现场急救

（1）闭合性气胸：单纯性闭合性气胸并不危及生命，仅需对胸壁局部伤口包扎，然后转运。

（2）张力性气胸：①迅速行胸腔排气减压。用大号针头在锁骨中线第 2 或第 3 肋间穿刺入胸膜腔，即刻排气减压，然后可在穿刺针尾端缚一橡皮指套，于其顶端剪一裂口，制成活瓣排气针。如张力性气胸是由胸壁上较小的穿透性伤口引起，则应立即封闭、包扎及固定。②吸氧、静脉滴注林格液、控制呼吸（保证呼吸道通畅）、控制外出血（包扎止血）。

（3）开放性气胸：①变开放性气胸为闭合性气胸，尽快封闭胸壁创口，可用大块凡士林纱布或无菌塑料布（如没有，可用多层清洁布块或厚纱布垫），于伤员深呼气末敷盖创口并包扎固定，为避免漏气，要求封闭敷料足够厚，但创口内不能填塞；覆盖范围应超过创缘 5cm 以上；保证包扎固定牢靠，并时刻警惕张力性气胸的发生。②吸氧、静脉滴注林格液、控制呼吸（保证呼吸道通畅）、控制外出血（包扎止血）。

2. 创伤性气胸的转送指征：所有创伤性气胸的患者经现场初步救治后均应转运至附近有救治能力的医院。

（四）肺挫伤的现场急救及转送指征

1. 肺挫伤的现场急救　吸氧、监护、保证呼吸道通畅、有连枷胸采用胸壁固定、抗休克治疗。

2. 肺挫伤的转送指征　所有怀疑肺挫伤患者经现场初步救治后均应转运至附近有救治能力的医院。

（五）肋骨骨折的现场急救及转送指征

1. 肋骨骨折的现场急救　①纠正反常呼吸运动，固定胸廓，用沙袋或数块棉垫压迫覆盖于胸壁软化区，且予以固定包扎。注意不宜过紧，压力适中，以免肋骨骨折端嵌入胸膜腔内，发生血胸、气胸等并发症。②吸氧、静脉滴注林格液抗休克治疗。③气管插管。

2. 肋骨骨折的转送指征　所有怀疑有肋骨骨折的患者经现场初步处理后均就近送至有救治能力的医院。

（六）骨折的急救方法

1. 维持生命体征平稳　判断有无心脏停搏、窒息、大出血和休克等，采取有针对性的急救措施。

2．就地包扎、止血

（1）出血：加压止血法、止血带止血等方法。

（2）骨折端：骨折端已戳出伤口，不应立即复位，以免将污物带入深层。

（3）肿胀明显：剪开袖子或裤筒。

3．伤口固定 四肢骨折均应固定（脊椎、骨盆骨折相对固定）。采用夹板固定患肢的上下关节，如无合适器材，应就地取材（木板、树枝等）

4．安全搬运、转送。

（七）颈椎外伤、脊椎外伤、合并截瘫、四肢骨折患者的搬运方法

1．颈椎外伤伤员的搬运 疑有颈椎损伤的患者，搬运途中要保持头部和躯干处于同一水平，防止颈椎过伸、过屈和旋转，而造成再次损伤，导致加重病情。在搬运颈椎损伤的伤员时，应有专人托扶其头颈部进行保护，并沿纵轴方向略加牵引，且使头颈部随躯干同时搬动，也可以一人双手托枕部、下颌部，以维持颈部伤后位置，而另两人分别托起腰背部、臀部及下肢，需注意严禁随意强行搬动头部。伤员躺在担架上时，应在其颈部两侧用沙袋或折好的衣物加以固定。

2．胸腰椎骨折伤员的搬运（徒手） 搬运时需3人同时工作，具体操作是：3人都蹲在伤者的一侧，1个人托下肢，1个人托腰臀，1个人托肩背；3人协同动作，将伤者仰卧位平放在硬板担架，用衣裤垫起其腰部，并将腰椎躯干和两下肢一同进行固定。搬运时要保持平稳，平地搬运时伤员头部在后，而上楼、下楼、下坡时头部在上，且搬运过程中应严密观察伤员，防止伤情突变。

3．合并截瘫的伤员搬运（注意事项） 在木板上铺一柔软的褥垫运送截瘫伤员，需取出伤员衣物里的坚硬物件以防压伤。一般不建议用热水袋或盐水瓶等进行保暖以防止烫伤。

4．脊椎外伤伤员的搬运（器械搬运） 使用担架的急救搬运方式将脊柱骨折者从受伤现场转运至医院内，正确的方法是用硬担架搬运，一般用3人搬运法：首先使伤员两下肢伸直，两上肢也伸直且放于身旁，担架放在伤员一侧，2～3人托伤员躯干，使伤员身体保持平直状态，成一整体搬上担架，或3人在患者的同侧分别托其肩背部、腰臀部和双下肢，协同将患者搬上硬质担架，予以固定，腰部垫一软垫。注意不要使伤员的躯干扭转。

5．四肢骨折患者的搬运 伤口先止血、包扎，妥善固定再搬运，搬运时保证伤肢制动。

（八）手外伤伤口的紧急处理方法及断指保存方法

1．手外伤伤口的紧急处理 止血、伤口包扎、局部固定。

2．断指保存方法 断指用无菌敷料包裹，外面再包塑料袋，塑料袋外放一些冰块或冰糕。

（九）烧伤现场的急救原则及转院指征

1．烧伤现场急救的原则 首先尽快终止或脱离致伤源，迅速判断伤情，及时合理冷疗、就近急救并分类转运至专科医院。

2．烧伤的转送时机

（1）烧伤面积<30%的患者，休克发生率相对低，与入院时间无明显关系，可根据条件随时转送。

（2）烧伤面积30%～50%的患者，在8h内送到指定医院。

（3）烧伤面积50%～70%的患者，在伤后4h送到指定医院，或就地抗休克治疗使患者相对稳定后，在伤后24h再行转送。

（4）烧伤面积>70%的患者，最好在伤后1～2h送至附近医疗单位或就地抗休克处理（可申请专科医疗小组支援），待休克控制后，于伤后 48h 转送。已经发生休克的患者，必须在原地进行抗休克处理，控制休克后考虑转送。在能保证呼吸道通畅、保留导尿、充分抗休克（休克纠正）、烧伤创面已初步处理等保证患者安全的前提下转院。

二、补充学习的内容

（一）烧伤严重程度的判断

1. 轻度烧伤　总面积在 9% 以下的Ⅱ度以下烧伤。

2. 中度烧伤　面积 10%～29% 的Ⅱ度烧伤或面积不足 10% 的Ⅲ度烧伤。

3. 重度烧伤　Ⅱ度、Ⅲ度烧伤有呼吸道烧伤、已发生休克等并发症或有较重的复合伤；烧伤总面积达 30%～49% 或面积 10%～19% 的Ⅲ度烧伤。

4. 特重烧伤　Ⅲ度烧伤 20% 以上或总面积 50% 以上或已有严重并发症。

（二）烧伤面积的判断

烧伤面积根据中国新九分法判断（表 4-1）。

表 4-1　不同部位烧伤面积的判断

部位		占成年人体表面积 /%		占儿童体表面积 /%
头颈部	发部	3	9	9＋(12－年龄)
	面部	3		
	颈部	3		
双上肢	双上臂	7	9×2	9×2
	双前臂	6		
	双手	5		
躯干	躯干前	13	9×3	9×3
	躯干后	13		
	会阴	1		
双下肢	双臀	5	9×5＋1	9×5＋1－(12－年龄)
	双大腿	21		
	双小腿	13		
	双足	7		

（三）烧伤分度的鉴别（表 4-2）

表 4-2　烧伤分度的鉴别

分度	损伤深度	外观及体征	感觉	拔毛[①]	温度	转归
Ⅰ度	伤及表皮层，生发层健在	红斑，无水疱，轻度肿胀	疼痛明显	痛	增高	3～5d，脱屑无瘢痕
浅Ⅱ度	真皮浅层	水疱，基底红润，渗出多，水肿明显	剧痛	剧痛	增高	若无感染，1～2 周痊愈，色素沉着，数月可消失，不留瘢痕
深Ⅱ度	真皮深层，皮肤附件残留	水疱，基底粉白，创面微潮，水肿较重，时有小出血点，干燥后可见毛细血管网	微痛	微痛	略低	3～4 周愈合，瘢痕较重

续表

分度	损伤深度	外观及体征	感觉	拔毛[①]	温度	转归
Ⅲ度	皮肤全层或皮下组织、肌肉及骨骼	创面苍白,焦黄或炭化,干燥,坚硬,表面肿胀不明显,可见粗大血管网	痛觉丧失	不痛,易拔除	发凉	周围上皮向中心生长或植皮方可愈合
Ⅳ度	伤及皮肤皮下脂肪层,甚至达肌肉、骨骼和内脏	创面苍白,焦黄或炭化,干燥,坚硬,表面肿胀不明显,深部组织功能障碍	痛觉丧失	不痛,易拔除	发凉	植皮或皮瓣等方法手术修复创面,同时处理深部损伤器官

① 即拔毛试验,即将烧伤部位的毛发拔出1~2根,一般用于鉴别Ⅱ度和Ⅲ度烧伤。

三、应用举例

患者,男性,52岁,30min前骑摩托车与卡车相撞,随后出现意识不清,路人呼叫救护车。体格检查:血压150/90mmHg,呼吸22次/min,昏迷,右侧瞳孔直径5mm,左侧瞳孔直径2mm,对光反射迟钝,右侧前额见5cm伤口,流血不多,口唇无明显发绀,双肺呼吸音正常,心率120次/min,律齐,腹部无膨隆,四肢未见明显骨折。

(一)请回答以下问题

1. 初步诊断是什么?

2. 救护车到达现场的处理有哪些?

(二)参考答案

1. 初步诊断 为重度颅脑损伤(意识障碍、瞳孔不等大、对光反射迟钝)、头皮裂伤。

2. 现场处置措施 患者双侧瞳孔不等大,提示脑疝可能,病情危重症,现场处置包括:①建立有效静脉通路;②吸氧、保持呼吸道通畅;③静脉滴注甘露醇降低颅内压;④转运途中密切监测生命体征、瞳孔变化,与上级单位取得联系,做好抢救的准备。前额部伤口因出血不多,可在途中进行包扎止血。

本节中的问诊要点、体格检查要点、诊断思路详见第三章中"创伤"部分相关内容。

第二节　中毒和意外伤害

一、补充学习的内容

(一)有机磷农药中毒的临床表现

1. 毒蕈碱样症状 流涎、多汗、恶心、呕吐、腹痛、腹泻、瞳孔缩小、呼吸困难、呼吸道分泌物增加和肺水肿。

2. 烟碱样症状 肌纤维颤动、肌痉挛、心率加快、血压升高。

3. 中枢神经系统症状 头晕、头痛、烦躁不安、抽搐和昏迷等症状。

(二)一氧化碳中毒迟发性脑病

急性一氧化碳中毒患者在意识障碍恢复正常后,经过一段时间的假愈期,一般发生在急性中毒后的2个月内,突然出现以痴呆症状为主的脑功能障碍。

二、应用举例

患者,男性,40 岁,半小时前生气后服"乐果"[化学名为 O,O- 二甲基 -S-(N- 甲基氨基甲酰甲基)二硫代磷酸酯]150ml,呼叫救护车。救护车 10min 左右到达到现场。体格检查:神志清楚,血压 110/70mmHg,身上有有机磷农药味,大汗,可见肌颤,口角有分泌物,双瞳孔直径 1.5mm,对光反射灵敏,双肺可闻及湿啰音,心率 58 次 /min,律齐。

(一)请回答以下问题

作为急救人员,下一步该如何处理?

(二)参考答案

1. 脱掉患者被污染的衣服,请家属协助用清水擦拭身体和头发,直至闻不到农药味,嘱患者饮水,催吐。

2. 静脉注射阿托品及氯解磷定,并保持呼吸道通畅。

3. 救护车迅速转运至医院,转运途中予吸氧、监护,同时注意保暖。

本节中问诊要点、体格检查要点、诊断思路、治疗策略详见第三章中中毒及意外伤害的相关内容。

第三节 心 脏 骤 停

一、补充学习的内容

心肺复苏终止指征:①经心肺复苏后,患者自主循环及呼吸已恢复;②经 30min 以上的心肺复苏抢救,患者自主循环及呼吸仍未恢复;③在无后援团支援时,抢救者力竭。

二、治疗策略

1. 就地抢救

(1)立即启动心肺复苏流程。

(2)可除颤心律尽早除颤 除颤能量:单向波除颤器用 360J,双向波除颤器用 200J。

(3)开放静脉 尽早静脉注射肾上腺素 1mg(每 3~5min 1 次),如 10min 后仍为心室颤动,可静脉注射胺碘酮 300mg,如仍无效,可再静脉注射胺碘酮 150mg。

(4)应用简易呼吸器改善通气,气管插管可适当延迟进行。

2. 自主循环恢复后尽快转运。

三、应用举例

患者,女性,65 岁,街边行走,突然摔倒,肢体抽搐,随后呼吸停止。被路人发现并呼叫 120 救护车。

(一)请回答以下问题

如果你是 120 出诊医师该如何处理?

(二)参考答案

到达现场后首先评估和确认现场安全,随后判断患者意识,触摸颈动脉有无搏动及有无呼吸,并向目击者简要询问患者发病时间、发病前症状,如果判断为心脏骤停,立即启动心肺复苏流程。

1. 心脏按压、通畅气道、人工呼吸。

2. 若为心室颤动则尽早除颤，除颤能量：单向波除颤器用 360J，双向波除颤器用 200J。

3. 开放静脉，尽早给予肾上腺素 1mg 静脉注射（每 3～5min 1 次），如 10min 后仍为心室颤动，可静脉注射胺碘酮 300mg，如仍无效，可再静脉注射胺碘酮 150mg。

如患者呼吸、心跳恢复，则在严密监护下转运至医院。如抢救 30min 以上，患者呼吸、心跳仍未恢复，可宣布患者死亡，停止抢救。

本节中要求掌握的理论知识、问诊要点、体格检查要点、诊断思路详见第三章中心脏骤停的相关内容。

第四节 阵发性室上性心动过速

一、要求掌握的理论知识

（一）阵发性室上性心动过速的识别

详见第三章中阵发性室上性心动过速的相关内容。

（二）非药物治疗的方法

1. 休息、安慰、镇静、吸氧、监护和开放静脉通路。

2. 刺激迷走神经

（1）屏气法，即深吸气后屏气，做用力呼气动作。

（2）诱发呕吐，用压舌板刺激咽后壁，引起恶心、呕吐。

（3）按压颈动脉窦，先按压右侧 10s，无效时再按压左侧，不可同时按压两侧，心动过速终止即停止按压。

二、治疗策略

院前急救终止阵发性室上性心动过速原则：以非药物治疗终止发作为原则，不能终止者需及时转运至医院。

三、应用举例

患者，男性，24 岁，主因"突发心悸 1h"呼叫 120 救护车。既往有类似发作。救护车到达现场。体格检查：神志清楚，精神尚可，血压 100/70mmHg，心率 170 次/min，律齐，心脏各瓣膜区无杂音，腹、四肢未见异常。心电图提示室上性心动过速。

（一）请回答以下问题

1. 初步诊断是什么？

2. 作为 120 医师你该如何处理？

（二）参考答案

1. 初步诊断 阵发性室上性心动过速。

2. 处理 给予吸氧、心电监护、开放静脉通路。首先选择非药物治疗方法（刺激迷走神经），嘱患者做 Valsalva 动作或用压舌板刺激患者咽后壁使其恶心。如未终止室上性心动过速，则在密切监护状态下转运至医院。

本节中补充学习的内容、问诊要点、体格检查要点、诊断思路详见第三章"阵发性室上性心动过速"的相关内容。

第五节 昏 迷

一、要求掌握的理论知识

（一）昏迷的现场救治

1. 保证气道通畅，维持患者生命体征稳定。

2. 尽快明确病因，针对病因进行治疗。

3. 对症治疗，如针对高颅压、癫痫发作、高热等的处理。

（二）转运原则

转运途中注意监测生命体征，开放静脉通路，确保气道通畅。

二、补充学习的内容

（一）嗜睡（somnolence）

嗜睡是一种病理性的倦睡，是最轻的意识障碍，患者处于持续的睡眠状态，但能被唤醒，能正确回答问题，并且作出各种反应，当刺激去除后又很快进入睡眠状态。

（二）意识模糊（confusion）

意识模糊是比嗜睡更深的一种意识障碍，意识水平有轻度下降。患者虽然能够保持简单的精神活动，但对人物、时间和地点的定向能力发生障碍。

（三）昏睡（stupor）

昏睡是患者处于熟睡状态，不易被唤醒，接近于人事不省的意识状态。在强烈刺激下（如压迫眶上神经，摇动患者身体等）方可被唤醒，但很快又会再次入睡。醒时答非所问或答话含糊。

（四）昏迷（coma）

昏迷是严重的意识障碍，是患者意识持续中断或完全丧失。按其程度可分为3个阶段。

1. 轻度昏迷 意识大部分丧失，无自主运动，对声、光刺激无反应，但对疼痛刺激可以出现痛苦的表情或肢体退缩等防御反应。角膜反射、瞳孔对光反射、眼球运动和吞咽反射等可存在。

2. 中度昏迷 对周围事物及各种刺激均无反应，对剧烈刺激方可出现防御反射。角膜反射减弱，瞳孔对光反射迟钝，眼球无转动。

3. 深度昏迷 对各种刺激全无反应，深、浅反射均消失，全身肌肉松弛。

三、问诊要点

（一）现病史

1. 起病情况与患病时间 起病急、缓，发病时的环境（如高温、屋内是否有炉火）。

2. 主要症状的特点 意识障碍发生的时间，间歇性还是持续性。

3. 病因与诱因 有无服用镇静安眠药、过量饮酒、服用毒物如农药等；有无外伤史，外伤与意识障碍发生的先后顺序和因果关系。

4. 伴随症状　有无头痛、恶心、呕吐、肢体活动障碍,有无肢体抽搐、口吐白沫,有无发热、心悸、胸闷、胸痛、呼吸困难等。

5. 病情的发展与演变。

6. 诊治情况。

7. 发病后的一般情况。

（二）既往史

既往有无类似发作,有无急性感染性疾病、内分泌及代谢性疾病(糖尿病、甲状腺疾病)、心脑血管病、肝肾疾病、慢性肺疾病或癫痫等,有无外伤史、药物食物过敏史。

（三）个人史

发病前的饮食情况,有无情绪变化。

四、体格检查要点

（一）专科体格检查

神经系统:意识、瞳孔、对光反射、肌力、肌张力,有无病理征、脑膜刺激征。

（二）其他系统重点体格检查

1. 生命体征　体温、脉搏、呼吸、血压。

2 一般情况　体位。

3. 皮肤黏膜　睑结膜有无苍白、口唇颜色(樱桃红提示一氧化碳中毒),皮肤有无出血点、瘀斑、紫癜、破损等。

4. 肺部　听诊呼吸音、啰音。

5. 心脏　听诊心率、节律、心音、杂音等。

五、诊断思路

（一）判断是否存在昏迷

通过病史和体格检查基本可以确定。

（二）判断昏迷的程度

（三）寻找病因

依据发病现场环境、病史、体征及快速血糖检测,初步判断病因,如药物中毒、一氧化碳中毒、酒精中毒、低血糖、卒中和创伤等。

六、治疗策略

（一）一般处理

保持呼吸道通畅,清除分泌物、异物或呕吐物,维持通气功能,吸氧,必要时气管插管。

（二）建立有效的静脉通路、补充血容量

（三）对症治疗

病因明确者给予针对性处理,病因不明确者给予对症处理

1. 颅内压增高患者,血压正常者可快速静脉滴注甘露醇 1g/kg,也可静脉注射呋塞米 0.3～0.5mg/kg。

2. 癫痫发作时,静脉注射地西泮 10mg,速度 2mg/min。

3. 酒精中毒患者,静脉注射纳洛酮 0.4～0.8mg。

4. 低血糖患者静脉注射 50% 葡萄糖注射液 40～60ml,然后静脉滴注 10% 葡萄糖注射液 500ml。

5. 怀疑一氧化碳中毒,脱离中毒环境,吸氧治疗。

6. 有机磷中毒,擦拭污染皮肤及毛发,尽早足量应用特异解毒剂。

（四）经上述处理及不明原因昏迷的患者均应及时转运至医院

七、应用举例

患者,男性,成年人,路人发现其躺在路边,意识不清,马上呼叫 120 救护车和 110。救护车到现场,体格检查:血压 140/90mmHg,呼吸 20 次/min,昏迷状态,全身酒气,身旁有呕吐物,头部无明显外伤,口唇轻度发绀,双侧瞳孔等大等圆,直径 4mm,对光反射灵敏,双肺可闻及痰鸣音,心率 120 次/min,律齐,无杂音,四肢均可见活动,双侧巴宾斯基征(－)。

（一）请回答以下问题

现场医师需要做哪些急救处理?

（二）参考答案

初步诊断为酒精中毒,亦不除外合并脑血管疾病,需要进行以下处理。

1. 清除口腔分泌物,确保呼吸道通畅。

2. 完善心电图检查、血糖检查。

3. 给予吸氧、心电监护、开放静脉通路,尽快转运至医院。

第六节　急性心肌梗死

一、要求掌握的理论知识

急性心肌梗死的现场救治原则:迅速确认治疗方向,降低心肌耗氧量,保护和维持心脏功能,处理严重心律失常等并发症,尽快进行转运,为恢复心肌血液灌注治疗赢得时间。

二、补充学习的内容

再灌注治疗策略的选择:①再灌注治疗适用于所有缺血症状<12h 或表现为持续 ST 段抬高型心肌梗死的患者;②推荐指定时间内的心肌梗死患者在已开展直接经皮冠状动脉介入治疗(PCI)的医院接受急诊 PCI;③若确诊 ST 段抬高型心肌梗死后无法及时行急诊 PCI,推荐对无相对禁忌证且发病在 12h 内的患者进行溶栓治疗。

三、问诊要点

详见第一章 冠状动脉粥样硬化性心脏病中"问诊要点"。

四、体格检查要点

详见第一章 冠状动脉粥样硬化性心脏病中"体格检查要点"。

五、诊断思路

详见第一章 冠状动脉粥样硬化性心脏病中"诊断思路"。

六、治疗策略

（一）现场救治措施

1．停止任何主动活动和运动。

2．吸氧，开放静脉。

3．监测生命体征（脉搏、血压）、血氧饱和度。

4．无禁忌证情况下，嚼服阿司匹林 300mg。

5．疼痛剧烈时给予吗啡 3mg 静脉注射，必要时可重复。

6．出现心律失常、心力衰竭、心源性休克时给予相应救治。

7．搬运到救护车上，尽快转运至医院。

（二）转运注意事项

1．与家属取得充分沟通，积极治疗的必要性。

2．持续观测生命体征和心电监测。

3．及时处理致命性心律失常。

4．建立静脉通路，使用急救药物，为尽早给予再灌注治疗做准备。

5．联系转送至有再灌注治疗能力的医院。

七、应用举例

患者，男性，58 岁，突发剧烈胸骨后疼痛，向左肩放射，伴大汗，症状持续 1h 不缓解，呼叫救护车。既往有高血压病史。救护车到现场，体格检查：血压 150/70mmHg（双侧对称），双肺未闻及湿啰音，心率 84 次/min，律齐，无杂音，腹部未发现异常。心电图示 $V_3 \sim V_5$ 导联 ST 段抬高。

（一）请回答以下问题

1．能否诊断为急性心肌梗死？

2．需要进行哪些急救措施？

（二）参考答案

1．诊断　患者胸痛持续 1h 不缓解，且心电图 $V_3 \sim V_5$ 导联有 ST 段抬高表现，诊断为急性前壁心肌梗死。

2．急救措施　嘱患者停止任何主动活动和运动，给予吸氧、心电监护、开放静脉通路；吗啡 3mg 静脉注射，必要时可重复；静脉滴注硝酸甘油；无禁忌证的情况下，嚼服阿司匹林 300mg，口服氯吡格雷 300mg；搬抬到救护车上尽快转运至有再灌注治疗能力的医院。

第七节　脑血管病

一、要求掌握的理论知识

（一）脑血管病的现场识别

现场应对患者的临床症状及体征进行简单、有效地评估，凡出现下列表现之一的患者均应考虑脑血管病可能。

1. 突发头痛、头晕、恶心、呕吐。

2. 突发瘫痪，包括面瘫或肢体瘫痪。

3. 感觉异常，偏身麻木，甚至感觉消失。

4. 突发语言功能障碍，失语或构音障碍。

5. 眩晕。

6. 一侧或双眼视力丧失或模糊；眼球运动异常和瞳孔改变。

7. 突发意识障碍和精神障碍。

8. 癫痫发作。

（二）脑血管病的现场处理

1. 平卧休息，避免不必要的搬动。

2. 评估生命体征，确保气道畅通；吸氧、开放静脉、心电监护。

3. 检测血糖，纠正低血糖。

4. 怀疑颅内压明显增高时快速静脉滴注甘露醇 1g/kg。

5. 尽快转运。

（三）脑血管病的转运监护原则

1. 吸氧、心电监护，开放静脉通路。

2. 监测患者意识、瞳孔及生命体征的变化，及时处置，确保气道通畅。

3. 根据患者情况迅速将其送往有卒中单元的中心。

4. 预先通知接诊医院。

二、治疗策略

（一）确定发病时间

一旦疑诊卒中，首先需确认发病时间。

（二）现场处置要点

1. 评估生命体征，确保呼吸道通畅。

2. 慎重管理血压。

3. 可疑卒中患者第 1 瓶液体应给予生理盐水，应避免输注葡萄糖液，因其可能增加神经元坏死的概率。

4. 因现场无法判定卒中性质，不应用止血或活血药物，给予中性治疗。

5. 除非有禁忌证，否则最好抬高患者仰卧头位至 20°～30°，以降低颅内压。

6. 根据血氧饱和度水平决定是否吸氧，一般给予鼻导管吸氧。

7. 密切观察并处理癫痫发作，防止骨折和摔伤。

8. 合并高颅压、脑水肿者，应快速静脉滴注 20% 甘露醇 125～250ml。

9. 尽快转运至医院。

三、诊断思路

1. 判断是否为卒中。

2. 初步判断是缺血性卒中或出血性卒中。

3. 判断卒中严重程度。

四、应用举例

患者,男性,56 岁,主因"右侧肢体无力 1h",呼叫 120 救护车。既往有糖尿病、高血压病史。体格检查:血压 160/90mmHg,神志清楚,不全运动性失语,心、肺、腹部未见异常,右侧上下肢肌力Ⅲ级,右侧巴宾斯基征(+)。

(一)请回答以下问题

1. 初步诊断是什么?

2. 现场需做哪些紧急处置?

(二)参考答案

1. 初步诊断　按患者发病情况及体征,初步诊断卒中,但仍需要检测血糖,检查现场环境,与低血糖及一氧化碳中毒(如屋内有炉火)等疾病相鉴别。

2. 急救措施

(1)吸氧、心电监护。

(2)检测血糖,开放静脉通路,静脉滴注生理盐水 500ml。

(3)迅速将患者送至附近能 24h 进行急诊 CT 检查和具备溶栓条件的医院。

3. 患者血压升高,无颅内压增高表现,暂时不予处理,密切观察病情变化。

本节中的问诊要点、体格检查要点详见第二章第一节 短暂性脑缺血发作的相关内容。

第八节　低 血 糖 症

一、要求掌握的理论知识

(一)低血糖症的现场识别

现场应对患者的病史、临床症状和生命体征进行简单有效地评估。有下列症状(尤其有糖尿病史者)需考虑低血糖可能。

1. 迷走神经和交感神经兴奋过度的症状　饥饿感、乏力、出汗、面色苍白和皮肤湿冷等。

2. 中枢系统症状　头痛、头晕、行为异常和嗜睡、意识障碍、肢体活动不利等。

(二)低血糖症的现场处理

1. 根据患者情况决定是否吸氧,心电监护,开放静脉通路。

2. 迅速给予糖水或含糖饮料口服,重症者静脉注射 50% 葡萄糖 40~60ml,并持续静脉滴注 10% 葡萄糖。

3. 监测血糖。

4. 监测患者意识、生命体征的变化,及时处置。

5. 就近将患者送往具备抢救条件的医疗中心。

(三)低血糖症的转诊指征

1. 低血糖症患者经积极治疗,血糖无明显上升者。

2. 低血糖后昏迷患者。

3. 低血糖症病因不明者。

二、补充学习的内容

低血糖后昏迷：低血糖患者，经积极治疗，血糖浓度恢复正常且维持30min以上，神志仍未清醒者，称为低血糖后昏迷。

三、问诊要点

（一）现病史

1. 起病情况与患病时间　首次发病的具体时间。

2. 主要症状的特点　有无头晕、心悸、出汗、恶心、饥饿感。

3. 病因与诱因　进食情况，有无用药史。

4. 病情的发展与演变　是否进行性加重，有无意识障碍、偏瘫、抽搐。

5. 伴随症状　有无言语不清、步态不稳、行为异常、头痛、肢体颤抖、注意力涣散。

6. 诊治情况。

7. 发病后的一般情况　精神状态、吃奶或食欲情况、大小便、睡眠等。

（二）既往史

有无类似发作史，有无糖尿、高血压、心脏病、肝病、胰腺疾病史，有无胃肠手术史，询问近期用药史。

四、体格检查要点

（一）专科体格检查

神经系统：意识状态、瞳孔大小及对光反射、肌力、肌张力、腱反射、病理征等。

（二）其他系统重点体格检查

1. 生命体征　体温、脉搏、呼吸、血压。

2. 一般情况　呼气中有无烂苹果味。

3. 肺部　听诊（呼吸音、啰音）。

4. 心脏　听诊（心率、节律、心音、杂音等）。

5. 腹部　触诊（有无压痛，肝、脾）。

6. 下肢　足背动脉搏动情况。

五、诊断思路

（一）低血糖症诱发因素

1. 未明确诊断糖尿病，自行服用降糖药者。

2. 近期明确诊断为2型糖尿病，未行一般治疗措施，直接口服磺脲类降糖药者。

3. 未遵医嘱随意加服其他类型的降糖药。

4. 过量使用胰岛素。

5. 摄入热量不充足，或服药与进食不匹配。

6. 合并身体其他部位感染等。

（二）确定是否为低血糖症

依据患者病史和临床表现，糖尿病患者血糖≤3.9mmol/L（非糖尿病患者低血糖的标准为<2.8mmol/L），考虑低血糖诊断。

六、治疗策略

详见本节"低血糖症的现场识别"。

七、应用举例

患者,男性,56 岁,晨起 8 时许被家人发现意识恍惚、答非所问,伴大汗、面色苍白,立即呼叫救护车。既往有糖尿病病史,一直口服格列本脲(优降糖)控制血糖。救护车到现场,体格检查:血压 150/100mmHg,浅昏迷,双瞳孔等大等圆,直径 2.5mm,对光反射灵敏,心、肺、腹检查未见明显异常。检测快速血糖 2.1mmol/L。

(一)请回答以下问题

1. 能否诊断为低血糖症?

2. 现场需做哪些紧急处置?

(二)参考答案

1. 诊断　该患者可诊断为低血糖症。

2. 需完善的紧急处置　立即开放静脉通路,首剂静脉注射 50% 葡萄糖注射液 40～60ml,然后持续静脉滴注 10% 葡萄糖注射液 500ml;同时吸氧,心电监护;与医院取得联系,立即送至有抢救条件的医院进行抢救。

第五章　外　科　疾　病

《助理全科医生培训标准(试行)》细则中外科轮转要求掌握如下内容：

一、6个常见症状的诊断与鉴别诊断、处理原则

体表肿瘤、腹痛腹胀、恶心呕吐、排尿困难、腰腿痛和颈肩痛。

二、6种主要疾病的定义、临床表现、诊断与鉴别诊断、治疗原则等(具体要求见每种疾病)

浅部组织细菌性感染、破伤风、体表肿瘤(脂肪瘤、皮脂腺囊肿)、腹股沟疝、阑尾炎、腰腿痛和颈肩痛。

三、6种主要技能的操作

外科疾病的体格检查和物理诊断方法、无菌操作(手术野准备)、外伤的清创缝合、伤口的换药及拆线、肛门指诊和疼痛封闭治疗。

第一节　浅部组织细菌性感染

一、要求掌握的理论知识

(一)浅部组织细菌性感染的常见疾病

疖、痈、丹毒、急性蜂窝织炎、脓肿和急性淋巴管炎。

(二)几种疾病的临床表现

1. 疖　金黄色葡萄球菌或表皮葡萄球菌侵犯单个毛囊或汗腺，引起单个毛囊及所属皮脂腺的急性化脓性感染。

(1)好发部位：毛囊和皮脂腺丰富的部位，如头、颈项、面部。

(2)表现：最初局部出现红、肿、热、痛的小硬结，以后逐渐肿大，呈锥形隆起。数日后，硬结中央因组织坏死而变软，出现黄白色小脓栓，红、肿、热、痛范围扩大。再数日后，脓栓脱落，排出脓液，炎症逐渐消失而愈合。一般无明显的全身症状。"危险三角区"的上唇和鼻部疖容易引起化脓性海绵状静脉窦炎，死亡率高。

2. 痈　病原菌侵犯多个相邻毛囊及其所属皮脂腺、汗腺的急性化脓性炎症，或由多个疖融合而成。

(1)好发年龄：中、老年居多，部分患者有糖尿病。

(2)好发部位：项部和背部。

（3）表现：开始为小片皮肤硬肿，色暗红，可有数个脓点，一般疼痛较轻，大多有发热、畏寒、食欲缺乏和全身不适，然后范围增大，脓点增大、增多，中心处可破溃出脓、坏死脱落，皮肤可因组织坏死呈紫褐色，很难自行痊愈。唇痈易引起颅内化脓性海绵状静脉窦炎，危险性大。

3．急性蜂窝织炎　皮下、筋膜下、肌间隙或深部蜂窝组织的急性弥漫性化脓性感染。局部明显红、肿、热、痛，感染迅速向四周扩展，红、肿及疼痛加剧，但红、肿区与正常皮肤间无明显界线，边缘亦不隆起。如发展成脓肿，可有波动感，中心部皮肤可坏死或溃破流脓。深部感染，局部红肿可不显著，但有剧痛及压痛，皮肤有明显水肿。

4．丹毒　乙型溶血性链球菌从皮肤、黏膜的细小破损侵入皮肤网状淋巴管引起的急性炎症。

（1）好发部位：下肢及面部。

（2）全身表现：起病急，可有头痛、畏寒、发热。

（3）局部表现：患处烧灼样疼痛，出现颜色鲜明、边界清楚、稍高出皮肤的片状红斑，有时伴小水疱形成，手指轻压褪色，松手很快复红。随着红、肿区向外蔓延，中心区肤色变暗、脱屑，转为棕红色，区域淋巴结多肿大、疼痛。

5．浅部急性淋巴管炎及急性淋巴结炎　致病菌从皮肤、黏膜破损处或邻近病灶，经组织的淋巴间隙进入淋巴管，从而引起淋巴管、周围组织的急性感染，称急性淋巴管炎。

（1）浅层淋巴管：常出现一条或多条"红线"，硬且有压痛。深层淋巴管炎，不出现"红线"，但患肢出现肿胀，有压痛。两者均可引发全身症状，如发热、畏寒、全身不适、头痛、乏力及食欲缺乏等。

（2）急性淋巴结炎：轻者仅有局部淋巴结肿大和略有压痛，常能自愈；较重者，局部有红、肿、热、痛，并伴有全身症状。

6．浅部脓肿　是化脓性感染区病变组织坏死、液化形成的局限性脓液积聚，内含大量病原菌、中性粒细胞和坏死组织，四周有完整的脓腔壁，常位于浅部组织内。局部隆起，有红、肿、热、痛的典型症状，与正常组织分界清楚，压之剧痛，有波动感。

（三）外科浅部组织感染的治疗方案

1．疖　在早期注意休息，局部热敷或红外线理疗，必要时可抗菌治疗。局部可使用鱼石脂软膏等。

2．痈　积极全身抗感染治疗，行切开引流，切开长度应超过炎症范围少许，深达筋膜，彻底清除坏死组织。

3．急性蜂窝织炎　休息，应用抗菌药物治疗。早期局部湿敷，不能控制者，应做广泛切开引流。

4．丹毒　抬高患肢、休息，局部可应用50%硫酸镁外敷。全身应用抗菌药物，待全身及局部症状消除后，继续用药3～5d防止复发。

5．急性淋巴管炎　积极治疗原发病灶，局部可应用50%硫酸镁外敷，如"红线"向近侧延伸较快，可在皮肤消毒后用无菌针头沿"红线"选取不同位置刺入皮肤，并局部湿敷抗菌药液。

6．急性淋巴结炎　积极治疗原发病灶，可应用抗菌药物。已形成脓肿者除应用抗菌药物外还应切开引流。

7．浅部脓肿　积极全身支持及抗感染治疗。切开引流，注意脓腔分隔，彻底清除脓液，局部换药治疗。

8．抗菌药物的合理使用原则

（1）尽早查明致病菌并进行药物敏感试验，有针对性地选用抗菌药物。

（2）根据抗菌药物的作用特点及其体内代谢过程选用药物。

（3）根据患者病情、病原菌种类、抗菌药物特点制订个体化的抗菌药物治疗方案，选用适当的品种、剂量、给药次数、给药途径、疗程及联合用药等。

（4）联合用药的指征：病因未明的严重感染，包括免疫缺陷患者的严重感染；单一抗菌药物不能有效控制的混合感染、严重感染；单一抗菌药物不能有效控制的感染性心内膜炎或败血症等感染；疗程长，但病原菌容易对某些抗菌药物耐药的感染，如结核病及深部真菌病；联合用药时宜选用具有协同作用的抗菌药物，减少用药剂量，从而降低药物的毒性和不良反应。

二、补充学习的内容

特殊部位感染：如面部"危险三角区"应避免挤压，以免发生颅内感染；口底、颌下的急性感染若经短期抗感染仍无效，应尽早切开减压，避免喉头水肿、窒息发生。

三、问诊要点

（一）现病史

1．起病情况与患病时间　起病急、缓，首次发病的具体时间。

2．主要症状的特点　疖、痈、丹毒、急性蜂窝织炎、脓肿和急性淋巴管炎均有不同程度的红、肿、热、痛。

3．病因与诱因。

4．病情的发展与演变　红、肿、热、痛的面积及严重程度的变化。

5．伴随症状　原发病灶的变化，全身表现如头痛、畏寒、发热等。

6．诊治情况　本次就诊前是否接受其他医疗单位的诊治（时间、诊断、治疗、效果等）。

7．发病后的一般情况　精神状态、饮食、大小便、睡眠等。

（二）既往史

有无糖尿病、免疫缺陷病、引起皮损的疾病（如足癣）等。

（三）个人史

个人卫生习惯，有无烟酒嗜好，职业及工作环境。

（四）社会心理因素

有无熬夜、精神压力大等情况。

四、体格检查要点

（一）专科体格检查

重点查看感染部位，红、肿、热、痛的范围及程度，有无脓点、波动感、"红线"，有无坏死渗出、异味，检查皮温、皮色等。

（二）其他系统重点体格检查

1．生命体征　体温。

2．皮肤　感染部位以外的皮肤黏膜有无病变。

五、诊断思路

本病通过局部皮肤表现不难诊断,需要做好鉴别诊断。

六、治疗策略

1. 根据感染部位、程度的不同,确定合适的治疗方案。
2. 脓肿形成后积极行手术切开引流。
3. 积极治疗全身疾病。

七、健康教育

1. 疾病的预防 保持皮肤清洁,暑天或在炎热的环境中避免汗渍过多,勤洗澡、洗头,及时更换内衣;积极处理皮肤的小伤口,有足癣者积极治疗足癣等。
2. 合理饮食。
3. 药物指导。

八、应用举例

患者,男性,45 岁,主因"项部红、肿、疼痛伴发热 1 周"就诊于全科门诊,个人卫生状况差。体格检查:项部可见 1 个直径约 5cm×5cm 的肿物,红、肿、热、痛明显。

(一)请回答以下问题

1. 问诊需重点询问哪些内容?
2. 治疗方案有哪些?
3. 如进行手术,则手术后注意事项有哪些?

(二)参考答案

1. 需重点询问发病情况、发病后治疗情况,既往有无类似发病,有无外伤史、糖尿病史、免疫缺陷疾病等。
2. 治疗方案
(1)全身治疗:及时使用抗菌药物,如合并糖尿病需控制好血糖。
(2)保守治疗:初期表面红肿时,可给予局部湿敷。
(3)手术治疗:已出现多个脓点、表面紫褐色或已破溃流脓时及时切开引流。
3. 术后及时更换敷料,注意创面渗出情况。

第二节 破 伤 风

一、要求掌握的理论知识

(一)破伤风的病因

感染破伤风梭状芽孢杆菌,且伤口存在适合该菌生长繁殖的缺氧环境,如伤口深且外口较小,或同时存在需氧菌感染,消耗了伤口内残留的氧气。

(二)破伤风的临床表现

典型症状是在肌紧张性收缩的基础上,伴阵发性强烈痉挛,通常最先受影响的肌群是咀嚼肌，随后顺序为面部表情肌，颈、背、腹、四肢肌，最后为膈肌。患者可表现为咀嚼不便、张口困难（牙关紧闭）、苦笑面容、"角弓反张"等。其对各种刺激敏感，光、声、饮水等可诱发；少数局限性患者可仅表现为局部肌肉痉挛。

（三）破伤风的治疗

1. 伤口处理　如果伤口内存留坏死组织、引流不畅，应在抗毒素血清治疗后，进行清创。

2. 抗毒素的应用　注射破伤风抗毒素（tetanus antitoxin，TAT），中和体内游离的毒素（应早期使用，若毒素与神经组织结合，则效果不佳）

3. 抗菌药物治疗　首选青霉素，也可口服或静脉滴注甲硝唑。

4. 对症支持治疗　隔离患者；避免声、光刺激；根据病情使用镇静、解痉药物减轻患者的痛苦；警惕喉头痉挛和呼吸抑制，必要时进行气管切开；注意补充营养及维持水、电解质平衡。

5. 防治并发症　常见的并发症有窒息、呼吸骤停、肺部感染、骨折、心衰等，给予对症治疗。

二、补充学习的内容

（一）破伤风的鉴别诊断

1. 化脓性脑膜炎　该病有"角弓反张"和颈项强直表现，但无阵发性痉挛，有剧烈头痛、呕吐等高颅压表现，脑脊液检查有压力升高，白细胞计数增多。

2. 狂犬病　有被猫、狗咬伤史，以吞咽肌痉挛为主，患者听到水声或看到水可诱发。

3. 其他　颞颌关节炎、癔症。

（二）破伤风的被动免疫

目前的被动免疫包括注射破伤风抗毒素和人体破伤风免疫球蛋白。后者是人体血浆免疫球蛋白中提纯或用基因重组技术制备的，一次注射后可在人体存留4～5周，免疫效能高于破伤风抗毒素约10倍。

三、问诊要点

（一）现病史

1. 起病情况与患病时间　起病急、缓，首次发病的具体时间。

2. 主要症状的特点　有无咀嚼不便、张口困难（牙关紧闭）、苦笑面容、"角弓反张"等表现。

3. 病因与诱因　起病前有无开放性伤口，发病后有无声、光刺激等诱因。

4. 病情的发展与演变。

5. 伴随症状　伤口情况，有无发热、幻觉、言语、行动错乱及该病并发症相关症状。

6. 诊治情况　本次就诊前是否接受其他医疗单位的诊治（时间、诊断、治疗、效果等）。

7. 发病后的一般情况　精神状态、饮食、大小便、睡眠等。

（二）既往史

有无常见慢性疾病，如高血压、冠心病、糖尿病等，以及破伤风疫苗接种情况。

（三）个人史

职业、工作环境。

四、体格检查要点

（一）专科体格检查

1. 典型肌肉痉挛的表现　咀嚼不便、张口困难（牙关紧闭）、苦笑面容、"角弓反张"等。
2. 伤口情况　伤口的大小，有无红肿、渗出、结痂等。

（二）其他系统重点体格检查

1. 生命体征　脉搏、血压。
2. 一般情况　面容表情。
3. 体格检查　根据有无并发症进行相关系统体格检查。

五、诊断思路

凡有外伤史，不论伤口大小、深浅，如伤后出现张口困难（牙关紧闭）、苦笑面容、"角弓反张"等均应考虑该病的可能。

六、治疗策略

详见本节"破伤风的治疗"。

七、健康教育

1. 破伤风梭状芽胞杆菌是厌氧菌，生长繁殖需要在缺氧的环境下进行。创伤后早期彻底清创，改善局部循环，是预防破伤风发生的重要措施。
2. 及时注射破伤风抗毒素。
3. 易感人群应接种破伤风类毒素。

八、应用举例

患者，男性，56 岁，1 周前右足部被生锈的铁钉刺伤，今日出现乏力、舌根发硬、咀嚼无力和张口困难等表现，就诊于全科门诊。既往体健。

（一）请回答以下问题

1. 还需要询问哪些病史？
2. 初步诊断是什么？
3. 如诊断成立，需尽早进行哪些治疗？

（二）参考答案

1. 需完善的病史　需要询问患者伤口的情况，如伤口的深浅、大小、是否治疗等；有无其他破伤风典型的表现，如苦笑面容、"角弓反张"等；是否声、光刺激可诱发等；询问有无其他伴随症状如发热、头痛、呕吐等，有无猫、狗咬伤等病史。
2. 初步诊断　依据典型的症状和外伤史初步诊断为破伤风。
3. 治疗　需尽早注射破伤风抗毒素、清理伤口、应用抗菌药物及对症治疗。

第三节 体表肿瘤

一、要求掌握的理论知识

（一）脂肪瘤

好发于躯干、四肢等部位。与周围组织界限清楚，其质地较软，有假囊性感，生长较缓慢，大多体积较小。这种肿物由分化成熟的脂肪细胞构成，并被纤维条索分割成大小不等的脂肪小叶。

（二）皮脂腺囊肿

皮脂腺囊肿非真性肿瘤，其突出于皮肤表面，患者一般无自觉症状。肿物呈球形，单发或多发，中等硬度，有弹性，高出皮面，与皮肤有粘连，不易推动，表面光滑，无波动感，其中心部位可能为浅蓝色，有时在皮肤表面有开口，可挤压出油脂样"豆渣物"，若并发感染可出现红、肿、热、痛等炎症反应。

二、补充学习的内容

体表肿瘤是指来源于皮肤、皮肤附件、皮下组织等浅表软组织的肿瘤。

三、问诊要点

（一）现病史

1. 起病情况与患病时间　起病急、缓，首次发病的具体时间。
2. 主要症状的特点　肿物初始的部位、大小、形状、活动度、质地、边界及与皮肤的关系，有无压痛。
3. 病因与诱因。
4. 病情的发展与演变　肿物的大小变化，症状变化。
5. 伴随症状　有无发热、乏力、消瘦及肿物局部压迫症状。
6. 诊治情况　本次就诊前是否接受其他医疗单位的诊治（时间、诊断、治疗、效果等）。
7. 发病后的一般情况　精神状态、饮食、大小便、睡眠等。

（二）既往史

有无慢性疾病如高血压、糖尿病、冠心病等，有无过敏史等。

（三）个人史

吸烟、饮酒史，职业等。

（四）家族史

家庭成员有无体表肿瘤的病史。

四、体格检查要点

（一）专科体格检查

1. 视诊　肿物位置、大小，与皮肤的关系，局部皮肤的颜色。
2. 触诊　肿物的大小、质地、有无触痛，其边界、活动度、形状、表面是否光滑；局部皮肤有无破溃、溢液；周围淋巴结有无肿大及触痛。

（二）其他系统重点体格检查

生命体征：脉搏、血压。

五、诊断思路

（一）病因

1. 脂肪瘤的病因　饮食因素、压力因素、不良生活习惯。各种类型脂肪瘤形成的根本原因为"脂肪瘤致瘤因子"。

2. 皮脂腺囊肿的病因　由皮脂腺导管阻塞导致皮脂腺排泄障碍所致。

（二）临床表现

1. 脂肪瘤　一般好发于躯干、四肢及腹壁等部位，周围组织界限清楚，质地较软，生长较缓慢，大多体积较小。

2. 皮脂腺囊肿　突出于皮肤表面，患者一般无自觉症状。肿物呈球形，单发或多发，中等硬度，有弹性，高出皮面，与皮肤有粘连，不易推动，表面光滑，无波动感。

（三）辅助检查

可选择局部超声等检查协助诊断。诊断困难时可进行病理检查。

六、治疗策略

（一）皮脂腺囊肿

手术是唯一的治疗方法。确诊后，应手术将囊肿完整摘除。术中可沿着皮纹方向设计梭形的皮肤切口，将囊肿及相连的皮肤一起摘除，尤其发现导管开口时。如果残留囊壁，则易复发。如术前有红、肿、热、痛等炎症表现，则应首先控制炎症，再进行手术。

（二）脂肪瘤

多发脂肪瘤，一般不需处理。较大者宜行手术切除，深部脂肪瘤有恶变可能，应及时切除。

七、健康教育

（一）预防皮脂腺囊肿感染

1. 保持皮肤清洁，皮脂腺开口通畅，有利于分泌物排出。

2. 面部皮肤瘙痒时，不要任意抓挠，以免面部皮肤感染，破坏皮脂腺开口，皮脂腺分泌物潴留不能排出，促使皮脂腺囊肿形成。

3. 不挤压面部皮肤疖、痈等。

（二）肿物切除术后注意事项

保持切口干燥，按医嘱拆线；伤口避免阳光照射以免色素沉着；忌烟酒，避免食用辛辣刺激食物及海鲜，以免瘢痕增生。

八、应用举例

患者，男性，66岁，2年前发现右侧肩部有1个"1角硬币"样大小的肿物，略突出于皮肤表面，无疼痛，未诊治。2年来肿物逐渐增长至"鹌鹑蛋"样大小，右臂无麻木及疼痛。现就诊于全科门诊。体格检查：右侧肩部见肿物，大小3cm×2cm，肿物呈分叶状，质软，活动度好，无压痛，表面皮肤无颜色改变，无破溃。

（一）请回答以下问题

1．初步诊断是什么？

2．诊断依据有哪些？

3．需要进行哪项辅助检查以协助诊断？

4．简述治疗原则？

（二）参考答案

1．诊断　右肩部脂肪瘤。

2．诊断依据

（1）老年男性，慢性病程。

（2）肿物位于躯干，生长缓慢。

（3）体格检查：肿物大小 3cm×2cm，呈分叶状，质软，活动度好，无压痛。

3．进一步检查项目　肿物超声检查。

4．治疗原则　可择期行右肩部肿物切除术。

第四节　腹股沟疝

一、要求掌握的理论知识

（一）腹股沟疝的临床表现

发生在腹股沟区的腹外疝称为腹股沟疝，分为斜疝和直疝两种。腹股沟斜疝占腹股沟疝的85%～95%。

1．腹股沟斜疝　多见于婴儿和中年男性，主要症状为腹股沟区出现包块，于站立、行走、咳嗽和劳动时出现，于平卧后消失。包块呈梨状或椭圆形，可进入阴囊。

（1）易复性斜疝：腹股沟区出现一个可复性肿块，开始肿块较小，仅在患者站立、劳动、行走、跑步、剧烈咳嗽或患儿啼哭等腹压增高时出现，平卧或用手按压时肿块会自行向腹腔回纳而消失。一般无特殊不适，偶尔才会伴局部胀痛和牵涉痛。肿块逐渐增大，自腹股沟下降到阴囊内或大阴唇，导致行走不便和影响劳动。

（2）难复性斜疝：临床特点为疝块不能完全回纳腹腔，有消化不良和便秘等症状。

（3）嵌顿性疝：通常发生在斜疝，常在劳动或排便等腹压骤增时发生。临床特点为疝块突然增大，并伴有明显疼痛。平卧或用手推送肿块不能回纳，肿块发硬且有明显触痛，可伴有阵发性腹部绞痛、恶心、呕吐、停止排气排便、腹胀等肠梗阻的临床表现，如处理不及时，造成肠缺血、坏死，将发展为绞窄性疝。

（4）绞窄性疝：临床症状多较严重，患者持续性剧烈腹痛，呕吐频繁，呕吐物可为咖啡样，或出现血便。绞窄时间较长者，由于疝内容物发生感染，侵及周围组织，引起疝外被盖组织的急性炎症，严重者可发生脓毒症。

2．腹股沟直疝　常见于年老体弱者，主要症状为在腹股沟管内侧和耻骨结节外上方出现无痛圆形肿块，平卧后可消失，肿块不进入阴囊。

（二）腹股沟疝的诊断

大多数腹股沟疝可根据临床症状及体征确诊。如果疝块较小，表现不典型，超声检查可以帮助诊断。

二、补充学习的内容

腹股沟疝的治疗：腹股沟疝如不及时治疗，疝块可逐渐增大，影响日常生活。斜疝又常可发生嵌顿或绞窄而威胁患者生命。因此除少数特殊情况外，腹股沟疝一般均应尽早实施手术治疗。

三、问诊要点

（一）现病史

1. 起病情况与患病时间 起病急、缓，首次发病的具体时间。

2. 主要症状的特点 肿物初始的部位、大小、形状、可复性、质地、边界、活动度。

3. 病因与诱因 有无前列腺增生、便秘、呼吸道疾病等。

4. 病情的发展与演变。

5. 伴随症状 有无腹痛、恶心、呕吐、停止排气排便、腹胀、血便、发热等症状。

6. 诊治情况 本次就诊前是否接受其他医疗单位的诊治（时间、诊断、治疗、效果等）。

7. 发病后的一般情况 精神状态、饮食、大小便、睡眠等。

（二）既往史

有无前列腺增生、便秘、呼吸道疾病等，有无手术史、过敏史等。

（三）个人史

吸烟、饮酒史，个人习惯，文化程度等。

四、体格检查要点

（一）专科体格检查

1. 体格检查的体位 需要在站立位和仰卧位两种体位下进行检查，要充分暴露检查范围（上自剑突，下到大腿中上 1/3）。

2. 腹部检查

（1）视诊：有无胃肠型、腹壁静脉曲张等。

（2）触诊：有无压痛及反跳痛；疝块的大小、质地、压痛，对侧腹股沟情况；外环口大小（压迫内环、增加腹压，然后松开内环后观察）；睾丸触诊，必要时进行透光试验。

（3）叩诊：叩诊音，有无肝、脾、肾脏叩击痛，移动性浊音。

（4）听诊：肠鸣音。

（二）其他系统重点体格检查

1. 生命体征 脉搏、血压。

2. 一般情况 面容、体位等。

五、诊断思路

根据腹股沟区突出的肿块及体格检查一般不难诊断。如果疝囊比较小，表现不典型，可通过超声检查帮助诊断（表 5-1）。

表 5-1 斜疝和直疝的鉴别

项目	斜疝	直疝
患者年龄	多见于儿童及青壮年	多见于老年人
突出途径	经腹股沟管突出,可进阴囊	由直疝三角突出,不进入阴囊
疝块外形	椭圆或梨形,上部呈蒂柄状	半球形,基底较宽
回纳疝块后压住内环	疝块不再突出	疝块仍可突出
精索与疝囊的关系	精索在疝囊后方	精索在疝囊前外方
疝囊颈与腹壁下动脉的关系	疝囊颈在腹壁下动脉外侧	疝囊颈在腹壁下动脉内侧
嵌顿概率	较多	极少

六、治疗策略

（一）非手术治疗

非手术治疗的方法有应用疝带等,这些方法可缓解症状或延缓疾病的发展。但是不当的非手术疗法还会加重病情。

此法仅适用于1岁以内的婴幼儿和手术风险大的年老体弱或伴其他严重疾病者。

（二）手术治疗

手术修补是治疗腹股沟疝最有效的方法。目前手术方法为传统的疝修补术、无张力疝修补术、经腹腔镜疝修补术。

七、健康教育

（一）避免或去除腹压增加的因素

如慢性咳嗽、排尿困难、便秘等。

（二）术后注意事项

术后3个月内避免剧烈运动及重体力劳动。

八、应用举例

患者,男性,66岁,已婚。2个月前干农活时自觉右侧腹股沟区不适,发现腹股沟区有1个"核桃"大小的肿物,无腹痛、腹胀,无发热、咳嗽,平卧后肿物消失,站立时再次出现。2个月来肿物逐渐增长至"鸭蛋"大小,伴有腹股沟区坠胀感,现就诊于全科门诊。体格检查:右侧腹股沟区站立位见肿物,平卧后肿物可还纳腹腔而消失。肿物消失后指压内环,嘱患者站立咳嗽,肿物又复出现。

（一）请回答以下问题

1. 初步诊断是什么?
2. 诊断依据有哪些?
3. 需要进行哪项辅助检查以协助诊断?
4. 请简述治疗原则?

（二）参考答案

1. 诊断 右侧腹股沟直疝。

2．诊断依据

（1）老年男性，体力劳动时发病。

（2）右腹股沟区可复性肿物。

（3）体格检查发现肿物还纳后指压内环，嘱患者站立咳嗽，肿物又复出现。

3．进一步的检查项目 腹部超声检查等。

4．治疗原则 择期行右侧腹股沟疝无张力疝修补术。

第五节 阑 尾 炎

一、要求掌握的理论知识

（一）急性阑尾炎

1．临床表现

（1）症状

1）腹痛：典型的腹痛发作始于上腹，逐渐移向脐部，数小时后转移并局限在右下腹。

2）胃肠道症状：恶心、呕吐等。

3）全身症状：发热、乏力等。

（2）体征

1）右下腹压痛：通常为麦氏点。

2）腹膜刺激征：反跳痛、肌紧张、肠鸣音减弱或消失，提示阑尾炎症加重，出现化脓、坏疽或穿孔等。

3）右下腹肿块：考虑阑尾周围脓肿可能。

4）可作为辅助诊断的其他体征

①结肠充气试验：患者取仰卧位，用右手压迫左下腹，再用左手挤压近侧结肠，使结肠内气体可传至盲肠和阑尾，引起右下腹疼痛者为阳性。

②腰大肌试验：患者左侧卧位，使右大腿后伸，引起右下腹疼痛者为阳性。此试验说明阑尾位于腰大肌前方，盲肠后位或腹膜后位。

③闭孔内肌试验：患者取仰卧位，右髋和右大腿屈曲，然后被动向内旋转，引起右下腹疼痛者为阳性。此试验提示阑尾靠近闭孔内肌。

④经肛门直肠指检：引起炎症阑尾所在位置触痛。触痛常在直肠右前方。

2．诊断 通过典型的症状、体征及实验室检查（大多数患者的白细胞计数和中性粒细胞百分比增高）通常可以诊断。当诊断不确切时，可选择腹部超声、CT、腹部 X 线片协助诊断，对于难以鉴别的阑尾炎，也可采用腹腔镜检查。注意除外消化性溃疡穿孔、输尿管结石、妇产科疾病等。

3．治疗原则 绝大多数急性阑尾炎一旦确诊，应早期施行阑尾切除术。

4．急性阑尾炎的社区转诊指征 需要手术治疗的急性阑尾炎患者；诊断不能明确的患者。

（二）慢性阑尾炎

1．临床表现 既往常有急性阑尾炎发作病史，经常有右下腹部疼痛，表现为间断隐痛或胀痛，时重时轻，但部位比较固定。多数患者在受凉、饱餐、运动后可诱发腹痛，体格检查可发现阑尾部位的局限性压痛。

2．诊断　诊断慢性阑尾炎必须首先排除可以引起右下腹疼痛和压痛的其他疾病。对曾有急性阑尾炎发作史，以后症状反复发作的患者，不难诊断；对于症状不典型的患者，钡剂灌肠 X 线检查、CT 检查可帮助诊断。

3．慢性阑尾炎的治疗原则　诊断明确慢性阑尾炎后，需手术切除阑尾。

4．慢性阑尾炎的社区转诊指征　诊断不确切，非手术治疗效果不佳者需转诊。

二、补充学习的内容

（一）阑尾炎常见的压痛部位

1．麦氏点　其体表投影约在脐与右髂前上棘连线中外 1/3 交界处。

2．Lenz 点　其体表投影约在两侧髂前上棘连线中、右 1/3 交界处。

3．Morris 点　其体表投影约在右髂前上棘与脐连线和腹直肌外缘交会点。

（二）小儿急性阑尾炎的临床特点

1．病情发展较快且严重，早期即出现高热和呕吐。

2．右下腹体征不明显，但有局部明显压痛和肌紧张。

3．穿孔率高，并发症和死亡率也较高。

（三）小儿急性阑尾炎的治疗原则

早期手术治疗，并配合输液、纠正脱水、应用广谱抗菌药物等。

（四）阑尾炎手术治疗的方式

1．开腹阑尾切除术。

2．腹腔镜阑尾切除术。

（五）阑尾切除术后的并发症

1．出血　阑尾系膜的结扎线松脱，引起系膜血管出血。表现为腹痛、腹胀和失血性休克等症状。

2．切口感染　最常见的术后并发症。在急性化脓或穿孔性阑尾炎中多见。临床表现为术后 2～3d 发热，切口胀痛，局部红肿、压痛等。

3．粘连性肠梗阻　与术后卧床、局部炎症重、手术损伤等多种原因有关。

4．阑尾残株炎　阑尾残端保留过长超过 1cm 时，术后残株可炎症复发，仍表现为阑尾炎的症状。

5．粪瘘　很少见。

三、问诊要点

（一）现病史

1．起病情况与患病时间　起病急、缓，首次发病的具体时间。

2．主要症状的特点　腹痛部位（初始的部位及变化）、性质、程度、加重和缓解因素。

3．病因与诱因　有无饱餐、运动、劳累、受凉和长期站立等情况。

4．病情的发展与演变。

5．伴随症状　发热、恶心、呕吐、腹泻、腹胀。

6．诊治情况　本次就诊前是否接受其他医疗单位的诊治（时间、诊断、治疗、效果等）。

7．发病后的一般情况　精神状态、饮食、大小便、睡眠等。

（二）既往史

有无类似腹痛，女性患者询问有无妇科疾患等。

（三）个人史

吸烟、饮酒、个人卫生、工作性质等。

（四）月经及生育史

月经周期、末次月经时间。

四、体格检查要点

（一）专科体格检查

1. 体位　屈膝仰卧位，充分暴露体格检查范围（上自剑突，下到大腿中上 1/3）。

2. 腹部检查

（1）视诊：有无胃肠型、腹壁静脉曲张等。

（2）触诊：有无压痛、反跳痛、肌紧张；有无麦氏点压痛（急性阑尾炎的重要体征）、有无包块。

（3）叩诊：叩诊音，肝、脾有无叩击痛，移动性浊音。

（4）听诊：肠鸣音、血管杂音。

（二）其他系统重点体格检查

1. 生命体征　体温、脉搏、血压。

2. 一般情况　面容、体位。

3. 颜面及其器官　有无睑结膜苍白、口唇苍白。

4. 肺部　听诊。

5. 心脏　听诊。

五、诊断思路

（一）典型的症状

转移性右下腹痛（注意是转移而非扩散）。

（二）典型体征

右下腹固定压痛、腹膜刺激征、右下腹肿块。

（三）实验室检查

血常规白细胞计数及中性粒细胞比例增高。

（四）影像学检查

可进行腹部 X 线、超声或 CT 等检查协助诊断、排除其他疾病。

六、治疗策略

（一）手术治疗

绝大多数急性阑尾炎一旦确诊，应早期施行阑尾切除术。

（二）非手术治疗

单纯性阑尾炎及急性阑尾炎的早期阶段，药物治疗可能恢复正常者；全身情况差或客观条件不允许、患者不接受手术治疗；伴其他严重器质性疾病有手术禁忌者。

七、健康教育

（一）对疾病的认识

急性阑尾炎是外科常见病，是最多见的急腹症。

（二）术后饮食指导

忌暴饮暴食，近期进食易消化食物，保持大便通畅。

（三）术后随诊

保持切口清洁；观察术后切口愈合情况；如出现腹痛、腹胀、发热等症状及时就诊。

八、应用举例

患者，女性，26岁，已婚。20h前出现上腹部疼痛，伴有恶心，无发热，未诊治。10h后腹痛转移至右下腹部，较前加重，呕吐1次，现就诊于全科门诊。体格检查：体温38.7℃，脉搏102次/min，血压100/70mmHg，发育正常，全身皮肤无黄染，无出血点及皮疹，结膜无苍白，巩膜无黄染，双肺呼吸音正常，未闻及干湿性啰音，心率102次/min，律齐，未闻及杂音，腹部平坦，未见胃肠型及蠕动波，肝、脾未触及，右下腹麦氏点压痛阳性，伴反跳痛、肌紧张，未触及包块，移动性浊音（－），听诊肠鸣音4次/min。辅助检查：血红蛋白162g/L，白细胞计数24.6×10^9/L，中性粒细胞百分比86%，尿常规（－）。肝、肾功能正常。

（一）请回答以下问题

1. 初步诊断是什么？并说出诊断依据。
2. 还需要询问哪些病史？
3. 进一步检查项目有哪些？
4. 简述治疗原则？

（二）参考答案

1. 诊断　急性阑尾炎（化脓性）合并局限性腹膜炎。诊断依据：①典型的症状，转移性右下腹痛伴发热；②体征为右下腹固定压痛、反跳痛、肌紧张；③实验室检查提示白细胞计数增高、中性粒细胞百分比增高。
2. 需询问的其他病史　还需要询问月经史，与异位妊娠鉴别。
3. 其他检查　可进一步行腹部超声、CT等检查。
4. 治疗原则
（1）术前准备，急诊行阑尾切除术。
（2）抗感染治疗。

第六节　腰腿痛和颈肩痛

一、要求掌握的理论知识

（一）相关疾病的临床表现

1. 急性腰扭伤　有腰部扭伤史，伤后立刻出现腰背痛，呈持续性，休息后不能缓解；活动受限，一般无下肢放射痛。强迫体位，腰部有明显压痛点，骶棘肌紧张；直腿抬高试验阳性，但加强试验阴性。影像学检查无异常。

2. 腰肌劳损　慢性腰痛病史，腰部酸痛，反复发作，时轻时重；弯腰工作困难，用双手捶腰可减轻疼痛。骶棘肌处、骶骨后骶棘肌止点处、髂骨嵴后部、腰椎横突部压痛。影像学检查多无异常。

3. 腰椎间盘突出症　有腰部扭伤史，腰痛伴下肢放射疼痛。疼痛时轻时重，活动受限，排便、咳嗽、喷嚏等致腹压增高时可加重症状，休息后症状缓解。棘突间或椎旁会有明显压痛；直腿抬高试验及加强试验阳性，患侧下肢对应的神经根支配区域感觉、肌力和反射减退。CT、MRI可见椎间盘突出相关表现和神经根、硬脊膜受压情况。

4. 腰椎管狭窄症　反复发作腰痛病史，呈间歇性跛行，弯腰可减轻症状。过伸试验阳性，即腰部过伸动作可引起下肢麻木、疼痛加重，是诊断椎管狭窄症非常重要的体征。CT、MRI可见椎间隙变窄，椎管内径变窄。

5. 第三腰椎横突综合征　有扭伤或劳损史，腰痛或腰臀部疼痛，活动时加剧，但咳嗽、打喷嚏时疼痛不加重。患侧竖脊肌痉挛，L_3横突尖端有明显的局限性压痛并向下腰及臀部放射；重症者直腿抬高试验阳性，但加强试验阴性。X线片有时可见L_3横突过长。

6. 梨状肌综合征　有髋部扭伤史、受凉史。主要表现为坐骨神经痛，疼痛从臀部经大腿后方向小腿和足部放射，引起行走困难、跛行。腰部无异常，梨状肌痉挛肿胀，有压痛；直腿抬高试验60°以内疼痛明显，超过60°疼痛反而减轻。影像学检查多无异常。

7. 马尾肿瘤　起病缓慢，逐渐加重。根性疼痛为典型表现，常为双侧坐骨神经痛，夜间疼痛明显加重。括约肌功能障碍及鞍区感觉减退，MRI可确诊。

8. 肩袖损伤　多见于40岁以上人群，肩痛、肩关节无力；被动活动范围基本正常；体格检查可有疼痛弧征（患肩外展未到60°时疼痛较轻，被动外展至60°～120°时疼痛较重，当上举超过120°时，疼痛又减轻，且可自动继续上举。60°～120°这个范围称为疼痛弧）；超声、MRI有肩袖撕裂的特征性表现。

9. 肩峰下撞击综合征　肩外侧痛（夜间痛）；外展、上举障碍；X线片显示肩峰、肱骨大结节硬化，骨赘形成；超声、MRI可排除肩袖损伤。

10. 肩关节不稳　外伤史（骨折脱位）；肩周痛、无力；影像学检查可见肱骨头或关节盂部分缺失；关节镜可见骨或关节囊损伤征。

11. 肩周炎　多为中老年患病，女性多于男性，左侧多于右侧，也可两侧先后发病。有自限性，6～24个月可自愈。肩关节各个方向主动和被动活动均有不同程度受限，以外旋、外展和内旋后伸最严重。肩部某一处局限性疼痛，与动作、姿势有明显关系。X线片见肩关节结构正常，可有不同程度骨质疏松；MRI见关节囊增厚，肩部滑囊可有渗出。

12. 颈椎病　分为脊髓型颈椎病、神经根型颈椎病、椎动脉型颈椎病、交感型颈椎病。有神经根刺激症状；肩关节被动活动大致正常且无疼痛；颈椎斜位X线片提示相应椎间孔狭窄；肌电图提示神经根性损伤，MRI可确诊。

13. 颈项部肌膜纤维织炎　颈项肩背部的慢性疼痛，晨起或天气变化及受凉症状加重，活动后则疼痛减轻，常反复发作。可在疼痛区域内触摸到明显的痛点、痛性结节（筋膜脂肪疝）、索状物，局部肌肉痉挛，严重者活动受限。X线片可显示一定程度的退行性改变；部分患者红细胞沉降率快，抗链球菌溶血素O试验阳性。

14. 枕大神经炎　常单侧发病，表现为一侧枕部至外耳上方之间的区域出现疼痛，疼痛多为刺痛、灼痛或阵发性跳痛，时轻时重或呈持续性疼痛。检查时在枕大神经浅出处有明显压痛点（相当于风池穴），枕大神经分布区的皮肤可有感觉过敏。

15. 其他引起颈肩痛疾病 植入永久起搏器后肩周痛；肩胛背神经卡压综合征；锁骨外端骨折后使用锁骨钩钢板；胸腔内及颈肩部炎症、肿瘤等。

（二）腰腿痛和颈肩痛的康复原则

保守治疗为主，根据临床情况分为疼痛为导向的治疗和功能为导向的治疗。康复治疗包括牵引、物理因子治疗、针灸、推拿治疗，必要时介入矫形支具。

（三）疼痛封闭治疗的适应证、方法和注意事项

1. 疼痛封闭治疗的适应证 适用于全身各部位的肌肉、韧带、筋膜、腱鞘、滑膜、骨关节的急、慢性损伤或退行性变。

2. 疼痛封闭治疗的方法 封闭治疗是由局部麻醉演变而来的一种治疗疼痛的方法。基本操作方法是将局部麻醉药和激素类药物的混合液注射于疼痛部位，达到消炎、镇痛的目的。

3. 注意事项

（1）术前向患者说明治疗意义及作用，以消除患者的恐惧与疑虑，提高信心。

（2）有普鲁卡因过敏或正在使用磺胺类药物治疗者，封闭液不宜用普鲁卡因，可用利多卡因。

（3）年老体弱，或一般情况不佳者慎用。

（4）严格无菌操作。

（5）注射应缓慢，随时注意患者情况，如有不良反应出现，应立即停止注射。

（6）注射完毕，局部用无菌敷料覆盖，嘱患者稍事休息。

（7）不良反应及处理：轻者可有头晕、心悸等不适，停止注射后平卧，一般可迅速自行消失，无需特殊处理。严重者少见，主要表现为恶心、呕吐、胸闷、呼吸困难、昏迷、惊厥等，应立即进行抢救。

二、补充学习的内容

腰腿痛和颈肩痛的转诊原则：腰腿痛和颈肩痛的病因诊断不明或病情严重；非手术治疗效果不佳，或出现药物不良反应；需进一步指导物理治疗和功能锻炼；功能严重受损，需考虑手术治疗。

三、问诊要点

（一）现病史

1. 起病情况与患病时间 起病急、缓，首次发病的具体时间。

2. 主要症状的特点 疼痛的部位、性质、程度、持续时间、加重及缓解方式。

3. 病因与诱因 过度活动、劳累。

4. 病情的发展与演变。

5. 伴随症状 有无放射痛、关节痛。

6. 诊治情况 本次就诊前是否接受其他医疗单位的诊治（时间、诊断、治疗、效果等）。

7. 发病后的一般情况 精神状态、饮食、大小便、睡眠等。

（二）既往史

有无外伤史及手术史，有无激素等药物服用史。

（三）个人史

吸烟史、饮酒史，职业史，工作习惯、坐姿、工作压力等。

（四）家族史

有无腰背痛和颈肩痛家族史。

四、体格检查要点

（一）专科检查

1．一般情况 步态、体位。

2．脊柱 生理曲度、活动度。

3．骨科检查 直腿抬高试验、"4"字试验、股神经牵拉试验、压头试验、压痛点（棘突间或棘旁、腰椎横突部等）检查。

4．神经系统检查 膝腱反射、跟腱反射、跖反射、提睾肌反射、肛门反射、巴宾斯基征。

（二）其他系统重点体格检查

1．生命体征

2．其他项目 心肺听诊、肝脾触诊、皮肤、关节检查等。

五、诊断思路

根据患者病史、体征，骨科及神经系统体格检查，结合 X 线片、CT、MRI、肌电图、血常规、红细胞沉降率、血清学检查（C 反应蛋白、尿酸、类风湿因子、抗核抗体、抗双链 DNA 抗体、HLA B-27 抗体）等，可作出相应的诊断。

六、治疗策略

（一）纠正不良姿势

限制致伤动作、纠正不良姿势，增强肌力、维持关节的非负重活动，适时改变姿势使应力分散。

（二）物理治疗

可进行理疗、按摩等物理治疗；局部外用膏药（非甾体消炎药或中药制剂）。

（三）合理应用非甾体消炎药

（四）局部注射

合理、正确使用肾上腺糖皮质激素。

（五）手术治疗

七、健康教育

（一）颈肩痛的预防

1．保持正确姿势 避免长时间低头前倾位或久坐，睡眠时枕头高度要与颈部的生理曲线相吻合，一般成人所需的高度在 10～15cm。

2．注意保暖，避免颈部受凉。

3．颈部锻炼 平时可多进行抬头运动，如放风筝、打羽毛球等，或者头部按照"米"字轨迹运动，达到锻炼颈部、肩部肌肉的目的。

（二）腰背痛的预防

1．保持正确的坐姿 坐凳子时因无靠背，应自然弯腰或直腰坐，使腰椎保持自然屈曲状态，此时腰肌相对松弛，腰椎的稳定靠腰椎周围的韧带维持，久坐后韧带易发生劳损，应注意劳逸结合。坐椅子时,尽量将腰背部贴紧椅背,这样椅背可以承担躯体的部分重力,使腰背肌肉处于相对松弛的状态,且不加重腰椎周围韧带的负担。

2. 腰背肌肉锻炼 腰背肌肉对腰椎有保护作用,游泳是锻炼腰背肌肉很好的方式,俯卧位背肌锻炼及背向行走也是很好的方法。

(1)锻炼的方法应量力而行,不要勉强。年龄较大者,刚开始练习时最好有家人陪同,熟练以后再自行练习;对于练习支撑法用头支撑困难者可换为背部支撑。

(2)锻炼的次数和强度因人而异,每日可练习十余次至百余次,分 3～5 组完成,循序渐进,逐渐增加;如锻炼后次日感到腰部酸痛、不适,应适当减轻锻炼量,或暂停锻炼。

(3)锻炼时不要用力过猛,以防扭伤。

(4)如果是急性发作期,不适合进行此项锻炼。

3. 学会合理用力 在生活中,搬抬重物时,像举重运动员一样,先下蹲,然后双臂握紧重物后站立,使重力集中在下肢肌肉,放重物时先下蹲再放下。特别是较少进行体力劳动者或年龄较大者更应注意这一点。

八、应用举例

病例 1:患者,男性,36 岁,司机,主因"腰部疼痛伴左下肢疼痛 3 个月"就诊于全科门诊。咳嗽时左下肢疼痛明显,疼痛从臀部、大腿后侧至足底。曾保守治疗疼痛效果不佳。体格检查:腰椎棘突压痛(+),以 L_5、S_1 棘突压痛明显,左侧直腿抬高试验 30°,左侧跟腱反射减弱。

(一)请回答以下问题

1. 病史还需要补充哪些内容?

2. 体格检查还需要检查哪些项目?

3. 初步诊断是什么?

4. 需要做哪些检查?

5. 如何进行治疗?

(二)参考答案

1. 需完善的病史 询问有无腰部外伤史,腰痛及左下肢疼痛经休息有无缓解。

2. 需完善的体格检查项目 还应检查右侧下肢及双上肢的神经反射、步态及腰部活动度。

3. 初步诊断 根据病史及现有体格检查情况,初步诊断为腰椎间盘突出症。

4. 需完善的辅助检查 需要行腰椎正侧位、过伸过屈位 X 线片和腰椎间盘 MRI 检查。

5. 治疗 患者平卧硬板床,对症治疗、理疗、中医治疗,若保守治疗无效,考虑手术治疗。

病例 2:患者,女性,60 岁,农民,主因"双下肢疼痛 5 个月,间歇性跛行 3 个月"就诊于全科门诊。患者行走约 500m 后出现双下肢大腿后侧至小腿外侧麻木、疼痛。坐下或蹲下 5min 左右疼痛麻木缓解,可以再行走约 500m。体格检查:腰部无压痛、直腿抬高试验阴性、下肢皮温、肌力、深浅感觉正常、双侧足背动脉搏动对称、良好。

(一)请回答以下问题

1. 病史还需要补充哪些内容?

2. 体格检查还需要检查哪些项目?

3. 初步诊断是什么?

4. 需要完善哪些检查？

5. 如何进行治疗？

（二）参考答案

1. 需完善的病史　询问有无腰部外伤史，腰痛及左下肢疼痛经休息有无缓解。

2. 需完善的体格检查　还应检查患者步态、腰部活动度、双上肢及双下肢的神经反射等。

3. 初步诊断　根据病史及现有体格检查情况考虑腰椎管狭窄可能性大。

4. 需完善的辅助检查　需要行腰椎正侧位、过伸过屈位 X 线和腰椎间盘 MRI 检查。

5. 治疗　平卧硬板床，对症治疗、理疗、中医治疗，症状无好转影响生活则需要手术治疗。

病例 3： 患者，女性，55 岁，教师，主因"四肢麻木，走路不稳 6 个月"就诊于全科门诊。患者有长时间伏案工作史，颈部疼痛，近半年出现四肢麻木，手的精细动作减退，走路不稳，有踩棉花感。体格检查：下肢腱反射亢进，上肢霍夫曼征阳性。

（一）请回答以下问题

1. 为明确诊断需完善什么检查？

2. 该患者的初步诊断及可能的病因是什么？

3. 如何进行治疗？

（二）参考答案

1. 需完善的检查　行颈椎正侧双斜位 X 线和颈椎 MRI 检查。

2. 初步诊断及病因　初步诊断为脊髓型颈椎病，该病的病因主要考虑与其长时间伏案工作的不良姿势有关。

3. 治疗　可给予镇痛对症治疗、理疗等，若无缓解可进行手术治疗。

第六章　妇产科疾病

《助理全科医生培训标准（试行）》细则中妇产科轮转要求掌握如下内容：

一、6个常见症状的诊断与鉴别诊断、处理原则

白带异常、阴道异常出血、急性腹痛、慢性腹痛、盆腔肿物、腹胀。

二、妇产科常见急危重症的诊断和评估、转诊指征及其转诊注意事项（具体要求见每种疾病）

卵巢囊肿蒂扭转、急性盆腔炎、异位妊娠。

三、7种主要技能的操作

围生期保健、围绝经期保健、计划生育、妇科双合诊检查技术、阴道窥器的使用方法、宫颈涂片技术、阴道分泌物悬滴检查。

第一节　卵巢囊肿蒂扭转

一、要求掌握的理论知识

（一）卵巢囊肿蒂扭转的诊断

根据卵巢囊肿的病史，急性腹痛的临床症状、体格检查和／或超声提示附件包块，不难作出诊断。

（二）卵巢囊肿蒂扭转的转诊指征

卵巢囊肿伴腹痛者均应转诊。

（三）卵巢囊肿蒂扭转的转诊注意事项

生命体征稳定患者可自行前往上级医院，应留联系电话，做好随访工作；生命体征不稳定者应救护车护送至上级医院。

二、补充学习的内容

卵巢肿瘤的并发症：①卵巢肿瘤蒂扭转；②卵巢肿瘤破裂；③感染；④恶变。

三、问诊要点

（一）现病史

1. 起病情况与患病时间　起病急、缓，首次发病的具体时间。
2. 主要症状的特点　腹痛的时间、部位、性质、程度。
3. 病因与诱因　腹痛的诱因（体位改变、剧烈活动、排便等）、加重和缓解的因素。
4. 病情的发展与演变。
5. 伴随症状　恶心、呕吐、头晕、乏力、发热。
6. 诊治情况　本次就诊前是否接受其他医疗单位的诊治（时间、诊断、治疗、效果等）。
7. 发病后的一般情况　精神状态、饮食、大小便、睡眠等。

（二）相关病史

1. 既往史　有无卵巢囊肿病史、过敏史等。
2. 月经及生育史　经期、周期、经量，有无痛经，末次月经时间、避孕方式。

四、体格检查要点

（一）专科体格检查

1. 腹部体格检查　腹部视诊、触诊（压痛、反跳痛、肌紧张，包块）、叩诊（移动性浊音）、听诊（肠鸣音）。
2. 妇科检查　患者排空膀胱后取膀胱截石位行妇科检查，如有阴道出血要消毒外阴，戴灭菌手套，查看盆腔内有无可触及的包块，有无压痛。

（二）其他系统重点体格检查

1. 生命体征　体温、脉搏、呼吸、血压。
2. 一般情况　面容表情。

五、诊断思路

（一）临床表现

依据卵巢肿物病史（10%发生蒂扭转）、临床表现（急性剧烈腹痛）、盆腔内可触及增大包块、体格检查囊肿蒂部压痛可初步诊断。

（二）辅助检查

有时候患者叙述不清卵巢肿物病史，故病史不能作为诊断的唯一标准。盆腔超声是重要的辅助检查手段，上述症状、体征结合盆腔超声检查可以确定诊断。

六、治疗策略

（一）手术治疗

卵巢囊肿蒂扭转一旦确诊，应立即行手术治疗（开腹或腹腔镜手术）。

（二）手术方式

术式为患侧附件切除术，一般不采取患侧附件松解、囊肿剥除，原因是避免来自卵巢静脉血栓栓塞的危险。术时应在蒂根下方钳夹，将肿瘤和扭转的瘤蒂一并切除，钳夹前不可将扭转回复，以防血栓脱落。但少数发现早，手术及时，扭转程度轻，尚未造成组织缺血坏死，尤其未生育者，可行囊肿剥除，将扭转附件复位，但需注意有血栓脱落风险。

七、健康教育

（一）对疾病的认识

妇科常见急腹症之一，女性应定期进行体检，发现异常情况，及早就诊。

（二）卵巢囊肿的随诊观察

发现卵巢肿物，应及时到医院检查、随诊，适时手术治疗。

八、应用举例

患者，女性，49岁，主因"下腹痛9h"就诊于全科门诊。患者9h前跑步后突然出现下腹部持续性绞痛，无放射痛，伴恶心、呕吐，呕吐物为胃内容物，量不多，呕吐后疼痛稍有缓解，肛门排气、排便正常，无腹胀，无肛门坠胀感，无阴道出血，无发热。既往有盆腔包块病史5年，近期准备手术治疗。体格检查：血压130/70mmHg，神志清楚，精神弱，心肺未查及明显异常，腹软，左下腹压痛（+），未触及包块，肠鸣音正常。妇科检查提示子宫前位，正常大小，子宫左后方可触及一大小约5cm×5cm包块，与子宫体之间压痛明显，包块呈囊性，活动欠佳，触痛明显。超声检查提示左侧附件区混合性包块。

（一）请回答以下问题

1. 此患者最可能的诊断是什么？

2. 诊断依据是什么？

3. 如何进行处理？

（二）参考答案

1. 初步诊断 卵巢囊肿蒂扭转。

2. 诊断依据

（1）患者有盆腔包块病史5年。

（2）跑步后突然出现下腹部持续性绞痛。

（3）妇科检查：子宫左后方可触及一大小约5cm×5cm包块，压痛明显。

（4）超声检查提示左侧附件区混合性包块。

3. 卵巢囊肿蒂扭转为妇产科急症，应进行急诊剖腹探查术，故该患者应立即转诊上级医院。

第二节 急性盆腔炎

一、要求掌握的理论知识

（一）诊断

根据患者病史、典型症状和体征可作出初步诊断。因为急性盆腔炎的临床表现变异较大，不能仅凭临床表现来诊断，还需进行相应的辅助检查协助诊断。

1. 高危因素 有无慢性盆腔炎病史，近期有无流产、分娩、妇科宫腔内手术操作史，有无性卫生不良等。

2. 症状 轻者无症状或仅有下腹痛、阴道分泌物增多，重症者可有发热、消化系统和泌尿系统症状（盆腔脓肿形成，如位于子宫前方可有膀胱刺激症状，位于子宫后方则有直肠刺激症状）。

3. 体征 轻者无明显异常发现，严重者可出现急性病容，体温高、心率快，下腹部压痛、反跳痛及肌紧张，肠鸣音减弱或消失。妇科检查：阴道可见脓性分泌物，阴道黏膜充血，宫颈充血水肿，可有举痛，子宫稍大有压痛，活动度欠佳，双侧附件区压痛明显，有时可触及肿块。

4. 辅助检查 如血常规、C反应蛋白、宫颈管分泌物培养等。

5. 经阴道后穹隆穿刺术 疑有盆腔脓肿，且脓肿位于子宫直肠陷凹或盆腔积液疑似脓液，可行经阴道后穹隆穿刺术进一步明确。

（二）转诊指征

急性盆腔炎均应转诊。

（三）转诊注意事项

生命体征稳定的患者可自行前往上级医院，告知其急性盆腔炎的危害；生命体征不稳定者应救护车护送至上级医院。

二、补充学习的内容

了解盆腔炎的高危因素有利于正确诊断及预防盆腔炎。

（一）年龄

盆腔炎性疾病高发年龄为15～25岁。

（二）不良的性生活习惯

盆腔炎多发生在性活跃期妇女，特别是以下人群：初次性交年龄小、性交过频、有多个性伴侣，以及性伴侣有性传播疾病者。此外，不注意性卫生保健，如经期性交等，均可引起病原体侵入而发生炎症。

（三）下生殖道感染

主要由下生殖道的性传播疾病引起，如淋病奈瑟球菌性宫颈炎、衣原体性宫颈炎及细菌性阴道病。

（四）宫腔内手术操作后感染

妇科的刮宫术、输卵管通液术、子宫输卵管碘油造影术、妇科宫腔镜检查及手术、人工流产、放置/取出宫内节育器等，均属于宫腔内手术操作，一旦手术消毒不严格或术前适应证选择不当，均可导致下生殖道内源性菌群的病原体上行感染。如生殖器原有慢性炎症，经宫腔手术后也可诱发急性炎症并扩散。

（五）邻近器官炎症直接蔓延

腹腔内邻近器官发生炎症，如阑尾炎、腹膜炎等，蔓延至盆腔，可引起盆腔炎，病原体以大肠埃希菌为主。

（六）盆腔炎性疾病的再次发作

慢性盆腔炎在劳累、熬夜等身体抵抗力下降时可急性发作。

三、问诊要点

（一）现病史

1. 起病情况与患病时间 起病急、缓，首次发病的具体时间。

2. 主要症状的特点 腹痛的时间、部位、性质、程度，有无发热（时间、程度）、有无阴道分泌物增多等。

3．病因与诱因　有无盆腔炎的高危因素。

4．病情的发展与演变。

5．伴随症状　恶心、呕吐、肛门坠胀感、腹泻、尿频、尿急、尿痛等。

6．诊治情况　本次就诊前是否接受其他医疗单位的诊治（时间、诊断、治疗、效果等）。

7．发病后的一般情况　精神状态、饮食、大小便、睡眠等。

（二）相关病史

1．既往史　有无慢性盆腔炎病史，近期有无有流产、分娩、妇科宫腔内手术操作史，过敏史。

2．月经及生育史　经期、周期、经量，有无痛经，末次月经时间，经期卫生情况、避孕方式。

3．其他　有无精神压力大、熬夜等身体抵抗力下降等情况。

四、体格检查要点

（一）专科体格检查

1．腹部体格检查　腹部触诊有无压痛、反跳痛、包块等。

2．妇科检查　患者排空膀胱后取膀胱截石位行妇科检查，如有阴道出血要消毒外阴，戴灭菌手套。查看阴道内有无脓性分泌物及异味，查看阴道黏膜情况，宫颈有无充血、水肿及有无举痛，子宫大小、活动度、有无压痛，双侧附件区有无压痛及包块。

（二）其他系统重点体格检查

1．生命体征　体温、脉搏、呼吸、血压。

2．一般情况　面容表情。

五、诊断思路

（一）临床表现

常见症状（急性腹痛、发热、阴道分泌物增多）和体征（宫颈举痛或子宫压痛或附件区压痛）。

（二）辅助检查

C反应蛋白升高；血培养、宫颈管分泌物细菌培养及药物敏感试验可有阳性结果；阴道分泌物涂片可见大量白细胞；超声或MRI检查可见输卵管增粗、积水及脓肿包块；盆腔脓肿位于子宫直肠陷凹或盆腔积液疑似脓液，可行经阴道后穹隆穿刺术，如抽出脓液可支持诊断。

六、治疗策略

（一）药物治疗

1．急性盆腔炎的治疗主要是抗菌药物治疗。给予足量、足疗程的抗菌药物，绝大多数急性盆腔炎可彻底治愈，若治疗及时，用药得当，75%的盆腔脓肿能得到控制。

2．根据药物敏感试验选用抗菌药物最为合理，但需一定时间才能得出结果，故初始治疗多根据经验选择抗菌药物。因为急性盆腔炎的病原体多为需氧菌、厌氧菌及衣原体的混合感染，所以抗菌药物治疗原则是经验性、广谱、及时和个体化，临床多采用广谱抗菌药物或联合用药,如头孢类药物 + 甲硝唑。

(二) 手术治疗

对抗菌药物治疗不满意的输卵管卵巢脓肿或盆腔脓肿可选择手术治疗。

1. 药物治疗无效 输卵管卵巢脓肿或盆腔脓肿经足量的抗菌药物治疗 48~72h,患者感染中毒症状加重或包块有进一步增大,且体温持续不降者,应及时手术,以免发生脓肿破裂。

2. 脓肿持续存在 经药物治疗病情有改善,继续抗感染治疗 2~3 周,包块仍未消失但已局限化,可考虑手术切除,以免日后再次急性发作,或形成慢性盆腔炎。

3. 脓肿破裂 患者在治疗过程中突然腹痛加剧,出现寒战、高热、恶心、呕吐、腹胀,体格检查腹部拒按或有感染中毒性休克表现,应高度怀疑脓肿破裂。若诊治不及时,发生严重的感染,可危及生命。因此,一旦怀疑脓肿破裂,需立即在抗菌药物治疗的同时行手术治疗。

(三) 中药治疗

七、健康教育

(一) 加强对疾病的认识

该病是妇科常见急腹症之一,若未经及时处理或处理不彻底,将严重影响妇女的生殖健康(引起不孕、异位妊娠、慢性盆腔痛等),增加家庭负担和社会经济负担。

(二) 卫生习惯指导

注意个人卫生与性生活卫生。保持外阴清洁、勤换内裤,经期使用洁净的月经垫,经期、产褥期避免性交;建立正确的性道德观念,避免性交年龄过早、有多个性伴侣、性交过频、性伴侣有性传播疾病;积极治疗阴道炎、宫颈炎等。

(三) 心理指导

帮助患者正确认识急性盆腔炎,解除其思想顾虑,增强其治疗及战胜疾病的信心;与患者及家属共同探讨治疗方案,取得家人的理解和帮助;保持乐观的情绪,以最佳的状态积极配合治疗。

八、应用举例

患者,女性,34 岁,主因"下腹痛 3d,加重 2d 伴发热"就诊于全科门诊。平素月经规则,13 岁初潮,经期 28d,持续 6d。3d 前开始下腹隐痛,自觉阴道分泌物增多,有异味,无发热等不适,未到医院就诊,自服"妇科千金片"治疗。2d 前感觉腹痛加重,伴发热,自测体温最高为 39.2℃,伴畏寒,无寒战,自行口服"阿莫西林"治疗,腹痛无缓解,近 1d 小便次数增加,但无尿急、尿痛。患者半年前"带环妊娠",行人工流产 + 取环术,术后曾口服抗菌药物治疗。自患病以来,精神弱,食欲缺乏,睡眠欠佳,大便 3~4 次/d,为黄褐色糊状便,小便正常。既往体健,否认"结核"等传染病病史及手术外伤史,否认药物过敏史。体格检查:体温 38.8℃,精神弱,痛苦面容,下腹压痛、反跳痛,肌紧张。妇科检查:外阴已婚经产状,阴道内可见多量脓性分泌物,有明显异味,宫颈光滑,举痛,子宫前位、稍大,压痛明显,双侧附件区增厚,压痛(+)。血常规:红细胞计数 $4.3×10^{12}$/L,血红蛋白浓度 112g/L,白细胞计数 $18.9×10^9$/L、中性粒细胞百分比 96%,血小板计数 $214×10^9$/L,C 反应蛋白 114mg/L。

（一）请回答以下问题

1．初步诊断是什么？

2．诊断依据有哪些？

3．进一步检查项目有哪些？

4．需与哪些疾病鉴别？

5．如何进行处理？

（二）参考答案

1．诊断 急性盆腔炎。

2．诊断依据

（1）患者为育龄妇女。

（2）有盆腔炎的高危因素：半年前因"带环妊娠"行人工流产及取环术。

（3）主要症状为下腹痛伴发热。

（4）体格检查：体温 38.8℃，下腹部压痛、反跳痛，肌紧张。妇科检查发现阴道内见较多脓性分泌物，有明显异味，宫颈光滑，子宫前位，稍大，压痛明显，双侧附件区增厚，压痛（+）。

（5）辅助检查：白细胞计数 $18.9×10^9$/L、中性粒细胞百分比 96%，C 反应蛋白 114mg/L。

3．进一步检查项目 还需进行尿常规、尿 hCG、阴道及宫颈分泌物培养、盆腔超声检查、血生化、凝血功能、心电图和血培养等。

4．鉴别诊断 急性盆腔炎应与急性阑尾炎、输卵管妊娠（流产或破裂）、卵巢囊肿蒂扭转或卵巢囊肿破裂等急腹症相鉴别。

5．处理 该患者应转诊至上级医院。

第三节 异 位 妊 娠

一、要求掌握的理论知识

（一）异位妊娠的诊断

根据典型的临床表现（停经、腹痛、异常阴道出血），血、尿 hCG 阳性，超声检查宫腔内未探及妊娠囊一般不难诊断。

（二）异位妊娠的转诊指征

确诊及疑诊异位妊娠者均应转诊。

（三）异位妊娠的转诊注意事项

生命体征稳定，无内出血征象的患者应避免剧烈运动，尽快在家属陪同下转诊上级医院，留联系电话，做好随访工作；生命体征不稳定、有内出血的患者，需立即开通静脉通路，救护车护送至上级医院。

二、补充学习的内容

（一）异位妊娠的定义

受精卵在宫腔以外着床称为异位妊娠，以输卵管妊娠最为常见，少见的还有卵巢妊娠、腹腔妊娠、宫颈妊娠、阔韧带妊娠。

（二）异位妊娠的鉴别诊断

1. 早期妊娠先兆流产　患者表现为停经、出血、腹痛，但腹痛一般较轻，阴道出血量少，无内出血表现。妇科检查子宫大小与妊娠月份基本相符，超声检查如发现宫内妊娠囊、有胎芽、胎心可除外异位妊娠。

2. 卵巢黄体破裂出血　患者多无明显停经史，发生在黄体期或月经期居多，以下腹一侧突发性疼痛为主要表现。伴阴道不规则出血的患者，常需结合血 hCG 进行鉴别诊断。

3. 卵巢囊肿蒂扭转　临床表现以下腹一侧突发性疼痛为主，患者有或无附件包块病史，无月经改变，无内出血征象，可伴恶心、呕吐等消化道症状，腹痛前可有诱因，如剧烈活动、排便、腹部受到撞击等，妇科检查囊肿蒂部可有明显压痛。经妇科检查结合盆腔超声可明确诊断。

4. 急性盆腔炎　患者一般无停经史，下腹痛常伴发热，阴道分泌物增多，无阴道出血，血常规白细胞计数升高，超声可探及附件包块或盆腔积液，尿 hCG 为阴性，炎性症状经抗感染治疗会逐渐减轻或消失。

5. 急性阑尾炎　典型临床表现为转移性右下腹疼痛，多伴发热、恶心、呕吐、血常规白细胞计数升高。无停经及阴道出血，尿 hCG 有助于鉴别。

三、问诊要点

（一）现病史

1. 起病情况与患病时间　起病急、缓，首次发病的具体时间。

2. 主要症状的特点　停经、阴道异常出血和 / 或腹痛；如有异常出血，需询问出血的起止时间、量、色，有无异常组织物排出；腹痛的时间、部位、性质、程度。

3. 病因与诱因。

4. 病情的发展与演变。

5. 伴随症状　恶心、呕吐、头晕、乏力、晕厥、肛门坠胀感。

6. 诊治情况　本次就诊前是否接受其他医疗单位的诊治（时间、诊断、治疗、效果等）。

7. 发病后的一般情况　精神状态、饮食、大小便、睡眠等。

（二）相关病史

1. 既往史　有无妇科疾病史、有无过敏史，询问近期服药史（止血药、激素类调经药物）。

2. 月经及生育史　经期、周期、经量，有无痛经，末次月经时间（指正常月经，不规则出血不能算作月经）、避孕方式等。

四、体格检查要点

（一）专科体格检查

1. 腹部体格检查　触诊有无压痛、反跳痛、肌紧张，有无包块；叩诊有无移动性浊音。

2. 妇科检查　患者排空膀胱后取膀胱截石位行妇科检查，如有阴道出血要消毒外阴，戴灭菌手套。双合诊检查有无宫颈举痛或摇摆痛（异位妊娠典型体征），附件区有无包块。

（二）其他系统重点体格检查

1. 生命体征　体温、脉搏、呼吸、血压。

2. 一般情况　面容（有无贫血貌）。

五、诊断思路

（一）临床表现

典型的症状：停经、腹痛、异常阴道出血、晕厥与休克。

（二）实验室检查

确定是否妊娠：尿 hCG 阳性，进一步查血 hCG。

（三）影像学检查

盆腔超声是辅助检查手段，但不是金标准，超声未见异常，如临床表现符合，尿 hCG 阳性依然不能除外。

六、治疗策略

（一）药物治疗

1. 药物治疗的适应证　主要适用于病情稳定的输卵管妊娠患者和保守性手术后发生持续性异位妊娠患者。患者在确诊异位妊娠并排除宫内妊娠后，符合下列条件者可选择药物治疗：

（1）无药物治疗禁忌证。

（2）输卵管妊娠未发生破裂。

（3）超声检查妊娠囊直径<4cm。

（4）血 hCG<2 000IU/L。

（5）无明显腹腔内出血征象。

2. 药物治疗的禁忌证

（1）患者生命体征不稳定。

（2）异位妊娠已发生破裂。

（3）妊娠囊直径≥4cm 或≥3.5cm 并伴胎心搏动。

（4）药物过敏、慢性肝病、血液系统疾病、活动性肺部疾病、免疫缺陷和消化性溃疡等。

3. 常用药物　常用甲氨蝶呤，治疗方案为 0.4mg/（kg•d），肌内注射，5d 为 1 个疗程；如单次剂量肌内注射则按 50mg/m² 体表面积计算。在治疗第 4 日和第 7 日测血 hCG，若治疗后第 4～7 日血 hCG 下降不到 15%，应重复剂量治疗。然后每周复测血 hCG，直至其降至 5IU/L，一般需 3～4 周。异位妊娠应用药物治疗，存在失败风险，故在甲氨蝶呤药物治疗期间，定期复查超声和监测血 hCG，同时观察患者的病情变化和药物毒副作用的出现。

4. 药物治疗显效的标准　用药后 14d 血 hCG 下降并连续 3 次阴性，腹痛缓解或消失，阴道流血减少或停止。若发生急性腹痛或输卵管破裂症状，则立即进行手术治疗。如药物治疗效果不满意，超声监测包块增大，甚至出现妊娠囊、血 hCG 持续上升，则药物治疗失败需考虑手术治疗。

（二）手术治疗

1. 手术方式　分为保守性手术和根治性手术两种。保守性手术以保留患侧输卵管为标志，包括伞部妊娠产物挤出术、输卵管切开取胚术、输卵管节段切除术。根治性手术则为切除患侧输卵管，间质部妊娠有时需要切除部分子宫。手术可经腹或经腹腔镜完成，腹腔镜手术有创伤小、恢复快的优点，是现今异位妊娠手术的主要手段。

2．手术治疗适应证

（1）生命体征不稳定或伴有腹腔内出血征象的患者。

（2）异位妊娠病情有进展的患者（如超声提示有胎心搏动，附件区包块增大，血 hCG> 3 000IU/L 或持续增高等）。

（3）随诊不可靠的患者。

（4）药物治疗禁忌或无效者。

（5）持续性异位妊娠者。

七、健康教育

（一）对疾病的认识

该病是妇科常见急腹症之一，是早期妊娠妇女死亡的主要原因。

（二）正确避孕

有计划地妊娠，在不计划妊娠时做好避孕，减少非意愿妊娠发生，从而减少异位妊娠的发生。

（三）积极治疗生殖系统疾病

输卵管炎症是输卵管妊娠的主要病因。人工流产、刮宫术、宫腔镜检查等宫腔内操作增加了炎症和子宫内膜进入输卵管的概率，从而导致输卵管炎症和粘连狭窄增加，使异位妊娠的发生率提高。子宫肌瘤、子宫内膜异位症、输卵管肿瘤等生殖系统疾病也可能改变输卵管的形态和功能。积极治疗这些疾病都可减少异位妊娠的发生。

（四）注意个人的卫生

做好经期、产期和产褥期的个人卫生，防止生殖系统的感染。

（五）高危人群

对有盆腔炎、不孕症、放置宫内节育器者，以及曾发生异位妊娠的患者，一旦出现停经或异常阴道出血，要密切注意，尽早明确是否为宫内妊娠，及时发现异位妊娠。

（六）随诊

异位妊娠保守治疗需随诊至血 hCG 降至正常，超声检查显示异位妊娠包块消失。手术患者术后切口愈合情况，月经恢复情况。

八、应用举例

患者，女性，26 岁，已婚。主因"阴道少量流血伴右下腹隐痛 2h"就诊于全科门诊。2h 前突然右下腹剧痛，少许阴道出血，来院就诊。既往孕 0 产 0，未避孕，现停经 48d。体格检查：血压 80/50mmHg，脉搏 110 次 /min，面色苍白，下腹稍膨隆，右下腹压痛明显，无明显肌紧张，叩诊移动性浊音（+）。妇科检查：子宫稍大、稍软，宫颈举痛明显，右附件区触及有压痛包块，境界不清，阴道后穹窿稍饱满，有触痛。实验室检查：白细胞计数 $5.6×10^9$/L，血红蛋白浓度 62g/L，血小板计数 $156×10^9$/L，尿 hCG 阳性。超声检查示盆腹腔积液，右侧附件区可见一大小约 5cm×4cm 不均质回声包块。

（一）请回答以下问题

1．初步诊断是什么？

2．诊断依据有哪些？

3．如何进行处理？

（二）参考答案

1. 初步诊断 异位妊娠或右侧输卵管妊娠、失血性休克、失血性贫血（中度）。

2. 诊断依据

（1）患者为育龄妇女，已婚。

（2）有异位妊娠三联征表现：停经、腹痛、阴道出血。

（3）体格检查：血压 80/50mmHg，脉搏 110 次 /min（有休克表现）；下腹部有压痛、反跳痛，移动性浊音（+）。妇科检查：宫颈举痛，右附件触及有压痛包块，阴道后穹窿稍饱满，有触痛。

（4）辅助检查：血常规提示贫血，尿 hCG 阳性，超声检查提示盆腹腔积液，右侧附件区可见不均质回声包块。

3. 该患者生命体征不稳定，需立即开通静脉通路，快速补液的同时联系救护车护送至上级医院。

第七章 儿科疾病

《助理全科医生培训标准（试行）》细则中儿科轮转要求掌握如下内容：

一、13种主要疾病的诊断、临床表现、诊断与鉴别诊断、治疗原则等（具体要求见每种疾病）

新生儿肺炎、新生儿黄疸、小儿贫血、营养性维生素D缺乏性佝偻病和维生素D缺乏性手足搐搦症、小儿常见呼吸道疾病（包括上呼吸道感染、急性支气管炎、肺炎、喉炎）、小儿腹泻、小儿惊厥和小儿常见急性传染病（流行性腮腺炎、脊髓灰质炎等）。

二、3种主要技能的操作

小儿生长发育与评估、儿童体格检查及其各项测量值的正常范围、婴儿配奶方法。

第一节　新生儿肺炎

一、要求掌握的理论知识

（一）新生儿肺炎的预防措施

1. 避免母亲妊娠期间感染。

2. 规范分娩过程。

3. 新生儿出生后，禁止与呼吸道感染患者接触。

4. 预防医源性感染。

（二）转诊原则

新生儿肺炎病情变化快、病死率较高，一旦确诊需及时转诊。如患儿有呼吸困难，应给予吸氧并转诊。

二、补充学习的内容

（一）新生儿感染性肺炎的分类

根据病因分为宫内感染性肺炎、分娩过程中感染性肺炎、出生后感染性肺炎。

（二）各年龄小儿呼吸、脉搏正常值

1. 新生儿　呼吸40～45次/min，脉搏120～140次/min。

2. <1岁　呼吸30～40次/min，脉搏110～130次/min。

3．1～3 岁　呼吸 25～30 次 /min，脉搏 100～120 次 /min。

4．4～7 岁　呼吸 20～25 次 /min，脉搏 80～100 次 /min。

5．8～14 岁　呼吸 18～20 次 /min，脉搏 70～90 次 /min。

（三）小儿的血压正常计算公式

收缩压（mmHg）＝80+（2× 年龄），舒张压为收缩压的 2/3。

三、问诊要点

（一）现病史

1．起病情况与患病时间　起病急、缓，首次发病的具体时间。

2．主要症状的特点　有无发热，体温不升或体温不稳定等。

3．病因与诱因　是否受凉，是否与呼吸道感染患者有接触。

4．病情的发展与演变。

5．伴随症状　有无气促、呻吟、有无口吐泡沫、呼吸困难等。

6．诊治情况　本次就诊前是否接受其他医疗单位的诊治（时间、诊断、治疗、效果等）。

7．发病后的一般情况　精神状态、吃奶或食欲情况、大小便、睡眠等。

（二）相关病史

1．个人史　出生时情况（有无窒息史）、喂养史（母乳喂养或人工喂养），有无与呼吸道感染患者密切接触史。

2．其他　母亲妊娠期情况。

四、体格检查要点

（一）专科体格检查

肺脏：视诊（有无三凹征）、听诊（呼吸音、啰音）。

（二）其他系统重点体格检查

1．生命体征　体温、脉搏、呼吸。

2．一般情况　意识、精神状态、体重。

3．颜面及其器官　有无口唇发绀、鼻翼扇动。

4．心脏　听诊。

5．腹部　触诊。

6．神经系统　原始反射。

五、诊断思路

（一）临床症状

发热或体温不升、体温不稳定，伴随口吐泡沫、吃奶差、吐奶、呼吸困难。

（二）体征

呼吸急促、发绀，胸部视诊可见三凹征，双肺呼吸音粗糙或减低，可闻及细湿啰音。

（三）辅助检查

胸部 X 线片可见两侧肺纹理增粗，多显示支气管肺炎改变。

六、治疗策略

（一）对症支持
保证充足的热量和营养供给，纠正循环障碍、水、电解质及酸碱平衡紊乱。有低氧血症时可根据病情和血气分析结果选用鼻导管或面罩吸氧。

（二）控制感染
根据病原体选用敏感药物，细菌感染可选择二代或三代头孢类抗菌药物，衣原体感染首选红霉素。

（三）加强护理
合理喂养，避免呛咳，定期翻身、拍背，保持呼吸道通畅。

七、健康教育

避免带患儿去人多的场所，避免接触有呼吸道疾病的人员。

八、应用举例

患儿，女性，生后 25d，主因"咳嗽伴吐沫 3d"就诊于全科门诊。体格检查：体温 37.6℃，呼吸 60 次 /min，神清，足月儿貌，反应可，哭声响，口唇微绀，无鼻翼扇动，三凹征（-），双肺可闻及细小水泡音，心率 160 次 /min，原始反射正常。胸部 X 线片示双肺散在点片状密度增高影。

（一）请回答以下问题
1. 还需要询问哪些病史？
2. 初步诊断是什么？
3. 诊断依据是什么？
4. 下一步如何进行处理？

（二）参考答案
1. 询问是否受凉，有无呼吸道感染患者接触史；体温情况，精神状态；是否用药治疗及疗效；生产史、喂养史、出生体重及目前体重，母亲妊娠期情况。
2. 诊断新生儿肺炎。
3. 诊断依据
（1）患儿为出生 25d 的新生儿，有发热、咳嗽、吐沫的临床表现。
（2）体格检查：呼吸急促，口唇微绀，双肺可闻及细小水泡音。
（3）胸部 X 线片示双肺散在点片状密度增高影。
4. 转诊至上级医院。

第二节　新生儿黄疸

一、要求掌握的理论知识

（一）新生儿黄疸分类
新生儿黄疸分为生理性黄疸和病理性黄疸。

（二）生理性黄疸的诊断

生理性黄疸也称非病理性高胆红素血症,其为排除性诊断,特点如下所述。

1.新生儿一般状况良好,不伴有其他症状。

2.足月儿生后 2～3d 出现黄疸,4～5d 达高峰,5～7d 消退,最长不超过 2 周;早产儿黄疸多在生后 3～5d 出现,5～7d 达高峰,7～9d 消退,最长可延至 3～4 周。

3.黄疸程度轻　血清总胆红素值未超过小时胆红素曲线的第 95 百分位数(图 7-1),或未达到相应日龄、胎龄及相应危险因素下的光疗干预标准(图 7-2)。

4.黄疸进展速度慢　每日血清总胆红素升高<85μmol/L。

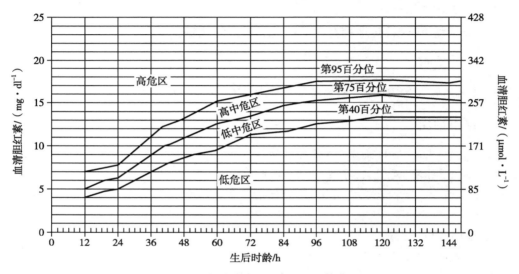

图 7-1　生后时龄胆红素风险评估曲线

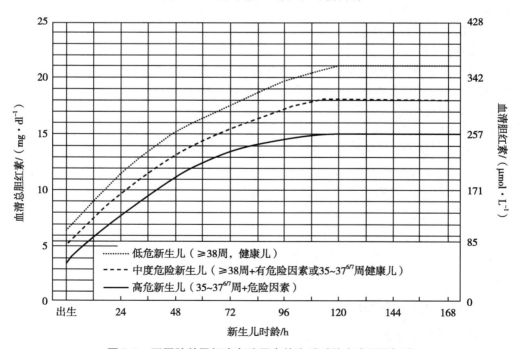

图 7-2　不同胎龄及相应危险因素的生后时龄光疗干预标准

（三）病理性黄疸的诊断

病理性黄疸又称非生理性高胆红素血症，出现下列任何1种情况均可诊断。

1. 黄疸出现早　生后24h内出现。

2. 黄疸持续时间长　足月儿>2周，早产儿>4周。

3. 黄疸程度重　血清总胆红素值超过小时胆红素曲线的第95百分位数（图7-1），或达到相应日龄、胎龄及相应危险因素下的光疗干预标准（图7-2）。

4. 黄疸进展速度快　每日血清总胆红素升高>85μmol/L；血清结合胆红素>34μmol/L。

5. 黄疸退而复现。

（四）鉴别诊断

1. 新生儿感染　可表现为黄疸和/或肝大、脾大，一般有感染病史，血常规提示白细胞计数增高或降低。

2. 新生儿贫血　双胎的胎-胎输血或母-胎输血可引起新生儿贫血，但无黄疸、血型不合，无溶血3项阳性。

3. 先天性肾病　有全身水肿、低蛋白血症、蛋白尿，但无黄疸和肝大、脾大。

（五）转诊原则

血清总胆红素>342μmol/L（20mg/dl）和直接胆红素>68μmol/L（4mg/dl）。

二、补充学习的内容

（一）胆红素脑病的分期及临床表现

胆红素脑病多于生后4～7d出现症状，其分期及临床特点见表7-1。

表7-1　胆红素脑病的分期及临床特点

分期	表现	持续时间
警告期	嗜睡、反应低下、吸吮无力、拥抱反射减弱、肌张力减低	12～24h
痉挛期	抽搐和发热；轻者双眼凝视；重者肌张力增高、双手紧握、双臂伸直内旋、呼吸暂停	12～48h
恢复期	吸吮及反应好转，抽搐次数减少，肌张力逐渐恢复	2周
后遗症期	四联症：手足徐动、眼球运动障碍、听觉障碍和牙釉质发育不良	

（二）新生儿黄疸的转诊指征

如黄疸在出生后24h内出现，持续超过2周，皮肤发黄程度严重，或除皮肤发黄外存在大便色浅、尿色持续加深等情况，应及时转诊。

三、问诊要点

（一）现病史

1. 起病情况与患病时间　起病急、缓，首次发病的具体时间。

2. 主要症状的特点　黄疸出现的时间、高峰时间、持续时间。

3. 病因与诱因　有无饥饿、喂养延迟、缺氧、脱水等情况。

4. 病情的发展与演变　黄疸的变化过程（有无退而复现或进行性加重）。

5. 伴随症状　有无发热等感染性疾病的表现，有无意识障碍、抽搐等。

6. 诊治情况　本次就诊前是否接受其他医疗单位诊治（时间、诊断、治疗、效果等）。

7. 发病后的一般情况　精神状态、吃奶或食欲情况、大小便（颜色）、睡眠等。

（二）相关病史

1. 个人史　询问新生儿为第几胎第几产，出生时情况（有无早产、生产方式、有无窒息、头颅血肿等）及喂养方式。

2. 其他　询问母子血型，母亲有无糖尿病。

四、体格检查要点

（一）专科体格检查

皮肤、巩膜的颜色，黄染的范围及程度。

（二）其他系统重点体格检查

1. 一般情况　意识、精神状态。

2. 头部　前囟张力、无皮下血肿。

3. 肺部　听诊（呼吸音、啰音）

4. 心脏　听诊（心率、心音、杂音等）

5. 腹部　视诊（脐部有无感染）、触诊（肝、脾）、听诊（肠鸣音）。

6. 神经系统　觅食反射、吸吮反射、拥抱反射、肌张力等。

五、诊断思路

（一）确定新生儿黄疸的诊断

根据新生儿皮肤黄染，血清胆红素水平升高不难进行诊断。

（二）确定黄疸的类型

根据临床症状、体格检查、辅助检查判断是生理性黄疸还是病理性黄疸。如为病理性黄疸，还需要判断是以间接胆红素升高为主，还是以直接胆红素升高为主。

（三）判断病因

六、治疗策略

1. 光照疗法。

2. 药物治疗

（1）当血清胆红素接近需要换血的水平，且血白蛋白水平<25g/L，可以输注白蛋白。

（2）纠正代谢性酸中毒。

（3）应用肝酶诱导剂。

（4）静脉应用丙种球蛋白。

3. 换血疗法

4. 其他治疗　防止低血糖、低血钙、低体温，纠正缺氧、贫血、电解质紊乱等。

七、健康教育

合理喂养，密切观察新生儿黄疸的变化。新生儿病理性黄疸需要积极治疗，防止胆红素脑病的发生。

八、应用举例

患儿，女性，出生7d。主因"发现皮肤黄染2d"就诊于社区医院。患儿为第1胎第1产，胎龄36周，出生体重2 600g，生后1h开始混合喂养，吃奶好，生后已排胎便及尿。生后5d左右发现皮肤黄染，有加重趋势。体格检查：近足月新生儿外貌，反应好，颜面及躯干呈浅杏黄色，手足心无黄染，前囟平软，无头颅血肿，巩膜轻度黄染，口唇红润，心、肺、腹及神经系统无异常。

（一）请回答以下问题

1. 需要完善哪些病史？

2. 初步诊断是什么？

3. 下一步需进行什么辅助检查？

（二）参考答案

1. 需完善的病史　询问患儿出生时的情况，有无胎膜早破、窒息等，喂养情况，有无家族性传染病及遗传病史，询问母儿血型。

2. 初步诊断　新生儿生理性黄疸可能性大。患儿为早产儿，出生后5d左右出现黄疸，出现时间晚、程度轻，一般情况良好，故考虑该诊断。

3. 需要完善的辅助检查　需完善血常规、网织红细胞、胆红素水平等检查。

第三节　小儿贫血

一、要求掌握的理论知识

（一）小儿贫血的诊断标准

血红蛋白浓度或红细胞计数低于下述标准，即可诊断贫血。

1. 小儿血红蛋白正常值　新生儿为≥145g/L，1~4个月为≥90g/L，4~6个月为≥100g/L，6个月~6岁为≥110g/L，6~14岁为≥120g/L。

2. 贫血严重程度划分标准见表7-2。

表7-2　贫血严重程度划分标准

分度	血红蛋白浓度/(g·L⁻¹)		红细胞计数/×10¹²/L
	6~14岁	新生儿	
轻度	<120	<145	<4.0
中度	<90	<120	<3.0
重度	<60	<90	<2.0
极重度	<30	<60	<1.0

（二）小儿贫血的鉴别诊断、治疗及预防原则

1. 鉴别诊断　小儿贫血多为营养性贫血（缺铁性贫血和巨幼细胞性贫血），需与下述疾病进行鉴别。

（1）地中海贫血：属常染色体不完全显性遗传。根据阳性家族史，血红蛋白电泳检查、

$\alpha/\beta\text{-}THAL$ 基因检测,可作出诊断。

(2)慢性感染性贫血:此病有贫血、肝大、脾大,外周血白细胞计数增高并出现幼稚粒细胞及有核红细胞。有慢性或反复感染史。

(3)遗传性球形红细胞增多症:贫血、黄疸、脾大是本病的三大特征,结合血涂片示球形红细胞增多,红细胞渗透脆性增加,有阳性家族史,可作出诊断。

(4)失血性贫血:贫血伴有失血依据可作出诊断。

2. 治疗

(1)缺铁性贫血的治疗

1)一般治疗:加强护理,保证休息和睡眠,含铁丰富的高营养、高蛋白膳食。

2)铁剂治疗:口服铁剂的剂量为元素铁 4~6mg/(kg·d),分 3 次口服。注射铁剂容易发生不良反应,小儿慎用。

3)输注红细胞:适应证为严重贫血、合并感染、急需外科手术者。血红蛋白浓度 <30g/L 者,应采用等量换血方法;血红蛋白浓度 30~60g/L 者,每次可输入浓缩红细胞 4~6ml/kg;血红蛋白浓度 >60g/L 者,不必输注红细胞。

(2)营养性巨幼细胞性贫血的治疗

1)一般治疗:注意营养,及时添加辅食。

2)维生素 B_{12} 和叶酸治疗:维生素 B_{12} 500~1 000μg,每周 1 次肌内注射,连续肌内注射 2 周以上;口服叶酸每次 5mg,3 次 /d,连续数周直至临床症状好转,血常规恢复正常为止。

3. 预防原则

(1)缺铁性贫血:加强孕晚期营养宣教;提倡母乳喂养;做好喂养指导;婴幼儿食品应加入适量铁剂强化;对早产儿,尤其是极低体重的早产儿应自出生后 2 个月左右给予铁剂预防。

(2)营养性巨幼细胞性贫血:加强哺乳母亲的营养;应及时添加婴儿辅食,注意饮食均衡;及时治疗肠道疾病;合理应用抗叶酸代谢的药物。

二、补充学习的内容

贫血的细胞形态分类见表 7-3。

表 7-3 贫血的细胞形态分类

分类	平均红细胞容积 /fl	平均红细胞血红蛋白量 /pg	平均红细胞血红蛋白浓度 /%
大细胞性贫血	>94	>32	32~38
正细胞性贫血	80~94	28~32	32~38
单纯小细胞性贫血	<80	<28	32~38
小细胞低色素性贫血	<80	<28	<32

三、问诊要点

(一)现病史

1. 起病情况与患病时间　起病急、缓,首次发病的具体时间。

2. 主要症状的特点　有无乏力、头晕、眼前发黑等贫血的症状,有无呕血、便血、黑便,有无嗜睡、震颤等。

3. 病因与诱因　有无喂养不当等。

4. 病情的发展与演变。

5. 伴随症状　有无贫血所致循环、呼吸、消化、神经系统相应的症状,有无发热、骨痛、黄疸。

6. 诊治情况　本次就诊前是否接受其他医疗单位的诊治(时间、诊断、治疗、效果等)。

7. 发病后的一般情况　精神状态、饮食、大小便、睡眠等。

（二）相关病史

1. 既往史　有无寄生虫病,询问有无其他系统疾病,是否服用对造血系统有不良影响的药物。

2. 个人史　添加辅食顺序、饮食习惯等。

3. 家族史　家庭其他成员有无与遗传相关的贫血病史。

四、体格检查要点

（一）专科体格检查

1. 皮肤黏膜　颜色,有无苍白、黄疸、出血点、水肿。

2. 指甲、毛发　有无指甲菲薄、匙状甲,毛发有无细黄、干枯。

（二）其他系统重点体格检查

1. 生命体征　脉搏、呼吸、血压。

2. 一般情况　意识;精神状态;生长发育情况,包括身高、体重、皮下脂肪的测量;有无营养不良。

3. 浅表淋巴结　有无浅表淋巴结肿大。

4. 胸部　有无胸骨压痛。

5. 心脏　叩诊心界,听诊(心率、节律、心音、杂音等)。

6. 腹部　触诊有无肝大、脾大。

五、诊断思路

根据临床表现,结合血常规,多数贫血可作出诊断,少数需进行骨髓检查、红细胞脆性试验等。

六、治疗策略

1. 去除病因　是治疗贫血的关键,有些贫血在病因去除后很快治愈。

2. 药物治疗　针对贫血的病因,选择有效的药物。详见本节"缺铁性贫血""营养性巨幼红细胞性贫血"的治疗。

3. 必要时输注红细胞。

4. 并发症的治疗。

七、健康教育

（一）做好孕期保健

加强孕妇的营养,预防先天储备铁不足。

（二）合理喂养，注意饮食均衡

加强营养，根据患儿的年龄、消化功能，合理增加富含铁、叶酸、维生素 B_{12} 的辅食，如瘦肉、蛋类、鱼、肝、绿叶菜、谷类等，纠正患儿不良的饮食习惯。

（三）口服铁剂的注意事项

铁剂可在两餐之间服用，以减少对胃肠的刺激，避免与牛奶、茶、咖啡等同服，以免影响铁的吸收。因为维生素 C 可促进铁的吸收，所以服用铁剂治疗时，可进食富含维生素 C 的水果。服用铁剂后，排出的大便呈黑色，停药后即可恢复正常。

八、应用举例

患儿，男性，5 岁，主因"发现面色苍白 3 个月"就诊于全科门诊。无明显腹痛、黑便等症状，平素挑食。体格检查：神志清楚，精神偏弱，反应可，生长发育正常，口唇苍白，甲床苍白，心肺无异常，未触及肝大、脾大。血常规提示红细胞计数 $2.3×10^{12}$/L，血红蛋白浓度 75g/L，平均红细胞容积 70fl，平均红细胞血红蛋白量 25pg，平均红细胞血红蛋白浓度 26%。

（一）请回答以下问题

1. 该患儿可能的诊断是什么？

2. 分析该患儿的病因可能是什么？

3. 需要完善哪些检查？

4. 如何进行治疗？

（二）参考答案

1. 初步诊断　贫血原因待查，缺铁性贫血（中度）可能性大。诊断依据为患儿平素挑食，有贫血的临床表现（口唇苍白、甲床苍白），血常规提示小细胞低色素性贫血，故初步考虑该诊断。

2. 可能的病因　铁摄入不足（平素挑食）和生长发育需要量增加。

3. 需完善的检查　完善铁代谢的检查，如血清铁蛋白、血清铁、总铁结合力、转铁蛋白饱和度检查；完善便常规、隐血，除外肠道慢性失血。

4. 治疗　纠正偏食习惯，明确诊断后给予口服铁剂治疗，血红蛋白浓度正常后继续服用铁剂 6~8 周，增加贮存铁。

第四节　营养性维生素 D 缺乏性佝偻病和维生素 D 缺乏性手足搐搦症

一、要求掌握的理论知识

（一）营养性维生素 D 缺乏性佝偻病

1. 临床表现

（1）初期（早期）：多见于 6 个月以内，特别是 3 个月以内的小婴儿。多表现为神经系统兴奋性增高，如易激怒、烦恼、睡眠不安、夜间惊啼，与室温、季节无关的多汗、枕秃。

（2）活动期（激期）：病情继续加重，初期的非特异性神经精神症状更加明显，主要表现为骨骼改变和运动功能发育迟缓。

1）头部：①颅骨软化，以手指轻压颞骨或枕骨中央部位时有乒乓球样感；②方颅多见于

8～9 个月以上患儿,重者可呈鞍状前囟增大及闭合延迟;③出牙延迟,可延至 1 岁出牙,3 岁才出齐。

2)胸廓畸形:多见于 1 岁左右,出现肋骨串珠、肋膈沟、鸡胸或漏斗胸。

3)四肢、脊柱及盆骨畸形:①腕踝畸形,手(足)镯;②下肢畸形,膝内翻(X 形)或膝外翻(O 形);③脊柱,久坐可致脊柱后凸,偶见侧弯;④盆骨,形成扁平骨盆。

4)全身肌肉松弛:患儿肌发育不良,肌张力低下,韧带松弛,表现为头颈软弱无力,坐、立、行等运动功能发育落后;患儿表情淡漠,语言发育迟缓。

5)血生化改变:钙磷乘积常 <30,血 25-(OH)D_3 下降。

6)X 线改变:干骺端临时钙化带模糊,呈毛刷状,长骨骨骺软骨盘增宽,骨质普遍稀疏,密度减低。

(3)恢复期:初期和 / 或活动期经治疗及日光照射后,临床症状和体征逐渐减轻或消失。血钙、磷、碱性磷酸酶及骨骺 X 线检查逐渐恢复正常。

(4)后遗症期:多见于 2 岁以后的儿童,临床症状消失,血生化及骨骺 X 线检查正常,仅留下不同程度的骨骼畸形。

2. 治疗

(1)补充维生素 D:以口服为主,一般剂量为 2 000～4 000IU/d(50～100μg/d),1 个月后改预防量 400～800IU/d。

(2)补充钙剂:必要时。

3. 预防

(1)胎儿期的预防:孕妇应经常到户外活动,多晒太阳;饮食应含有丰富的维生素 D、钙、磷和蛋白质等营养物质;防治妊娠并发症;妊娠后 3 个月补充维生素 D,同时服用钙剂。

(2)0～18 岁健康儿童的预防

1)户外活动:多晒太阳,每日户外活动 1～2h,6 个月以下的婴幼儿避免太阳直晒。

2)维生素 D 补充:每日补充维生素 D 400IU;大年龄及青春期儿童,应维生素 D 强化饮食和维生素 D 制剂补充相结合。

(二)维生素 D 缺乏性手足搐搦症

1. 临床表现　主要表现为惊厥、手足搐搦和喉痉挛。

(1)隐匿型:血清钙多为 1.75～1.88mmol/L,无典型发作,但可通过刺激诱发出现面神经征、腓反射、陶瑟征。

(2)典型发作:血清钙低于 1.75mmol/L 或离子钙低于 1.0mmol/L 时可出现惊厥、手足搐搦和喉痉挛。

2. 治疗

(1)迅速控制惊厥或喉痉挛:给予 10% 水合氯醛,每次 40～50mg/kg,保留灌肠;或静脉注射地西泮,每次 0.1～0.3mg/kg。

(2)氧气吸入。

(3)钙剂治疗:10% 葡萄糖酸钙 5～10ml 加入 10% 葡萄糖溶液 5～20ml,稀释后缓慢静脉注射。惊厥停止后改口服钙剂,按元素钙 200～500mg/d 给予,补充维生素 D。

3. 预防　在应用维生素 D 治疗佝偻病的同时,需补充钙剂,以防血钙降低,出现手足搐搦。

二、补充学习的内容

（一）维生素 D 的来源

母体 - 胎儿的转运、食物中的维生素 D、皮肤的光照合成。

（二）营养性维生素 D 缺乏性佝偻病的病因

母亲妊娠期维生素 D 不足；日照不足；生长速度快，需要量增加；食物中补充维生素 D 不足；胃肠道或肝胆疾病影响维生素 D 吸收。

三、问诊要点

（一）现病史

1. 起病情况与患病时间　起病急、缓，首次发病的具体时间。

2. 主要症状的特点　有无神经系统兴奋性增高的表现，如易激怒、烦恼、睡眠不安、夜间惊啼，与室温、与季节无关的多汗，枕秃。

3. 病因与诱因　日照情况及有无维生素 D 摄入减少等情况。

4. 病情的发展与演变。

5. 伴随症状　有无惊厥、手足搐搦和喉痉挛。

6. 诊治情况　本次就诊前是否接受其他医疗单位发热诊治（时间、诊断、治疗、效果等）。

7. 发病后的一般情况　精神状态、饮食、大小便、睡眠等。

（二）相关病史

1. 既往史　有无胃肠道及肝胆疾病。

2. 个人史　患儿是足月还是早产、添加辅食情况、是否补充钙剂和维生素 D。

四、体格检查要点

（一）专科体格检查

骨骼检查：有无畸形［颅骨软化、方颅、肋骨串珠、肋膈沟、鸡胸或漏斗胸、手（足）镯、膝外翻或膝内翻、脊柱后凸、侧弯等］、有无枕秃。

（二）其他系统重点体格检查

1. 一般情况　精神状态、生长发育情况。

2. 神经系统　肌力、肌张力。

五、诊断思路

（一）佝偻病的诊断思路

1. 诊断　根据维生素 D 缺乏的病因、临床表现，结合血生化或血 25-（OH）D_3 水平测定及骨骼 X 线检查进行诊断。

2. 判断临床分期。

（二）婴儿手足搐搦症的诊断思路

根据患儿发病年龄（多见 6 个月内的小婴儿），突发无热惊厥，且反复发作，发作后神志清楚，无神经系统异常体征，同时有佝偻病存在，结合血清钙水平低进行诊断。

六、治疗策略

详见本节营养性维生素 D 缺乏性佝偻病的"治疗"和维生素 D 缺乏性手足搐搦症的"治疗"。

七、健康教育

（一）增加相关营养素的摄入

饮食中应含有丰富的钙、磷、维生素 D 及其他营养素。

（二）选择正确晒太阳的方法

多接触阳光，荫凉处获得的反射光线一样有效，注意不能隔着玻璃晒太阳。

八、应用举例

患儿，男性，4 岁，因体格检查发现方颅、鸡胸和肋膈沟，就诊于全科门诊。血钙 2.4mmol/L、磷 1.7mmol/L、碱性磷酸 150IU/L（金氏单位），X 线片长骨未见异常。

（一）请回答以下问题

1. 初步诊断是什么？

2. 诊断依据是什么？

（二）参考答案

1. 初步诊断　佝偻病（后遗症期）。

2. 诊断依据　根据小儿 4 岁，目前无临床症状，体格检查发现不同程度的骨骼畸形，生化检查（血钙、血磷）均正常、X 线片长骨未见异常，诊断为佝偻病后遗症期。

第五节　常见呼吸道疾病

一、上呼吸道感染

（一）要求掌握的理论知识

1. 上呼吸道感染的临床表现

（1）局部症状：流涕、鼻塞、喷嚏、干咳、咽痛等，3～4d 可痊愈。

（2）全身症状：发热、头痛、烦躁不安、全身不适、乏力等，部分患儿可出现食欲缺乏、呕吐、腹泻等消化道症状。

（3）体征：体格检查可见咽部充血、淋巴滤泡、扁桃体肿大或有脓性分泌物，肺部听诊正常。

2. 上呼吸道感染的诊断　根据临床表现一般不难诊断，需要与急性传染病早期、流行性感冒、变应性鼻炎进行鉴别。

3. 上呼吸道感染的处理原则

（1）一般治疗：注意休息，多饮水和补充维生素 C。

（2）抗感染治疗。

（3）对症治疗。

（二）补充学习的内容

两种特殊类型的上呼吸道感染

1. 疱疹性咽峡炎　起病急骤，表现为高热、咽痛、流涎、厌食、呕吐。体格检查可发现咽部充血，咽腭弓、软腭等黏膜上可见灰白色疱疹，周边有红晕，病程 1 周左右。

2. 咽结合膜热　临床表现为高热、咽痛、眼部刺痛（结膜炎），有时伴消化道症状，体格检查可发现咽部充血，可见白色点块状分泌物，周边无红晕，病程 1～2 周。

（三）问诊要点

1. 现病史

（1）起病情况与患病时间：起病急、缓，首次发病的具体时间。

（2）主要症状的特点：有无鼻塞、喷嚏、流涕、咽痛、咳嗽，有无发热、头痛、乏力等。

（3）病因与诱因：是否受凉。

（4）病情的发展与演变。

（5）伴随症状：有无恶心、呕吐、腹泻等。

（6）诊治情况：本次就诊前是否接受其他医疗单位的诊治（时间、诊断、治疗、效果等）。

（7）发病后的一般情况　精神状态、饮食、大小便、睡眠等。

2. 相关病史　有无与呼吸道感染患者密切接触史及过敏史。

（四）体格检查要点

1. 专科体格检查　颜面及其器官：结膜有无充血，咽部有无充血、疱疹，有无扁桃体肿大及脓性分泌物。

2. 其他系统重点体格检查

（1）生命体征：体温、脉搏、呼吸。

（2）皮肤黏膜：有无皮疹、出血点。

（3）浅表淋巴结：颌下、额下、耳前、耳后、颈部淋巴结有无肿大。

（4）肺部：听诊（呼吸音、啰音）。

（5）心脏：听诊。

（五）诊断思路

根据流涕、鼻塞、喷嚏、干咳、咽痛、乏力等症状，体格检查咽部充血，扁桃体肿大，肺部体格检查正常，可作出诊断。注意与其他疾病进行鉴别，如急性传染病早期、流行性感冒、过敏性鼻炎等。

（六）治疗策略

1. 一般治疗　注意休息，居室通风，多饮水；防止交叉感染及并发症。

2. 抗感染治疗

（1）抗病毒药物：单纯的病毒性上呼吸道感染属于自限性疾病，若为流感病毒感染，可以口服磷酸奥司他韦。

（2）抗菌药物：细菌感染或病毒感染继发细菌感染可选择抗菌药物治疗。

3. 对症治疗　高热可给予对乙酰氨基酚或布洛芬退热治疗，咽痛可予咽喉含片。

（七）健康教育

疾病的预防：加强锻炼，增加抵抗力；提倡母乳喂养；避免被动吸烟；防治佝偻病及营养不良；避免去人多拥挤、空气不流通的公共场所。

（八）应用举例

患儿，女性，1 岁，主因"鼻塞、流清涕伴发热 1d"就诊于全科门诊。体温最高 39℃。体格检查：体温 38.7℃，呼吸 36 次 /min，鼻腔堵塞，咽部充血，未见疱疹，扁桃体无肿大，双肺呼吸音正常。

1. 请回答以下问题

（1）还需要询问哪些病史？

（2）体格检查还应注意哪些方面？

（3）初步诊断是什么？

（4）如何进行治疗？

2. 参考答案

（1）需完善的病史：还需要询问有无诱因（受凉、与呼吸道感染患者密切接触），有无咳嗽、咳痰、恶心、呕吐、腹泻等症状，患儿的精神状态和进食情况。

（2）体格检查需注意的事项：有无皮疹、结膜充血，头颈部浅表淋巴结有无肿大，听诊心率、心音，有无杂音等。

（3）初步诊断：上呼吸道感染。

（4）治疗：目前无明显细菌感染或流感病毒感染的表现，故治疗以一般治疗和对症治疗为主，高热可用退热药物，嘱多饮水，注意休息，保持居室通风。

二、急性支气管炎

（一）要求掌握的理论知识

1. 急性支气管炎的诊断

（1）症状：以咳嗽为主要症状，开始为干咳，以后有痰，常有发热、呕吐、腹泻。一般无全身症状。

（2）体格检查：双肺呼吸音粗，可有不固定的散在的干啰音和湿啰音。

（3）X 线检查：胸部 X 线片显示正常或肺纹理增粗。

2. 急性支气管炎的治疗

（1）一般治疗。

（2）控制感染：病原体为病毒或细菌，或为混合感染。如怀疑有细菌感染者，则选择敏感抗菌药物。

（3）对症治疗：一般不用中枢性镇咳药物，以免影响痰液排出；痰液黏稠时可用祛痰药物如氨溴索等；喘憋严重可应用支气管舒张剂。

（二）补充学习的内容

急性支气管炎常继发于上呼吸道感染，是儿童期常见的呼吸道疾病。免疫功能低下、特应性体质、营养障碍、佝偻病和支气管结构异常等均是本病的危险因素。

（三）问诊要点

1. 现病史

（1）起病情况与患病时间：起病急、缓，首次发病的具体时间。

（2）主要症状的特点：有无发热、咳嗽、咳痰和 / 或喘息。

（3）病因与诱因：是否受凉。

（4）病情的发展与演变。

（5）伴随症状：有无恶心、呕吐、腹泻等。

（6）诊治情况：本次就诊前是否接受其他医疗单位的诊治（时间、诊断、治疗、效果等）。

（7）发病后的一般情况　精神状态、饮食、大小便、睡眠等。

2．相关病史

（1）既往史：有无过敏史。

（2）个人史：有无与上呼吸道感染患者密切接触史。

（四）体格检查要点

1．专科体格检查　肺部叩诊（叩诊音）、听诊（呼吸音、啰音）。

2．其他系统重点体格检查

（1）生命体征：体温、脉搏、呼吸。

（2）颜面及其器官：口唇颜色（有无发绀），有无咽部充血、扁桃体肿大。

（3）心脏：听诊（心率、节律、心音、杂音等）。

（五）诊断思路

根据发热、咳嗽等临床症状，双肺呼吸音粗，可有不固定散在的干啰音和湿啰音，胸部 X 线片显示正常或肺纹理增粗，可作出诊断。

（六）治疗策略

详见"急性支气管炎的治疗"相关内容。

（七）健康教育

避免去人多拥挤、空气不流通的公共场所，加强锻炼，增加抵抗力。

（八）应用举例

患儿，男性，3 岁，主因"咳嗽、咳痰 3d"就诊于全科门诊。患儿初始为干咳，后出现咳痰，少许白痰，无发热、呕吐、腹泻等症状。1 周前曾出现鼻塞、流涕、发热症状，目前已缓解。体格检查：体温 36.4℃，呼吸 30 次 /min，咽部充血，双肺呼吸音粗，未闻及干湿性啰音，心率 92 次 /min，律齐，未闻及杂音。

1．请回答以下问题

（1）初步诊断是什么？

（2）需要完善哪些辅助检查？

2．参考答案

（1）初步诊断：急性支气管炎。诊断依据为患儿 1 周前有上呼吸道感染史，此次以咳嗽为主要症状，体格检查无明显阳性体征，故考虑急性支气管炎。

（2）需完善的辅助检查：血常规、C 反应蛋白检测、胸部 X 线检查。

三、肺炎

（一）要求掌握的理论知识

1．肺炎的诊断

（1）临床表现：主要表现为发热、咳嗽、气促、呼吸困难、肺部有固定的湿啰音，精神不振、食欲缺乏、烦躁不安，轻度腹泻或呕吐等。

（2）胸部 X 线检查：两肺下野、内中带出现大小不等的点状或小片絮状影，或融合成片状阴影。

2. 肺炎的处理原则与治疗

（1）一般治疗与护理：室内通风，温、湿度适合，饮食营养丰富，注意避免交叉感染。

（2）抗感染治疗：明确为细菌感染或病毒感染继发细菌感染者可使用抗菌药物。若为流感病毒感染，可口服磷酸奥司他韦。

（3）对症治疗：氧疗、气道管理、退热、化痰等。

（4）糖皮质激素：使用指征有出现严重喘憋或呼吸衰竭；全身中毒症状明显；合并感染出现中毒性休克；出现脑水肿，胸腔短期有大量渗出等。

（5）并发症及并存疾病的治疗。

（6）生物制剂：重症患儿可酌情给予血浆和注射用免疫球蛋白。

3. 转诊指征　患儿出现重症肺炎表现（抽搐、精神萎靡、烦躁、呼吸困难，合并中毒性心肌炎、心衰、中毒性肠麻痹、消化道出血、中毒性脑病或出现脓胸、脓气胸、肺大疱等并发症）时需转诊。

（二）补充学习的内容

1. 肺炎的分类

（1）病理分类：大叶性肺炎、支气管肺炎、间质性肺炎。

（2）病因分类：病毒性肺炎、细菌性肺炎、支原体肺炎、衣原体肺炎、原虫性肺炎、真菌性肺炎、非感染病因引起的肺炎。

（3）病程分类：急性肺炎、迁延性肺炎、慢性肺炎。

（4）病情分类：轻症、重症。

（5）临床表现典型与否：典型肺炎、非典型肺炎。

（6）肺炎发生的地点分类：社区获得性肺炎、医院获得性肺炎。

2. 肺炎的并发症　脓胸、脓气胸、肺大疱、肺脓肿、支气管扩张。

（三）问诊要点

1. 现病史

（1）起病情况与患病时间：起病急、缓，首次发病的具体时间。

（2）主要症状的特点：有无发热、咳嗽、咳痰或喘息。

（3）病因与诱因：是否受凉。

（4）病情的发展与演变。

（5）伴随症状：有无恶心、呕吐、腹泻、胸痛、呼吸困难、皮疹等。

（6）诊治情况：本次就诊前是否接受其他医疗单位的诊治（时间、诊断、治疗、效果等）。

（7）发病后的一般情况　精神状态、饮食、大小便、睡眠等。

2. 相关病史

（1）既往史：有无佝偻病、贫血、营养不良等病史，有无过敏史。

（2）个人史：有无与呼吸道感染患者密切接触史。

（四）体格检查要点

1. 专科体格检查　肺脏：视诊（三凹征）、叩诊（叩诊音）、听诊（呼吸音、啰音）。

2. 其他系统重点体格检查

（1）生命体征：体温、脉搏、呼吸。

（2）一般情况：意识、精神状态、皮肤有无皮疹、破溃。

（3）颜面及其器官：有无球结膜水肿、前囟隆起、鼻翼扇动、口唇发绀。

（4）颈部：有无颈静脉怒张。

（5）心脏：听诊（心率、节律、心音、杂音等）。

（6）腹部：触诊有无肝大。

（7）下肢：有无水肿。

（五）诊断思路

根据典型的临床表现（发热、咳嗽、气促等）、肺部固定的湿啰音，结合胸部 X 线检查，可作出诊断。

（六）治疗策略

抗感染治疗，改善通气功能，对症治疗，防治并发症。详见上文"肺炎的处理原则与治疗"。

（七）健康教育

1. 肺炎的预防　增强体质，减少被动吸烟，室内通风，积极防治营养不良、贫血及佝偻病，注意手卫生，避免交叉感染。

2. 生活方式指导　保证患儿足够的休息，饮食宜少量多餐，避免过饱；发热时减少衣服，多喝水。咳痰不畅时可用弓状手掌背，在脊柱两侧从下向上、从外向内拍击，使痰液松动，利于排出。

（八）应用举例

患儿，女性，4 个月，主因"发热、咳嗽 3d，烦躁、发绀 6h"就诊于全科门诊。体格检查：体温 39.2℃，呼吸 62 次 /min，烦躁不安，口唇发绀、颈静脉怒张，两肺呼吸音粗，可闻及中小水泡音，心率 172 次 /min，心音低钝，肝大，肋下 3.5cm，双下肢水肿。

1. 请回答以下问题

（1）初步诊断是什么？

（2）诊断依据有哪些？

（3）如何进行处理？

2. 参考答案

（1）初步诊断：重症肺炎（肺炎合并心衰）。

（2）诊断依据：患儿出生 4 个月，有发热、咳嗽症状，两肺可闻及中小水泡音，考虑肺炎诊断。目前患儿出现心衰的症状和体征，即烦躁、气急及发绀，颈静脉怒张、肝大，双下肢水肿，故考虑为重症肺炎。

（3）处理：给予吸氧等对症治疗的同时立即转诊。

四、急性喉炎

（一）要求掌握的理论知识

1. 喉炎的诊断　根据急性起病的犬吠样咳嗽、声音嘶哑、喉鸣、吸气性呼吸困难等不难诊断，但应与白喉、急性会厌炎、喉痉挛、喉或气管异物、喉先天性畸形所致的喉梗阻相鉴别。

2. 处理原则　保持呼吸道通畅，控制感染，应用糖皮质激素，对症处理。

3. 转诊指征　出现吸气性呼吸困难，考虑喉梗阻者均需转诊。

（二）补充学习的内容

喉梗阻的分度。

1. Ⅰ度　安静时正常，仅活动后出现吸气性喉鸣及呼吸困难，肺部听诊呼吸音及心率均无变化。

2. Ⅱ度　安静时出现吸气性喉鸣及呼吸困难，肺部听诊可闻及喉传导音，心率加快。

3. Ⅲ度　有喉鸣及呼吸困难，有阵发性烦躁不安，口唇发绀，口周发青或苍白。双眼圆睁，惊恐万状，肺部听诊呼吸音明显降低，心率快，心音低钝。

4. Ⅳ度　严重呼吸困难，逐渐显示衰竭状态，如呼吸无力、昏睡、面色苍白，肺部听诊呼吸音几乎消失，心率或快或慢，不规律，心音微弱、低钝，血压下降。

（三）问诊要点

1. 现病史

（1）起病情况与患病时间：起病急、缓，首次发病的具体时间。

（2）主要症状的特点：有无鼻塞、流涕、咽痛，有无发热、犬吠样咳嗽，有无声音嘶哑或失声、喉鸣或呼吸困难。

（3）病因与诱因：有无受凉、抵抗力下降等因素。

（4）病情的发展与演变。

（5）伴随症状：有无恶心、呕吐。

（6）诊治情况：本次就诊前是否接受其他医疗单位的诊治（时间、诊断、治疗、效果等）。

（7）发病后的一般情况　精神状态、饮食、大小便、睡眠等。

2. 相关病史　近期是否患急性传染病，如麻疹、百日咳、流行性感冒等。

（四）体格检查要点

1. 专科体格检查　颜面及其器官：有无面色苍白、鼻翼扇动、口唇发绀；有无声音嘶哑、吸气性喉鸣；咽部有无充血，间接喉镜检查喉部、声带有无充血、水肿。

2. 其他系统重点体格检查

（1）生命体征：体温、脉搏、呼吸。

（2）一般情况：意识、精神状态（有无烦躁不安）。

（3）肺部：视诊（有无三凹征），听诊（有无呼吸音减低）。

（4）心脏：听诊（心率、节律、心音、杂音等）。

（五）诊断思路

根据起病急、症状重，有犬吠样咳嗽、声音嘶哑、喉鸣和吸气性呼吸困难可作出诊断。

（六）治疗策略

1. 一般治疗　保持呼吸道通畅，缺氧者给予吸氧治疗，防止缺氧加重。

2. 糖皮质激素　病情较轻者口服泼尼松，Ⅱ度以上喉梗阻应静脉给予地塞米松或甲泼尼龙。

3. 控制感染　包括抗病毒药物、抗菌药物。

4. 对症治疗　烦躁不安者给予镇静治疗，痰多者给予化痰治疗。

5. 必要时气管切开。

（七）健康教育

1. 对疾病的认识　急性喉炎由病毒或细菌感染引起，多起病急。一般白天症状较轻，夜间入睡后症状较重，要随时观察患儿病情变化，有无呼吸困难出现（提示喉梗阻），以防窒息。

2. 疾病的预防

（1）增加户外活动，增强机体抗病能力。

（2）天气变化，及时增减衣物。

（3）感冒流行期间，减少外出，以防感染。

（4）出现流行性感冒等上呼吸道感染症状时，及时治疗。

（八）应用举例

患儿，女性，2 岁，主因"犬吠样咳嗽，声音嘶哑伴发热 2d"就诊于全科门诊。体格检查：体温 37.8℃，呼吸 32 次/min，神志清楚，精神尚可，口唇无发绀，咽充血，扁桃体无肿大，未闻及喉鸣，双肺呼吸音粗，未闻及啰音，心率 112 次/min，律齐，心音正常，腹部未查及明显异常。

1．请回答以下问题

（1）初步诊断是什么？

（2）需要向患儿家属交代的注意事项有哪些？

2．参考答案

（1）初步诊断：急性喉炎。

（2）注意事项：需嘱家属密切观察患儿病情变化（尤其夜间情况），一旦出现吸气性喉鸣和呼吸困难需要立即就诊，以防窒息。

第六节　小 儿 腹 泻

一、要求掌握的理论知识

（一）小儿腹泻的临床表现

1．轻型　以胃肠道症状为主，表现为食欲缺乏，溢乳或呕吐，大便次数增多，为黄色或黄绿色稀便和水便，无脱水及全身中毒症状。

2．重型　除有较重的胃肠道症状外，还有明显的脱水、电解质紊乱和全身感染中毒症状，如发热或体温不升，烦躁不安或精神萎靡，嗜睡，甚至昏迷、休克。重型腹泻常出现代谢性酸中毒、低钾血症、低钙血症和低镁血症。

（二）诊断要点

根据胃肠道症状（大便次数增多伴或不伴呕吐）和大便检查可作出临床诊断。

（三）治疗原则

调整饮食，预防和纠正脱水，合理用药，加强护理，预防并发症。

（四）转诊指征

经综合治疗效果不佳，腹泻原因不清，脱水不易纠正，伴全身中毒症状如发热、休克、败血症或病情迁延应转诊上级医院。

二、补充学习的内容

（一）不同程度脱水的临床表现与判断标准（表 7-4）

表 7-4　不同程度脱水的临床表现与判断标准

程度	失水量/（ml·kg⁻¹）	占体重百分比/%	神志、精神状态	皮肤、黏膜
轻度脱水	<50	<5	精神稍差	稍干燥，弹性好
中度脱水	50～100	5～10	萎靡、烦躁	干燥、苍白弹性差
重度脱水	100～120	>10	极度萎靡，淡漠、昏睡、昏迷	极干燥、弹性极差、花纹

续表

程度	前囟、眼窝	眼泪	尿量	末梢循环	休克征
轻度脱水	稍凹	有泪	稍减少	正常	无
中度脱水	明显凹陷	泪少	明显减少	四肢稍凉	无
重度脱水	深度凹陷	无泪	极少或无尿	四肢厥冷、脉弱	有

（二）液体疗法

液体疗法包括补充累积损失量、继续丢失量、生理需要量。

1. 补充累积损失量

（1）补液量：根据脱水程度决定，轻度脱水 30～50ml/kg，中度脱水 50～100ml/kg，重度脱水 100～120ml/kg。

（2）溶液种类：补液种类根据脱水性质决定。原则先盐后糖，即先补充电解质后补充糖液。通常对低渗脱水应补给 2/3 张含钠液，等渗脱水补给 1/2 张含钠液，高渗脱水补给 1/5～1/3 张含钠液。若临床判断脱水性质有困难时，可先按等渗脱水补充。

（3）补液速度：补液速度取决于脱水程度，原则上先快后慢。如重度脱水，尤其对于有明显血容量和组织灌注不足的患儿，应首先快速应用 2:1 含钠液，按 20ml/kg（总量不超过300ml）于 30～60min 内静脉输注，以迅速改善循环血量和肾功能；其余累积损失量于 8～12h 内完成。但对高渗性脱水患儿的输注速度宜稍慢，以防血钠迅速下降引起脑水肿。

（4）纠正电解质紊乱及酸碱失衡：严重酸中毒需补充碱性溶液，酸中毒纠正后易出现低钙血症症状（手足搐搦和惊厥），若用钙剂无效时，应考虑有低镁血症的可能。

2. 补充继续损失　在开始补液时原发造成脱水的原因大多继续存在，如腹泻、呕吐，以致体液继续丢失，如不补充又成为新的累积损失，故应给予补充。此种丢失量必须根据实际损失量用类似的溶液补充。继续损失量一般每日为 10～40ml/kg，可选用 1/3～1/2 张含钠液。

3. 补充生理需要量　生理需要量包括热量、水和电解质。尽量口服补充，不能口服或口服量不足者可静脉滴注 1/5～1/4 张含钠液，同时补充生理需要量的钾。

三、问诊要点

（一）现病史

1. 起病情况与患病时间　起病急、缓，首次发病的具体时间。

2. 主要症状的特点　大便性状与次数，有无尿少、口干、喜饮水等，哭时有无眼泪等。

3. 病因与诱因　喂养不当、不洁饮食、气候变化、受凉等。

4. 病情的发展与演变。

5. 伴随症状　有无发热、体温不升、哭闹、惊厥等。

6. 诊治情况　本次就诊前是否接受其他医疗单位的诊治（时间、诊断、治疗、效果等）。

7. 发病后的一般情况　有无精神烦躁、萎靡或嗜睡，饮食、睡眠等情况。

（二）相关病史

1. 既往史　有无免疫缺陷病、近期受凉、饮食不当、服药史。

2. 个人史　喂养方式，有无接触腹泻患者的流行病学史。

四、体格检查要点

（一）专科体格检查

1. 皮肤黏膜 有无脱水貌、皮肤弹性下降，前囟、眼窝是否凹陷，有无口唇干燥。
2. 腹部 视诊有无膨隆或凹陷，触诊有无压痛、反跳痛，叩诊（叩诊音），听诊肠鸣音。

（二）其他系统重点体格检查

1. 生命体征 体温、脉搏、呼吸、血压。
2. 一般情况 意识、精神状态，呼气有无特殊气味。
3. 肺部 听诊（呼吸音）。
4. 心脏 听诊（心率、节律、心音、杂音等）。
5. 神经系统 肌力、腱反射等。

五、诊断思路

（一）腹泻的诊断

根据临床表现和大便性状、结合实验室检查，可作出诊断。

（二）脱水程度的判断

判断有无脱水，脱水的程度及性质，有无电解质紊乱和酸碱失衡。

六、治疗策略

（一）饮食疗法

继续饮食，满足生理需要，补充疾病消耗，以缩短腹泻后的康复时间，根据疾病的病理生理状况、个体消化吸收功能和平时的饮食习惯进行合理调整。

（二）纠正水、电解质紊乱和酸碱失衡

详见本节"液体疗法"。

（三）药物治疗

控制感染，应用微生态制剂及肠黏膜保护剂，抗分泌治疗，避免用止泻剂、补锌治疗。

七、健康教育

（一）小儿腹泻的识别

1. 蛋花汤样便 多见于轮状病毒性肠炎。
2. 水样便 多见于大肠埃希菌肠炎、金黄色葡萄球菌肠炎。
3. 绿水样便 多见于小儿肠毒性大肠埃希菌肠炎引起。
4. 腥臭脓血便 多见于侵袭性细菌肠炎。
5. 豆腐渣样稀便 见于白念珠菌肠炎。
6. 粪便酸臭 由糖类、脂肪消化吸收不良引起。

（二）疾病的预防

1. 注意合理喂养，提倡母乳喂养，添加辅食时每次限1种，逐步增加。
2. 养成良好的卫生习惯，饭前便后洗手，注意乳制品的保存和食具、玩具等定期消毒。
3. 注意饮食卫生，不吃变质食物、隔夜菜。
4. 具有传染性的感染性腹泻，应做好消毒隔离工作，防止交叉感染。

5. 避免长期滥用广谱抗菌药物，防止出现肠道菌群失调所致的难治性腹泻。

八、应用举例

患儿，男性，10个月，主因"腹泻3d"就诊于全科门诊。患儿3d前出现腹泻，为水样便，无黏液、脓血、腥臭味，8～10次/d，自用"蒙脱石散"治疗，效果不佳。8h来患儿出现精神差，尿少，眼泪少。体格检查：体温36.8℃，脉搏140次/min，呼吸36次/min，血压84/50mmHg，精神萎靡，眼窝凹陷，皮肤干燥、弹性差，四肢温度稍凉，心肺未查及明显异常，腹软，未触及包块，肠鸣音亢进。

（一）请回答以下问题

1. 初步诊断是什么？

2. 治疗方案是什么？

（二）参考答案

1. 初步诊断　急性腹泻，中度脱水。

2. 治疗方案　详见本节"治疗策略"。若经综合治疗效果不佳，腹泻原因不清，脱水不易纠正，或伴全身中毒症状应转诊上级医院。

第七节　小 儿 惊 厥

一、要求掌握的理论知识

（一）热性惊厥的临床表现

1. 单纯型热性惊厥的特征

（1）发病年龄为6个月～6岁。

（2）在发热早期（24h内）体温骤升时发生惊厥，体温常在38.5℃以上。

（3）发作时间较为短暂，<15min。

（4）在1次发热疾病过程中只有1次发作。

（5）多数呈全身性，强直-痉挛性发作。

（6）发作后患儿除原发疾病表现外，一切恢复正常，不遗留神经系统体征。

（7）脑电图在惊厥发作退热2周后正常。

2. 复杂型热性惊厥的特征

（1）发作年龄不定，可6个月前或6岁以后。

（2）起初为高热惊厥，发作数次后，低热甚至无热也发生惊厥。

（3）发作时间较长，1次发作可持续15min以上。

（4）24h内或1次发热病程中反复发作≥2次。

（5）局灶性发作。

（6）惊厥前神经系统可有异常（如曾有窒息、脑外伤、中毒史等），发作后有一过性脑功能障碍。

（7）脑电图在惊厥发作2周后仍有异常。

（二）热性惊厥的诊断与鉴别诊断

1. 诊断　主要依据特定的发生年龄及典型的表现，重要是除外导致发热期惊厥的其他疾病。

2. 鉴别诊断 中枢神经系统感染、中毒性脑病、颅脑损伤、代谢性疾病等。

（三）热性惊厥的急救措施

1. 一般措施 平放患儿/卧位，头转向侧位，敞开衣领，保持呼吸通畅，严重者给氧，必要时气管插管机械通气。

2. 控制惊厥 地西泮，每次缓慢静脉注射 0.3～0.5mg/kg（原药不稀释，速度<1mg/min，最大剂量≤10mg）；必要时 10～15min 后再重复 1 次。咪达唑仑肌内注射效果好，可首选，首次剂量 0.2～0.3mg/kg，最大剂量不超过 10mg；如持续发作，可继续静脉滴注，1～10μg/(kg•min)，维持 12～24h。

（四）预防

1. 单纯型热性惊厥 不推荐任何预防治疗。

2. 复杂型热性惊厥

（1）间歇预防法：发热患儿开始即使用地西泮 1mg/(kg•d)，分 3 次口服（每 8h 1 次），不超过 10mg/ 次，口服 1d。

（2）长期预防法：丙戊酸钠 10～20mg/(kg•d)分 2 次口服，或苯巴比妥 3～5mg/(kg•d)，分 1～2 次口服，疗程 1～2 年。

二、补充学习的内容

惊厥持续状态指凡 1 次惊厥发作持续 30min 以上，或反复发作的间歇期意识不能恢复者。

三、问诊要点

（一）现病史

1. 起病情况与患病时间 起病急、缓，首次发病的具体时间。

2. 主要症状的特点 惊厥的特点（有无意识丧失、双眼凝视、头后仰、全身强直性或阵挛性发作），发热与惊厥的关系。

3. 病因与诱因 有无鼻塞、流涕等呼吸道感染。

4. 病情的发展与演变。

5. 伴随症状 有无咽痛、咳嗽、呕吐、腹泻、皮疹等。

6. 诊治情况 本次就诊前是否接受其他医疗单位的诊治（时间、诊断、治疗、效果等）。

7. 发病后的一般情况 精神状态、饮食、大小便、睡眠等。

（二）相关病史

1. 既往史 有无热性惊厥史，有无颅脑肿瘤、颅脑损伤、低钙血症等病史。

2. 家族史 家族其他成员有无热性惊厥史及癫痫史。

四、体格检查要点

（一）专科体格检查

神经系统体格检查：瞳孔、对光反射、脑膜刺激征及病理反射。

（二）其他系统重点体格检查

1. 生命体征 体温、脉搏、呼吸、血压。

2. 一般情况 意识、精神状态。

3. 颜面及其器官 口唇有无发绀。

4. 肺部 听诊。

5. 心脏 听诊。

6. 腹部 触诊、听诊。

五、诊断思路

根据特定的发病年龄、发病时间（热性疾病的初期出现惊厥）、典型的临床表现，不难诊断，重要的是除外导致发热惊厥的其他疾病。

六、治疗策略

（一）控制惊厥发作

详见本节"热性惊厥的急救措施"。

（二）对症处理

发热可应用解热镇痛药物（布洛芬或对乙酰氨基酚）；控制感染。

七、健康教育

对疾病的认识：热性惊厥的患病率为 2%～5%，总体预后良好，目前尚无直接因热性惊厥导致死亡的病例报告。少数预后不好（出现癫痫）的危险因素有复杂型热性惊厥、存在发育不良等中枢神经系统异常、有癫痫家族史等。

八、应用举例

患儿，男性，2 岁，主因"流涕 1d，发热 4h 伴抽搐 1 次"就诊于全科门诊。患儿 1d 前出现鼻塞、流涕，4h 前出现发热，半小时前突然抽搐 1 次，1min 左右缓解。体格检查：体温 39.5℃，神清，面色潮红，咽部充血，心、肺、腹及神经系统未查及明显异常。

（一）请回答以下问题

1. 初步诊断是什么？

2. 诊断依据是什么？

3. 针对"抽搐"，是否需要预防性治疗？

（二）参考答案

1. 初步诊断 上呼吸道感染，单纯型热性惊厥。

2. 诊断依据 患儿有鼻塞、流涕伴发热症状，体格检查咽部充血，心、肺、腹及神经系统未查及明显异常，故初步诊断上呼吸道感染；依据患儿 2 岁，有上呼吸道感染的病因，发热伴抽搐 1 次，抽搐时间短，未超过 10min，神经系统无异常，故考虑为单纯型热性惊厥。

3. 处理 因考虑单纯型热性惊厥，故不需要预防性治疗。

第八节 小儿常见急性传染病

一、流行性腮腺炎

（一）要求掌握的理论知识

1. 临床表现 潜伏期平均 18d，前驱期很短，发热、乏力、食欲缺乏等，一般症状较轻。

腮腺肿大和疼痛为疾病的首发体征,特征是以耳垂为中心向前、向后、向下弥漫性肿大,边缘不清,表面发热但不红,触之有弹性。有疼痛及触痛,咀嚼时疼痛加重。3～5d 肿大达高峰,1周左右消失。腮腺导管开口红肿。

2．诊断要点　根据流行病学史、腮腺肿痛及实验室检查血常规白细胞计数不高等特点,且除外其他原因引起的腮腺肿大,较易作出临床判断。

3．转诊指征　出现并发症的患儿需及时转诊至上级医院。

（二）补充学习的内容

1．流行性腮腺炎是全身性疾病,病毒具有嗜神经性及嗜腺体性,并发症有脑膜脑炎、多发性神经炎、心肌炎、耳聋、皮肤继发细菌感染(如丹毒、蜂窝织炎、败血症)、睾丸炎或卵巢炎、胰腺炎等。

2．流行性腮腺炎感染后多可获得终身免疫。

（三）问诊要点

1．现病史

(1) 起病情况与患病时间:起病急、缓,首次发病的具体时间。

(2) 主要症状的特点:有无腮腺弥漫性肿胀、疼痛,咀嚼或进食酸性食物加重。

(3) 病因与诱因。

(4) 病情的发展与演变:腮腺一侧肿大或双侧肿大。

(5) 伴随症状:有无发热、头痛、恶心、呕吐、腹痛、听力下降等症状。

(6) 诊治情况:本次就诊前是否接受其他医疗单位的诊治(时间、诊断、治疗、效果等)。

(7) 发病后的一般情况:精神状态、饮食、大小便、睡眠等。

2．相关病史

(1) 既往史:疫苗接种史。

(2) 个人史:有无与腮腺炎患者接触史。

（四）体格检查要点

1．专科体格检查　腮腺有无肿大、压痛,边界是否清楚。

2．其他系统重点体格检查

(1) 生命体征:体温、脉搏、呼吸。

(2) 浅表淋巴结:头颈部淋巴结有无肿大。

(3) 肺部:听诊。

(4) 心脏:听诊。

(5) 腹部:触诊(压痛)。

(6) 神经系统:脑膜刺激征。

(7) 外生殖器:(男)睾丸有无肿胀及触痛。

（五）诊断思路

根据流行病学史、临床症状和体格检查(腮腺弥漫性非化脓性肿痛)可作出诊断。对可疑病例可进行血清学检查及病毒分离以确诊。

（六）治疗策略

该病无特异性抗病毒治疗,以对症处理为主。包括保持口腔卫生;清淡饮食,忌酸性食物;多饮水;发热时应用解热镇痛药物(布洛芬或对乙酰氨基酚)。

（七）健康教育

1. 控制传染源　隔离患者至腮腺肿胀完全消退。

2. 保护易感者　规范接种疫苗（麻风腮三联疫苗）进行主动免疫。

（八）应用举例

患儿，男性，8 岁，2d 前出现发热伴咽痛，体温 38℃，1d 前退热后，出现左耳下部肿胀、疼痛、张口咀嚼及进酸性饮食时更明显，今日就诊于全科门诊。体格检查：体温 37.5℃，神志清楚，精神尚可，左侧腮腺以左耳垂为中心肿大，触之有弹性，触痛（+），边缘不清，局部皮肤发热而不红，心、肺、腹及神经系统无异常。

1. 请回答以下问题

（1）初步诊断是什么？

（2）需要完善哪些病史及体格检查？

（3）如何进行处理？

2. 参考答案

（1）初步诊断：流行性腮腺炎。诊断依据：根据患儿发热，退热后出现左侧腮腺肿大，触之有弹性，触痛（+），边缘不清，局部皮肤发热而不红考虑该诊断。

（2）需完善的病史及体格检查：需要询问有无流行性腮腺炎患者接触史，有无并发症相关症状，如头痛、呕吐、腹痛、听力下降等，询问患儿流行性腮腺炎疫苗接种史。体格检查注意口腔黏膜腮腺导管开口处有无红肿、脓性分泌物。睾丸有无肿胀及触痛。

（3）治疗：以对症治疗为主，忌酸性食物；多饮水；发热时应用解热镇痛药物（布洛芬或对乙酰氨基酚）。流行性腮腺炎属于丙类传染病，诊断后 24h 上报传染病卡，对患者进行呼吸道隔离。

二、脊髓灰质炎

（一）要求掌握的理论知识

1. 脊髓灰质炎的临床表现

（1）潜伏期：8～12d，无症状。

（2）前驱期：发热、咽痛、恶心、呕吐、腹痛、腹泻、头痛、疲倦、肌肉酸痛等。

（3）瘫痪前期：再发热、头痛、呕吐、颈背肌痛、颈强直、嗜睡、易激惹、皮肤感觉过敏、脑膜刺激征（+）。

（4）瘫痪期：瘫痪随发热而进行性加重，退热后瘫痪不进展，近端肌群瘫痪程度重于远端。

（5）恢复期：瘫痪由肢体远端开始恢复。

（6）后遗症期：因运动神经元受损而形成持久性瘫痪，受累肌群萎缩，形成肢体或脊柱畸形。

2. 脊髓灰质炎的诊断要点　根据发热、典型瘫痪症状（不对称的弛缓性瘫痪，而且近端重于远端，无感觉障碍），早期脑脊液细胞蛋白分离，病毒分离阳性，可作出诊断。

3. 脊髓灰质炎的转诊指征　对疑似病例早发现、早诊断、早报告并及时转诊至上级医院。

（二）补充学习的内容

1. 脊髓灰质炎的传播途径　脊髓灰质炎是急性消化道传染病，主要通过粪 - 口途径传播,感染初期主要通过患者鼻咽排出病毒,随着病程进展病毒随之由粪便排出,通过污染的水、食物及日常用品可使之播散。

2．脊髓灰质炎是少数能被消灭的疾病之一,因为脊髓灰质炎病毒仅感染人,有有效疫苗,免疫力可维持终身。无慢性病毒携带者,无动物或昆虫宿主,脊髓灰质炎病毒仅在环境生存非常短的时间。

（三）问诊要点

1．现病史

（1）起病情况与患病时间:起病急、缓,首次发病的具体时间。

（2）主要症状的特点:有无发热、咽痛、头痛、肌肉酸痛等症状,发热和瘫痪出现的时间、瘫痪的特点。

（3）病因与诱因。

（4）病情的发展与演变。

（5）伴随症状:乏力、食欲缺乏、多汗、咳嗽、流涕等。

（6）诊治情况:本次就诊前是否接受其他医疗单位的诊治(时间、诊断、治疗、效果等)。

（7）发病后的一般情况　精神状态、饮食、大小便、睡眠等。

2．相关病史

（1）既往史:脊髓灰质炎疫苗接种史。

（2）个人史:有无与脊髓灰质炎患者接触史。

（四）体格检查要点

1．专科体格检查

（1）神经系统:肌力、肌张力、脑膜刺激征,有无感觉障碍,有无"三脚架征""头下垂征",吻膝试验是否阳性。

（2）脊柱四肢:脊柱有无畸形、四肢肌肉有无萎缩。

2．其他系统重点体格检查

（1）生命体征:体温、脉搏、呼吸。

（2）一般情况:精神状态。

（五）诊断思路

根据小儿年龄,无疫苗接种史,发热,不对称的弛缓性瘫痪,且近端重于远端,无感觉障碍,早期脑脊液细胞蛋白分离,病毒分离阳性可作出诊断。

（六）治疗策略

目前尚无药物可控制瘫痪的发生和发展,主要是对症处理和支持治疗。

1．对症支持　发热时应用解热镇痛药物(布洛芬或对乙酰氨基酚);早期应用干扰素;静脉应用免疫球蛋白等。

2．恢复期和后遗症期　尽早康复训练。

（七）健康教育

1．控制传染源:发现畸形弛缓性麻痹的患者或疑似患儿,要在24h内向当地疾病控制中心进行报告,及时隔离患儿,自发病之日起至少隔离40d。

2．主动免疫:除HIV感染儿童外,所有儿童均应规范全程接种脊髓灰质炎疫苗。

（八）应用举例

患儿,男性,3岁,6d前出现发热,体温最高39℃,伴有咽痛、头痛、多汗,2d前出现左下肢不能活动,无感觉障碍,今日于全科门诊就诊。追问病史,既往未接种脊髓灰质炎疫苗。体格检查:体温 36.6℃,脉搏 110 次 /min,呼吸 22 次 /min,左下肢肌力Ⅱ级,肌张力下降,腱反射消失,双下肢深浅感觉正常,脑膜刺激征(-),左下肢病理征(-)。

1. 请回答以下问题

(1)初步诊断是什么?

(2)需要与哪些疾病进行鉴别?

2. 参考答案

(1)初步诊断:左下肢运动障碍待查、脊髓灰质炎可能性大。诊断依据为患儿 3 岁,既往未接种脊髓灰质炎疫苗,主要症状为间断发热后出现双下肢不对称的弛缓性瘫痪,无感觉障碍;体征为左下肢肌力Ⅱ级,肌张力下降,腱反射消失。

(2)鉴别诊断:应与引起运动障碍的疾病进行鉴别,如病毒性脑炎、吉兰 - 巴雷综合征、家族性周期性麻痹、脑性瘫痪、重症肌无力、进行性肌营养不良等。

第八章 眼 科 疾 病

《助理全科医生培训标准（试行）》细则中眼科轮转要求掌握如下内容：

一、8个常见症状的诊断与鉴别诊断、处理原则

视力障碍、感觉异常（眼红、眼痛、畏光、流泪、眼睑痉挛）、外观异常、视疲劳等。

二、5种主要疾病的临床表现、诊断与鉴别诊断、治疗原则等（具体要求见每种疾病）

睑腺炎（麦粒肿）、睑板腺囊肿（霰粒肿）、结膜炎、白内障、眼外伤。

三、3种主要技能的操作

外眼一般检查、检眼镜的使用及正常眼底的识别、眼冲洗治疗。

第一节 睑腺炎和睑板腺囊肿

一、要求掌握的理论知识

（一）睑腺炎

1. 定义 睑腺炎旧称麦粒肿，是睫毛的毛囊或眼睑腺体的急性化脓性炎症。以睑缘灰线为界分为外睑腺炎（累及腺体位于灰线以外）和内睑腺炎（累及腺体位于灰线以内）。

2. 临床表现 患处呈红、肿、热、痛等急性炎症的典型表现。外睑腺炎位于睫毛根部的睑缘处，红肿弥散，境界不清，可触及明显压痛的结节；内睑腺炎位于眼睑结膜面，红肿较局限，病变处可触及硬结并有压痛。睑腺炎发生数日后可形成黄色脓点，脓点可自行破溃。

（二）睑板腺囊肿

1. 定义 睑板腺囊肿俗称"霰粒肿"，是一种发生在睑板腺的慢性无菌性肉芽肿性炎症。因睑缘炎或慢性结膜炎致睑板腺开口堵塞，使腺体分泌物潴留在睑板内，对周围组织产生慢性刺激形成纤维结缔组织包裹。

2. 临床表现 青少年及中年好发，多见于上眼睑。表现为眼睑皮下大小不一圆形肿块，与之对应睑结膜面呈现境界清楚的紫红色病灶，一般无疼痛感。破溃后可在眼睑皮下或睑结膜面形成肉芽组织。

（三）睑腺炎和睑板腺囊肿的诊断与鉴别诊断（表8-1）

表8-1　睑腺炎和睑板腺囊肿的诊断与鉴别诊断

鉴别项目	睑腺炎	睑板腺囊肿
起病	几日内突然起病	病程长，偶然发现
性质	皮脂腺、汗腺或变态汗腺、睑板腺的急性化脓性炎症	睑板腺特发性慢性肉芽肿性炎症
疼痛	剧痛及压痛	不痛或轻微压痛
局部皮肤	充血	不充血
	硬结，弥散红肿	圆形肿块，边界清楚
肿块特点	皮肤或睑结膜面有黄色脓点	睑结膜面有灰蓝色斑点穿破后有肉芽

（四）治疗原则

1. 睑腺炎　早期热敷，控制感染，解除患者肿痛症状；脓肿形成后，应给予手术切开排脓。

2. 睑板腺囊肿　小的囊肿可观察或热敷促进吸收，大的囊肿需药物或手术治疗。

二、补充学习的内容

若致病菌毒力强或发生在体弱患者中，睑腺炎可扩散至整个眼睑，形成眼睑蜂窝织炎，伴有畏寒、发热等全身症状。对复发或老年人的睑板腺囊肿需注意与睑板腺癌相鉴别，切除物应送病理检查。

三、问诊要点

（一）现病史

1. 起病情况与患病时间　起病急、缓，眼睑肿物首次发现的时间。

2. 主要症状的特点　询问眼部有无不适症状（红、肿、痛、痒）。

3. 病因与诱因。

4. 病情的发展与演变　症状加重或减轻，有无脓液渗出；若包块为无意发现，询问包块大小的变化。

5. 伴随症状　有无发热、头痛、耳前淋巴结肿痛等伴随症状。

6. 诊治情况　本次就诊前是否接受其他医疗单位的诊治（时间、诊断、治疗、效果等）。

7. 发病后的一般情况。

（二）相关病史

1. 既往史　既往有无上述症状的反复发作，有无药物过敏史。

2. 个人史　个人用眼卫生情况。

四、体格检查要点

（一）专科体格检查

外眼一般检查：眼睑外观是否正常；认清睑缘、灰线、结膜的解剖位置；眼睑有无红肿，红肿是否弥散，肿块质地、有无波动感、边界是否清晰，有无压痛及脓点。掌握翻转上眼睑（翻眼皮）的正确手法。学习使用裂隙灯显微镜。

（二）其他系统重点体格检查

1. 生命体征 体温。
2. 浅表淋巴结 触诊有无耳前或颌下淋巴结肿大。

五、诊断思路

睑腺炎和睑板腺囊肿的诊断思路见图 8-1。

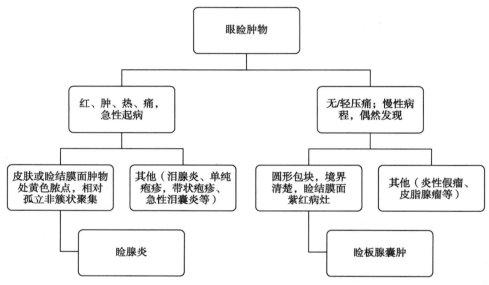

图 8-1 睑腺炎和睑板腺囊肿的诊断思路

六、治疗策略

（一）睑腺炎

1. 早期热敷，3～4 次 /d，每次 10～15min。
2. 局部用抗菌药物，白天滴抗菌药物滴眼液（如左氧氟沙星滴眼液、妥布霉素滴眼液），晚上涂抗菌药物眼膏（左氧氟沙星眼用凝胶、红霉素眼膏等）。
3. 严重者可全身应用抗菌药物。
4. 当脓肿形成应切开排脓，外睑腺炎的切口应在眼睑皮肤面与睑缘平行；内睑腺炎的切口应在睑结膜面与睑缘垂直，注意切开勿伤及睑缘，以免愈合后留有凹痕。
5. 脓肿未充分形成时，不宜过早切开。切开前切忌挤压脓肿，由于眼睑和面部静脉无瓣膜，会造成感染扩散，引起蜂窝织炎、败血症、海绵窦脓毒血栓等而危及生命。

（二）睑板腺囊肿

1. 热敷可以促进吸收。

2. 大而不能吸收者可以手术切除。在睑结膜面做垂直于睑缘的切口，刮除囊肿内容物，剥离囊壁，将囊肿完整摘除。

七、健康教育

（一）对疾病的认识

眼部发现包块且伴有红、肿、热、痛等急性炎症表现时，建议及时控制感染。

（二）生活方式指导

注意用眼卫生，切忌自行挤压或刺破包块，以免感染扩散加重。

（三）药物指导

应在专科医师指导下用药，避免滥用抗菌药物。

八、应用举例

病例1：患者，女性，23岁，主因"左眼肿痛2d"就诊于全科门诊。体格检查：左眼下睑内侧弥漫红肿，可扪及质硬结节，位于皮肤面，压痛明显，结节顶部黄色脓点，球结膜充血（-）。近日无打喷嚏、流涕等感冒症状。

（一）请回答以下问题

1. 初步诊断是什么？

2. 如何进行治疗？

（二）参考答案

1. 初步诊断　患者起病时间明确，症状、体征符合急性炎症表现，初步诊断为外睑腺炎。

2. 治疗　可给予热敷、抗菌药物滴眼液，待脓肿形成可在皮肤面行平行睑缘切口切开排脓。

病例2：患者，男性，55岁，主因"偶然发现下睑包块1d"就诊于全科门诊。包块无压痛，表面光滑，边界清楚。

（一）请回答以下问题

1. 初步诊断是什么？

2. 如何进行处理？

3. 若患者门诊行手术治疗后，半个月复发，需要如何处理？

（二）参考答案

1. 初步诊断　根据患者病情隐匿，偶然发现眼睑包块，无压痛，边界清，初步诊断为睑板腺囊肿。

2. 进一步处理　建议患者转诊专科行手术治疗（结膜面纵形切口行睑板腺囊肿切除术）。

3. 术后复发的处理　患者为中老年人，睑板腺囊肿复发，建议再次手术并将切除物送病理检查，以便与睑板腺癌鉴别。

第二节 结 膜 炎

一、要求掌握的理论知识

（一）结膜炎的分类（图 8-2）

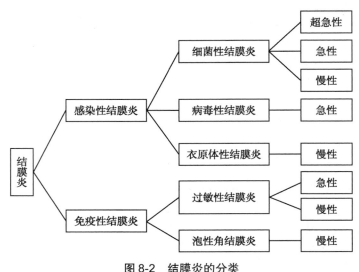

图 8-2 结膜炎的分类

（二）结膜炎的临床表现

1. 感染性结膜炎

（1）超急性结膜炎：主要由奈瑟菌属细菌感染导致，其中淋球菌性结膜炎是最常见的超急性结膜炎，主要通过性接触或产道感染，传染性极强。

（2）急性或亚急性结膜炎：临床常见病例包括急性或亚急性细菌性结膜炎、流行性角结膜炎和流行性出血性结膜炎。起病急，症状重，传染性强。

1）急性或亚急性细菌性结膜炎：即"急性卡他性结膜炎"，俗称"红眼病"，常见致病菌为表皮葡萄球菌、金黄色葡萄球菌、肺炎双球菌及流感嗜血杆菌，春季好发，传染性强，潜伏期1～3d，表现为结膜充血、水肿，大量脓性或黏液脓性分泌物。

2）流行性角结膜炎和流行性出血性结膜炎：均为急性病毒性结膜炎，前者病原体为腺病毒，潜伏期5～7d，病程约1个月，后者病原体为70型肠道病毒，潜伏期18～48h，病程约1周，两者均通过接触传染，传染性强，有一定自限性，其中流行性出血性结膜炎因容易暴发流行而被列为我国丙类传染性疾病。主要症状有眼红、眼痛、畏光伴水样分泌物，急性期眼睑水肿、结膜下出血，且流行性角结膜炎可有结膜表面伪膜形成。常继发上皮性角膜炎并伴有耳前淋巴结肿大和压痛，部分患者有发热等全身症状。

（3）慢性结膜炎：由急性结膜炎演变而来，或由毒力较弱的病原菌所致，进展缓慢，持续时间长，可单侧或双侧发病。患者症状多样，主要表现为瘙痒、异物感、眼干涩、视疲劳等。

2. 免疫性结膜炎

（1）过敏性结膜炎：是眼部组织对过敏原产生超敏反应所引起的炎症。速发型表现为接触过敏原数分钟后出现眼部奇痒、眼睑水肿、结膜充血及水肿，属Ⅰ型超敏反应；迟发型表现为接触过敏原24～72h后出现眼睑皮肤湿疹样改变，睑结膜乳头、滤泡增生，属Ⅳ型超敏反应。

（2）泡性角结膜炎：是结膜、角膜上皮组织局部对内源性微生物蛋白的迟发型免疫反应性疾病。

（三）诊断与鉴别诊断

通过临床症状、分泌物涂片或结膜刮片等检查进行诊断与鉴别诊断。结膜囊分泌物涂片发现大量多形核白细胞和细菌，符合细菌性结膜炎的诊断。分泌物涂片或结膜刮片发现淋巴细胞和浆细胞支持沙眼诊断；发现单核细胞增多且以淋巴细胞为主提示病毒感染；发现嗜酸性粒细胞增多可诊断为过敏性结膜炎。若结膜刮片染色检查发现沙眼包涵体可直接诊断沙眼。

（四）治疗原则

针对病因治疗，局部用药为主，必要时全身用药，急性期忌包扎；微生物性结膜炎选择敏感抗病原微生物药物、免疫性结膜炎可用抗组胺药物或肥大细胞稳定剂，必要时可局部使用糖皮质激素；局部冷敷可减轻症状。

二、补充学习的内容

（一）急性感染性结膜炎

多种发热性传染病（如麻疹、流行性感冒、流行性腮腺炎、猩红热等）均有急性感染性结膜炎表现，甚至以急性感染性结膜炎为首发症状。临床接诊急性期患者需详细询问病史，仔细检查有无耳前淋巴结肿大、发热等全身症状。

（二）结膜囊冲洗法

适用于特殊检查前洗眼，结膜异物、化学性烧伤后紧急洗眼及结膜囊大量分泌物，眼科手术的术前准备。

1. 患者仰卧或取坐位，头向冲洗侧倾斜，将受水器紧贴洗眼一侧面颊部。
2. 分开患者眼睑，距离眼部10～15cm开始冲洗。
3. 嘱患者将眼球向各方向转动，充分暴露结膜囊，冲洗彻底。
4. 冲洗结束后，用消毒敷料擦净眼睑及面部的残留冲洗液，取下受水器。

三、问诊要点

（一）现病史

1. 起病情况与患病时间　起病急、缓，首次发病的具体时间。
2. 主要症状的特点　眼部有无红、肿、痛、痒、异物感，有无干涩、畏光、流泪、分泌物等。
3. 病因与诱因。
4. 病情的发展与演变。
5. 伴随症状　有无耳前淋巴结肿痛、发热、肌肉酸痛等。
6. 诊治情况　本次就诊前是否接受其他医疗单位的诊治（时间、诊断、治疗、效果等）。
7. 发病后的一般情况。

（二）相关病史

1. 既往史　有无干眼症、长期使用激素类药物史，近期有无上呼吸道感染病史、药物过敏史。
2. 个人史　用眼卫生情况、起病前有无结膜炎患者接触史。

四、体格检查要点

（一）专科体格检查

外眼一般检查：眼睑是否红肿；结膜是否充血及充血的程度，乳头或滤泡及其性状分布；有无结膜下出血及伪膜、结膜瘢痕；角膜有无浸润、血管翳。

（二）其他系统重点体格检查

1. 生命体征　体温。

2. 浅表淋巴结　触诊有无耳前淋巴结肿大。

五、诊断思路

（一）确定是急性还是慢性病例

依据发病时间、症状及体征确定急性或慢性病例。

（二）根据临床表现及实验室检查确定诊断

1. 依据接触史、眼部症状和全身伴随症状、角结膜体征、分泌物性状，可作出初步诊断。

2. 结合结膜囊分泌物涂片、结膜刮片等实验室检查明确诊断。

六、治疗策略

（一）预防

临床疑诊为传染性疾病者需积极控制传染源，切断传染途径。

（二）去除病因

治疗以局部用药为主，若病情急、症状重甚至伴有发热等全身症状需联合全身给药。

1. 细菌性结膜炎以抗菌治疗为主，选用2～3种广谱抗菌药物（左氧氟沙星滴眼液、妥布霉素滴眼液等）同时交替使用。

2. 病毒性结膜炎需抗病毒治疗（如更昔洛韦滴眼液），合并细菌感染时加用抗菌药物滴眼液治疗（如左氧氟沙星滴眼液）。

3. 免疫性结膜炎可用抗组胺药或肥大细胞稳定剂，必要时可局部使用糖皮质激素。

（三）保持清洁

保持结膜囊清洁，患眼分泌物多时可用生理盐水冲洗结膜囊，严禁眼部包扎。

（四）冷敷

局部冷敷可减轻症状。

七、健康教育

（一）对疾病的认识

结膜炎为眼科常见疾病，是一类疾病的总称。其中起病急、症状重者多为传染性疾病，易在家庭、学校、工厂等人员密集处暴发传染；而慢性结膜炎中的沙眼为致盲性眼病，同样具有较强传染性，且可致视力不同程度受损。故结膜炎患者需做到早发现、早预防、早治疗。

（二）生活方式指导

传染性疾病多为接触传染（直接接触和间接接触），故提倡勤洗手、洗脸，以及不用手和衣袖擦眼。积极控制传染源，切断传染途径，严格消毒患者用过的洗脸用具及接触过的器皿；免疫反应性患者尽量脱离致敏环境。

88

88

（三）药物指导

了解糖皮质激素的使用次数、停药时间及眼部副作用（继发青光眼、白内障）。

（四）随诊的重要性

严格遵医嘱随诊，根据病情的发展，调整药物用量。

八、应用举例

患者，男性，30岁，主因"双眼红、流泪、烧灼感伴眼部黄色分泌物2d"就诊于全科门诊。自述2d前在公共浴池洗浴。视力：双眼1.0，双眼睑肿胀，结膜明显充血，结膜囊内脓性分泌物，双眼角膜透明，晶体透明，余未见异常。眼压：右眼15mmHg，左眼14mmHg。

（一）请回答以下问题

1．初步诊断可能是什么？

2．还需要做哪些检查？

3．治疗原则是什么？

（二）参考答案

1．初步诊断　结合患者双眼发病，公共场所间接接触史，潜伏期2d，有发病急、症状重等特点，符合急性感染性结膜炎的诊断。其眼睑肿胀，结膜明显充血，分泌物性状为黄色脓性，符合细菌性结膜炎的诊断，故诊断为急性细菌性结膜炎。

2．需完善的检查　还可行结膜囊分泌物涂片或结膜刮片等检查。

3．治疗原则　详见本节"治疗策略"。

第三节　白　内　障

一、要求掌握的理论知识

（一）白内障的病因学及分类

晶状体混浊称为白内障，由老化、外伤、辐射、免疫、遗传、代谢异常、中毒和局部营养障碍等原因引起，为最常见的晶状体疾病。根据病因可分为年龄相关性、外伤性、并发性、代谢性、辐射性、中毒性、发育性和后发性白内障。其中年龄相关性白内障患者最为多见。根据晶状体的混浊部位又可将年龄相关性白内障分为皮质性、核性和后囊下性3种类型，以皮质性最常见。

（二）白内障的临床表现

1．症状

（1）无痛性、渐进性视力下降。

（2）对比敏感度下降。

（3）屈光改变。

（4）单眼复视或多视。

（5）眩光。

（6）色觉改变。

（7）视野改变。

2．体征　晶状体混浊可在裂隙灯下观察并定量。

（三）年龄相关性白内障

以年龄相关性白内障皮质型为例,该型白内障患者最为常见,好发于 50 岁以上,发病率随年龄而增长。病因可能与遗传因素、局部营养代谢、环境因素等对晶状体的长期综合作用有关。患者多双眼先后发病,程度不一,自觉视物模糊,呈渐进性、无痛性视力减退。按发展过程分为 4 期(表 8-2)。

表 8-2 老年性白内障的分期

分期	晶体	视力	检查
初发期	周边楔形混浊	不受影响	车辐状暗影,裂隙灯见羽毛状混浊
膨胀期(未成熟期)	不均匀的灰白色混浊	明显减退	斜照法:有虹膜投影为此期特点
成熟期	完全混浊,	光感或手动	虹膜投影消失
过熟期	晶状体囊膜皱缩 皮质液化,核下沉, 虹膜震颤	视力可突然提高	

（四）诊断

应在瞳孔散大后,用检眼镜或裂隙灯检查晶状体。根据晶状体混浊的形态和视力情况可作出明确诊断。

（五）治疗原则

目前无疗效肯定的药物,早期白内障可以局部使用眼药水和口服药物,但都不能逆转白内障的发展,只能延缓疾病发展的进程。当白内障的发展影响到工作和日常生活时,应考虑手术治疗。

二、补充学习的内容

白内障患者手术的时间选择:过去因为手术条件的不完善,白内障要等到成熟期才能手术。目前白内障患者的手术时机可定为当"白内障所致的视力下降影响到日常生活、工作及学习时"即可手术。但因为不同患者对视力有不同的需求,所以很难确定一个视力标准作为白内障手术的适应证。但如患眼矫正视力低于 0.3(低视力状态)时,可以进行手术。

三、问诊要点

（一）现病史

1. 起病情况与患病时间　起病急、缓,首次发病的具体时间。
2. 主要症状的特点　有无视力下降,有无疼痛、眼前影动等症状。
3. 病因与诱因。
4. 病情的发展与演变。
5. 伴随症状　有无复视、眩光、色觉和视野改变等。
6. 诊治情况　本次就诊前是否接受其他医疗单位的诊治(时间、诊断、治疗、效果等)。
7. 发病后的一般情况。

（二）相关病史

1. 既往史　有无高血压、糖尿病、心脏病等病史，目前用药及控制情况，有无眼部外伤及手术史。

2. 个人史　有无热、辐射及毒物接触史。

四、体格检查要点

（一）专科体格检查

1. 外眼一般检查。

2. 裂隙灯检查　依次检查睑缘、结膜、角膜、前房、虹膜、晶状体和前部玻璃体。

3. 散瞳后　详细检查视盘，明确有无血管闭塞、视网膜水肿、黄斑区裂孔、前膜等。

（二）其他系统重点体格检查

1. 生命体征　血压。

2. 一般情况　精神状态。

五、诊断思路

视力下降（最重要的症状）及晶状体混浊可作出白内障诊断。

当视力减退与白内障程度不符合时，应进一步检查，寻找导致视力下降的其他疾病，避免因晶状体混浊的诊断而漏诊其他眼病。

六、治疗策略

早期视力轻微下降时可以局部滴眼药水和口服药物治疗，以延缓白内障的发展进程。当白内障明显影响日常生活、学习和工作时，应考虑手术治疗。

白内障囊外摘除术后和超声乳化术后的患者均可能发生晶体后囊膜混浊，称为后发性白内障，当后发性白内障影响视力时，可用激光（Nd：YAG）将瞳孔区的晶状体后囊膜切开以提高视力。

七、健康教育

（一）对疾病的认识

了解白内障用药的治疗效果（早期可以应用，但是不能逆转白内障的发展，可使部分患者延缓白内障成熟的进程）、手术时机（不是诊断为白内障就要手术，而是白内障影响生活质量时可以手术）。

（二）生活方式指导

大多数白内障与年龄相关，随着年龄的增长发生白内障的概率会随之增加，无明确预防药物，生活中可通过摄入富含维生素 C 的食物、防止脱水及户外活动戴墨镜隔离紫外线等预防白内障的发生。

八、应用举例

患者，男性，60 岁，主因"双眼无痛性、渐进性视物模糊 1 年"就诊于全科门诊。1 年前患者出现双眼视远视、近视均不清，无明显眼痛、头痛、畏光及流泪。眼部检查：视力为右眼 0.3，左眼 0.06，双眼睑无充血，眼球运动未见异常，结膜无充血，角膜透明，双眼晶状体混浊，右眼晶状体周边皮质出现放射状楔形混浊，左眼晶状体呈不均匀的灰白色混浊，右眼玻璃体未见混浊，左眼斜照法检查时，在投射侧瞳孔内出现新月状投影。眼底：视盘界清，血管走行自然，A∶V=1∶3，黄斑反光可见；左眼玻璃体及眼底窥不清。眼压：右 11mmHg，左 13mmHg。

（一）请回答以下问题

1．初步诊断是什么？

2．如何进行治疗？

（二）参考答案

1．初步诊断　根据病史及体格检查，患者诊断为双眼老年性白内障皮质型，右眼初发期，左眼膨胀期。

2．治疗　建议患者转诊至专科进行手术治疗（左眼建议行白内障超声乳化联合人工晶体植入术，右眼暂时观察）。

第四节　眼　外　伤

一、要求掌握的理论知识

（一）不同原因造成眼外伤的临床特点

1．眼钝挫伤

（1）定义　眼球直接受到机械性钝力打击或气浪冲击产生的损伤。

（2）临床表现

1）角膜挫伤：异物感，流泪畏光。

2）虹膜睫状体挫伤：包括外伤性虹睫炎，虹膜裂伤与虹膜根部离断，外伤性前房积血。患者不同程度视力下降，眼痛、畏光，可伴有眼压的变化。

3）晶状体挫伤：易造成晶体状脱位或半脱位，晶状体发生局限性或全部混浊。患者表现为视力骤降或不同程度的下降。眼科检查有虹膜震颤及屈光的改变。

4）玻璃体积血：少量出血呈团块状黑影眼前飘动，逐渐散开呈弥散状；大量积血可严重影响视力。

5）视网膜震荡与挫伤：不同程度视力下降。

6）眼球破裂：视力急剧减退至光感、直至无光感，眼压降低，角膜变形，前房及玻璃体积血，眼底无法窥视。

7）视神经挫伤：患者视力下降或丧失。伤眼瞳孔散大，直接光反射消失。

2．眼球穿通伤

（1）定义：是由锐器刺入、切割造成的眼球壁全层裂开，使眼内腔与外界沟通，伴有或不伴有眼内组织的损伤或脱出。

（2）分类：①角膜穿通伤；②巩膜穿通伤；③角巩膜穿通伤。

3．眼异物伤

（1）眼球外异物：包括眼睑异物、结膜异物、角膜异物（流泪伴畏光、不同程度异物感和疼痛、眼睑痉挛）、眶内异物（临床上眼局部可见肿胀、疼痛，结合影像学检查可确诊）。

（2）眼内异物：除外伤造成的组织破坏外，还有留在眼球内的异物的特殊损害，严重者可造成视力丧失和眼球萎缩。

4. 眼睑及眼眶外伤

（1）眼睑外伤：眼睑水肿和皮下出血、眼睑皮肤裂伤，内眦部睑缘撕裂可造成泪小管断裂。

（2）眼眶外伤：钝力所致可引起眶骨骨折，眶内出血及视神经损伤。锐器伤所致眼眶外伤常引起眼睑、眼球及眼眶深部的损伤。眼外肌及其支配神经的损伤可以出现眼球运动障碍。

5. 酸碱化学伤　需要急诊处理，碱性烧伤比酸性烧伤的后果更严重。

临床表现根据组织损伤程度分为轻、中、重度3级。

（1）轻度：眼睑及结膜轻度充血水肿，角膜上皮小片状损害脱落，数日后上皮修复基本不留瘢痕。多由弱酸或稀释的弱碱性溶液引起。

（2）中度：眼睑皮肤水疱或糜烂，结膜可有小片状坏死，角膜上皮层完全脱落或混浊水肿，愈后可留有角膜斑翳。严重影响视力。多由强酸或较稀的碱性溶液引起。

（3）重度：结膜广泛性坏死，角膜全层瓷白色混浊，眼内结构不能窥见。可出现角膜溃疡或穿孔，角膜白斑或角膜葡萄肿，继发性青光眼、白内障及眼球萎缩等并发症。

此外，眼睑、泪道、结膜烧伤可引起睑球粘连，眼睑畸形和眼睑闭合不全等并发症。

6. 眼部热烧伤和辐射伤

（1）热烧伤：轻者出现眼睑红斑、水疱，结膜充血、水肿，角膜轻度混浊。组织愈合后会出现瘢痕性眼睑外翻、眼睑闭合不全、角膜炎、角膜瘢痕、睑球粘连甚至眼球萎缩。

（2）眼部辐射伤：紫外线损伤（电光性眼炎、雪盲）是由电焊或紫外线灯光被角膜等眼部组织吸收后，产生光化学反应，造成的眼部损伤。一般在照后3～8h发病，表现为双眼异物感、疼痛、畏光、眼睑痉挛、流泪、眼睑皮肤充血、结膜水肿，以及角膜散在点、片状上皮脱落。

（二）诊断与鉴别诊断

眼外伤有明确的外伤史，根据患者主诉、临床表现和体格检查一般可明确诊断。需要注意的是眼内异物的诊断，应根据外伤史、临床表现、伤口和损伤通道，以及影像学检查等综合分析确定。

（三）治疗

1. 眼钝挫伤

（1）角膜外伤患者局部使用促角膜上皮细胞生长的滴眼液和抗菌药物，包扎。

（2）外伤性虹膜炎患者使用糖皮质激素滴眼液；外伤性瞳孔散大患者，轻者能恢复或部分恢复，重者不能恢复，可转诊手术行瞳孔成形术；虹膜根部离断形成双瞳孔者可转诊行虹膜根部离断缝合术；前房积血患者应半卧位休息，遮盖双眼，限制眼球活动，用止血剂和糖皮质激素，眼压升高者用降眼压药物。积血吸收不理想者，3～5d后应行前房穿刺冲洗术。

（3）晶状体外伤者转诊专科行手术治疗。

（4）玻璃体积血量少可待其自行吸收，1个月不能吸收者应尽早转诊行玻璃体切割术。

（5）视网膜明显水肿者可应用糖皮质激素、神经营养药、血管扩张药、维生素类药物治疗。

（6）眼球破裂者应立即就地用硬纸板类的物品（如纸杯的1/3底部）遮盖固定，以暂时性保护眼球。

（7）视神经挫伤者应激素冲击治疗和营养神经治疗。

2. 眼球穿通伤　立即包扎伤眼，转诊至专科处理。

3.眼异物伤

（1）角结膜表层异物于裂隙灯显微镜下取出，深层突入前房的异物建议立即转诊专科。

（2）眼内异物不要随便清除，应尽早转诊至专科。

4.眼睑及眼眶外伤

（1）皮下血肿48h内冷敷，之后热敷。

（2）眼睑裂伤应尽早清创缝合；全层裂伤应严格分层对位缝合；伴有上睑提肌断裂、泪小管断裂建议立即转诊专科。

5.酸碱化学伤

（1）急救：分秒必争地彻底冲洗眼部皮肤及结膜囊。

（2）治疗：最重要的举措就是立即就近取水，进行充分冲洗，至少持续30min以上。冲洗时需翻转眼睑，转动眼球，暴露穹窿部，将结膜囊内的化学物质彻底洗出。患者送至医院后，根据情况可再次冲洗，并检查结膜囊内是否还有酸性或碱性物质存留。必要时切开结膜行结膜下冲洗或行前房穿刺冲洗术。

二、补充学习的内容

较多情况下，外伤患者并非单纯眼部外伤，接诊患者时，首先要快速评估全身情况，如合并有休克和重要脏器损伤时，应先抢救生命。

三、问诊要点

（一）现病史

1.起病情况与患病时间　何时、何地、如何受伤。

2.主要症状的特点　有无疼痛、畏光流泪、视力下降或丧失（迅速发生或缓慢发生）。

3.病因与诱因　致伤的性质。

4.病情的发展与演变。

5.伴随症状　有无异物进入，擤鼻后有无眼睑肿胀程度加重（提示眶壁骨折和黏膜撕裂）、是否合并全身性损伤等。

6.诊治情况　现场是否接受过处理、处理方法及持续时间，本次就诊前是否接受其他医疗单位的诊治（时间、诊断、治疗、效果等）。

7.发病后的一般情况。

（二）相关病史

1.既往史　既往健康情况，有无眼部疾病，用药史、药物过敏史。

2.个人史　职业、热辐射接触史。

四、体格检查要点

（一）急诊外伤患者体格检查

1.一般检查　视力，眼睑外观，眼睑闭合情况，眼球运动情况，伤口形态及深度，有无异物存留，触诊有无捻发感，眼球是否为正常硬度，瞳孔大小及对光反射。

2.裂隙灯检查　检查眼球有无裂伤、结膜充血或出血、角膜、前房、瞳孔大小及对光反射等。

3.眼底检查　伤情允许可行小瞳孔下眼底检查，查看视神经情况、后极部和中周部视网膜有无灰白水肿、有无明显网膜脱离、黄斑中心反光情况。

（二）门诊复诊患者体格检查

1．一般检查和裂隙灯检查同"急诊外伤患者体格检查"

2．眼底检查　散瞳详查眼底情况。

（三）其他系统重点体格检查

1．生命体征　脉搏、血压。

2．一般情况　意识、精神状态。

五、诊断思路

眼外伤有明确的外伤史，根据患者主诉、临床表现和体格检查一般可明确作出诊断。需要注意的是眼内异物、眼眶外伤和视神经损伤的诊断，应根据外伤史、临床表现、伤口和损伤通道及影像学检查等综合分析确定。

六、治疗策略

（一）评估患者生命体征

如合并休克和重要脏器损伤时，应先抢救生命。

（二）眼外伤的紧急处理

详见本节"治疗"的相关内容。眼外伤尤其酸碱化学伤患者属急症病例，询问病史要求简洁明了，尽快处理伤口，将损伤降至最低后完善眼科影像检查及其他检查，为后期治疗或手术做准备。

七、健康教育

（一）对疾病的认识

眼外伤是引起单眼失明的首要原因，临床很常见，主要是由于眼的位置暴露，受伤概率远高于身体其他部位，任何机械性、物理性、化学性的外来原因作用于眼部，都可能造成视觉器官结构和功能的损害。

（二）生活方式指导

约 90% 以上的眼外伤是可以预防的，包括儿童眼外伤的预防、日常生活眼外伤的预防、工作中眼外伤的预防、运动中眼外伤的预防。医务人员要加强卫生安全的宣传教育，严格执行操作规章制度，完善防护措施，能有效减少眼外伤的发生。

（三）药物指导

由专科医师根据眼外伤后具体病情特点应用药物治疗。

八、应用举例

患者，男性，45 岁，主因"工作时铁屑溅入右眼后视力下降 3d"就诊于全科门诊。检查：右眼视力 0.05，结膜混合性充血，角膜可见穿通伤口，虹膜前粘连，晶状体混浊，玻璃体及眼底窥不清。指测眼压：T-1（偏低），左眼未见异常。

（一）请回答以下问题

1．初步诊断是什么？

2．还需做哪些检查？

3．治疗原则是什么？

（二）参考答案

1．初步诊断　右眼角膜穿通伤，眼内异物情况不明。

2．需完善的检查　行眼部 CT 明确有无眼内异物，并在清创缝合角膜伤口后行眼部超声明确有无视网膜脱离，建议及时转眼科专科进一步诊疗。

3．治疗原则　立即包扎伤眼，转诊至专科处理。眼科处理包括清创缝合伤口，恢复眼球完整性；防止伤后感染和并发症；若有眼内异物，视异物性质决定一期或二期取出，视网膜脱离时则二期手术复位；晶状体混浊根据患者视力下降情况结合玻璃体切割手术的光学通路需要综合考虑，是否行白内障手术治疗。

第九章　耳鼻喉科疾病

《助理全科医生培训标准(试行)》细则中耳鼻喉科轮转要求掌握如下内容:

一、8种主要疾病的临床表现、诊断与鉴别诊断、治疗原则等(具体要求见每种疾病)

耳外伤、鼻外伤、鼻出血、急性鼻炎、急性鼻窦炎、扁桃体炎、急性喉炎与会厌炎。

二、4种主要技能的操作

耳鼻咽喉一般检查、耳镜使用、鼻咽镜及间接喉镜使用、外耳道异物(耵聍)取除。

第一节　耳　外　伤

一、要求掌握的理论知识

(一)临床常见的耳外伤

耳郭外伤、鼓膜外伤、颞骨骨折,其中耳郭外伤和鼓膜外伤最常见。

(二)常见耳外伤的病因

1. 耳郭外伤的常见病因

(1)机械性损伤:如挫伤、撕裂伤,临床上较常见。

(2)物理性损伤:如冻伤、烫伤。

(3)化学伤等。

2. 鼓膜外伤常见的病因　直接或间接外力,如掌击、用棒状物挖耳、小虫进入、高温、颞骨纵形骨折、气压伤等。

(三)常见耳外伤的治疗原则

1. 耳郭外伤的治疗原则　根据受伤的严重程度不同,处理原则不同。

(1)耳郭血肿:较小的血肿可自行吸收,可给予早期局部冷敷,后期热敷,口服活血化瘀药物。较大的血肿应早期抽吸或切开清除血肿,并加压包扎48h,必要时可再抽吸,同时应用抗菌药物等治疗,严防感染。

(2)清创缝合:对于软组织裂伤应尽早行清创缝合术。

(3)耳郭成形术:对于损伤较重可行耳郭成形术,后期有畸形者行矫形手术。

2. 鼓膜外伤的治疗原则

(1)保持外耳道干燥,预防中耳感染,禁止外耳道冲洗或滴药。

（2）可全身应用抗菌药物，避免感冒，勿用力擤鼻，大部分穿孔可于 3～4 周内自行愈合，较大且经久不愈的穿孔可行鼓膜修补术。

二、补充学习的内容

（一）耳外伤重症患者的临床特征
耳郭、鼓膜外伤合并颞骨骨折、颅底骨折、颅内出血及全身其他部位的重大损伤。

（二）耳外伤重症患者的转诊指征及注意事项
注意生命体征是否平稳，有无颅内外及全身并发症。

三、问诊要点

（一）现病史
1. 起病情况与患病时间　外伤的具体时间。
2. 主要症状的特点　受伤的部位、程度，是否伴有活动性出血。
3. 病因与诱因　致伤的原因。
4. 病情的发展与演变。
5. 伴随症状　有无头晕、意识障碍、听力下降等，有无其他部位受伤及不适。
6. 诊治情况　本次就诊前是否接受其他医疗单位的诊治（时间、诊断、治疗、效果等）。
7. 发病后的一般情况。

（二）相关病史
1. 既往史　有无其他全身性疾病。
2. 其他情况　致伤的环境、工具等。

四、体格检查要点

（一）专科体格检查
耳郭是否完整，有无红肿、皮下淤血，有无断裂，外耳道是否通畅，有无血性液体或清亮液体流出，鼓膜有无充血，是否完整，乳突区有无红肿、压痛。

（二）其他系统重点体格检查
1. 生命体征　脉搏、呼吸、血压。
2. 一般情况　意识状态（有无昏迷、嗜睡）。

五、诊断思路

（一）有明确的外伤病史
应注意外伤原因、时间、暴力的方向及受伤当时全身情况。

（二）体格检查有无阳性发现
除耳外伤的检查外，还要注意有无复合伤，如颞骨骨折、颅底骨折及脑脊液耳漏等。

（三）进行必要的辅助检查
必要时应借助颞骨 CT、纯音测听等辅助检查进一步明确外伤严重程度。

六、治疗策略

根据受伤的严重程度不同，治疗策略不同，详见本节"常见耳外伤的治疗原则"。

七、健康教育

加强卫生宣教,禁用火柴杆、发卡等锐器挖耳;取外耳道异物或耵聍时要细心、适度,避免伤及鼓膜;运动时避免耳部受伤。

八、应用举例

患者,男性,25 岁,主因"右耳外伤后耳痛、耳鸣伴听力下降 1d"就诊于全科门诊。体格检查:右侧鼓膜紧张部裂隙状穿孔,周边可见血迹。

（一）请回答以下问题

1. 初步诊断是什么?

2. 如何进行处理?

（二）参考答案

1. 初步诊断　右侧外伤性鼓膜穿孔。

2. 处理原则

（1）进一步询问病史、体格检查,除外颅脑损伤,必要时完善头颅 CT 检查。

（2）保持外耳道干燥,预防中耳感染,禁止外耳道冲洗或滴药,必要时可使用抗菌药物。

第二节　鼻　外　伤

一、要求掌握的理论知识

（一）临床常见的鼻外伤

鼻骨骨折、鼻窦骨折(额窦骨折、筛窦骨折)、视神经管骨折、颅面骨骨折(颧骨及颧弓骨折、击出性和击入性骨折、面中部骨折)脑脊液鼻漏等。其中临床上鼻骨骨折最常见。

（二）常见鼻外伤的治疗原则

1. 鼻软组织损伤的处理原则　无开放性损伤者给予局部对症治疗,早期可用冷敷,以控制血肿的发展,伤后 24h 以后改用热敷,以促进淤血吸收,肿胀消退;有开放性损伤者需行清创缝合术。

2. 鼻骨骨折的治疗原则　对闭合性鼻骨骨折的不同类型应采取不同的处理方法。无错位性骨折无需复位;错位性骨折可在鼻黏膜表面麻醉下行鼻骨复位术,注意复位器伸入鼻腔勿超过两侧内眦的连线,以免损伤筛板,一般在受伤后 7～10d 复位,不超过 14d;开放性鼻骨骨折应争取一期完成清创缝合和鼻骨骨折的复位等;鼻中隔损伤出现偏曲、脱位等情况时,应做切开复位;对鼻骨粉碎性骨折,应视具体情况做缝合固定(如局部钻孔、贯穿缝合、金属板固定等)。复位后鼻腔须填塞。

二、补充学习的内容

（一）鼻外伤重症患者的临床特征

鼻外伤合并鼻窦、颅底骨折,除出现鼻部、眼部症状外,还可有颅内外并发症,如颅内出血引起的昏迷等。

（二）鼻外伤重症患者的转诊注意事项

注意生命体征是否平稳，有无颅内外及全身并发症。

三、问诊要点

（一）现病史

1．起病情况与患病时间　外伤的具体时间。

2．主要症状的特点　受伤的部位、疼痛程度，是否伴有活动性出血。

3．病因与诱因　致伤的原因。

4．病情的发展与演变。

5．伴随症状　有无头晕、出冷汗、意识障碍等，有无其他部位受伤及不适。

6．诊治情况　本次就诊前是否接受其他医疗单位的诊治（时间、诊断、治疗、效果等）。

7．发病后的一般情况。

（二）相关病史

1．既往史　有无其他全身性疾病。

2．其他情况　致伤的环境、工具等。

四、体格检查要点

（一）专科体格检查

外鼻有无畸形，鼻部皮肤有无红肿、压痛，有无皮下淤血，触诊有无骨擦音和捻发音，鼻腔检查有无黏膜撕裂、出血、鼻中隔偏曲等。

（二）其他系统重点体格检查

1．生命体征　脉搏、呼吸、血压。

2．一般情况　意识状态（有无昏迷、嗜睡）。

五、诊断思路

（一）有明确的外伤病史

应注意外伤原因、时间、暴力的方向及受伤时的全身情况。

（二）体格检查有无阳性发现

体格检查注意外鼻有无肿胀、破损、变形，触诊有无骨擦音等，鼻腔检查有无黏膜撕裂、鼻中隔偏曲等。

（三）进行必要的辅助检查

必要时应借助鼻骨 CT 等辅助检查进一步明确外伤严重程度。

六、治疗策略

根据受伤的严重程度不同，治疗策略不同，详见本节"常见鼻外伤的治疗原则"。

七、健康教育

鼻突出于面部中央，易遭受撞击或跌碰而致外伤。损伤的程度因外力作用的大小、程度及方向不同而各异。鼻外伤后建议尽早就诊，详细检查，明确诊断，以免错过最佳治疗时机。

八、应用举例

患者，女性，25 岁，主因"鼻面部外伤 1h"就诊于全科门诊。体格检查：鼻根部压痛（+），鼻背部皮肤红肿，可见局部凹陷，双鼻腔可见新鲜血迹，无活动性出血。

（一）请回答以下问题

1. 初步诊断是什么？
2. 还需要进行哪些辅助检查？

（二）参考答案

1. 初步诊断　鼻外伤、鼻骨骨折。
2. 应完善的辅助检查　鼻骨侧位 X 线片或鼻骨 CT，以明确诊断。

第三节　鼻　出　血

一、要求掌握的理论知识

鼻出血的紧急处理原则：先了解鼻腔出血类别，再明确出血部位（鼻中隔前下部、后鼻孔等），根据出血部位及出血的程度选择适当的止血方式，如烧灼法、填塞法（鼻孔可吸收材料填塞、前鼻孔纱条填塞）、后鼻孔填塞法、气囊或水囊压迫法、血管结扎法、血管栓塞法、全身治疗等。

二、补充学习的内容

（一）鼻出血的常见病因——局部病因

1. 鼻部外伤。
2. 鼻部炎症。
3. 鼻腔鼻窦肿瘤。
4. 鼻腔异物。
5. 其他
（1）鼻中隔疾病：偏曲、糜烂、溃疡、穿孔等。
（2）萎缩性鼻炎：鼻黏膜萎缩变薄，干燥，毛细血管易破裂，出血。

（二）鼻出血的常见病因——全身病因

1. 急性发热性传染病　流行性感冒、出血热、麻疹等，多因高热，鼻黏膜剧烈充血、肿胀或干燥致毛细血管破裂出血，位置多位于鼻腔前端，量少，棉球压迫或烧灼出血点，出血不止时采取填塞法。
2. 心血管疾病　高血压、动脉粥样硬化和充血性心衰。
3. 血液病　凝血机制异常的疾病、血小板数量和质量异常的疾病。
4. 营养障碍或维生素缺乏。
5. 肝、肾等慢性疾病和风湿热等。
6. 中毒。
7. 其他　如遗传性出血性毛细血管扩张症、内分泌功能失调等。

三、问诊要点

(一)现病史

1. 起病情况与患病时间 起病急、缓,首次发病的具体时间(突然发作还是反复发作)。

2. 主要症状的特点 单侧或双侧活动性出血,间断性或持续性。

3. 病因与诱因 环境是否干燥,有无挖鼻行为。

4. 病情的发展与演变。

5. 伴随症状 有无头痛、头晕、出冷汗、意识障碍等。

6. 诊治情况 本次就诊前是否接受其他医疗单位的诊治(时间、诊断、治疗、效果等)。

7. 发病后的一般情况。

(二)相关病史

1. 既往史 有无鼻腔疾病、鼻窦疾病、高血压、血液疾病等;有无外伤及手术史;有无服用致鼻出血的药物,如长期服用抗凝药、抗血小板聚集药物等。

2. 个人史 有无磷、汞、砷、苯等化学物质接触史。

四、体格检查要点

(一)专科体格检查

1. 鼻 寻找出血点;鼻中隔有无偏曲;各鼻甲及鼻道情况。

2. 口腔 咽后壁有无血液。

(二)其他系统重点体格检查

1. 生命体征 脉搏、呼吸、血压。

2. 一般情况 精神状态、意识状态。

五、诊断思路

(一)明确出血部位

1. 前鼻镜检查 鼻中隔前下部、各鼻甲及鼻道,鼻中隔前下部出血较为多见。

2. 鼻内镜检查 鼻中隔后部、后鼻孔及咽后壁等。

(二)寻找病因

1. 询问既往史 高血压、血液病、鼻部疾病及外伤史、手术史、近期感染史等。

2. 相关辅助检查 血常规、凝血因子等检查。

六、治疗策略

长期、反复、少量出血者应积极寻找病因,大量出血者需立即止血,再查找病因。少量反复出血,且明确出血点可采取烧灼法,大量出血时采取填塞法治疗,严重出血采取血管结扎法或血管栓塞法,辅助镇静剂、止血剂(酚磺乙胺、卡巴克洛、巴曲酶等)及补充维生素治疗。

七、健康教育

(一)对疾病的认识

鼻出血多为鼻腔毛细血管破裂出血,发作时不要紧张。

（二）生活方式指导

避免接触干燥环境，戒除挖鼻等不良习惯，少食辛辣食物，高血压患者减少剧烈活动，避免大量饮酒。

（三）鼻出血的简单处理

1. 体位　鼻出血量不大时，可采取坐位，头保持正直或稍前倾，出血量大时，可采取半卧位或平卧位，头偏向一侧，注意保持呼吸道通畅，勿将血液咽下，避免恶心、呕吐。

2. 简易止血法　用拇指及示指捏紧两侧鼻翼，稍向后用力压迫10～15min，同时冷敷前额、鼻根部，使血管收缩，以减少出血。

八、应用举例

患者，男性，48岁，主因"右侧鼻腔出血1h"就诊于全科门诊。体格检查：血压180/100mmHg，右侧鼻腔鼻中隔前下部可见小血管断端，活动性出血。

（一）请回答以下问题

1. 还需要询问哪些病史？

2. 首选的止血措施是什么？

（二）参考答案

1. 既往病史　鼻出血患者通常起病比较急剧，接诊医师需尽快作出准确的判断，采取有效的治疗措施。需要询问患者既往史，有无高血压、血液病、鼻部疾病史，近期有无鼻部外伤史、手术史及感染等。

2. 首选的止血措施　右侧鼻腔鼻中隔前下部可见小血管断端，活动性出血，首选的止血措施是前鼻孔填塞，同时应采取降压治疗。经过上述治疗，大部分的出血都可以控制，少数严重出血不止者可转上级医院行血管结扎法或血管栓塞法。

第四节　急性鼻炎

一、要求掌握的理论知识

（一）临床表现

1. 症状

（1）局部症状：初期表现鼻内干燥、灼热感、痒感、酸痛不适和打喷嚏；继而出现鼻塞、水样鼻涕、嗅觉减退和闭塞性鼻音，继发细菌感染后，鼻涕变为黏液性或脓性，可伴有耳部闷胀不适或堵塞感，部分患者伴耳鸣或听力下降。

（2）全身症状：因个体而异，轻重不一。初期多表现为全身不适、倦怠、头痛或发热（37～38℃）等"感冒"症状，小儿全身症状较成人重，多有高热，甚至惊厥，常出现消化道症状，如呕吐、腹泻等。

2. 体征　鼻黏膜充血、肿胀，下鼻甲充血、肿大明显，总鼻道或鼻底有较多分泌物，初期为水样，以后逐渐变为黏液性或脓性。

（二）治疗原则

以支持、对症和对因治疗为主，同时注意预防并发症。

二、补充学习的内容

急性鼻炎的并发症包括急性鼻窦炎，急性中耳炎，急性咽炎、喉炎、气管炎及支气管炎，鼻前庭炎及其他。

（一）急性鼻窦炎

鼻腔黏膜急性炎症经窦口向鼻窦内蔓延，引起鼻窦黏膜急性炎症。初为卡他性炎症，其后转为化脓性炎症，以上颌窦炎及筛窦炎多见。表现为鼻塞加重，脓涕、面颊部或鼻根部疼痛不适、嗅觉下降等。

（二）急性中耳炎

感染经咽鼓管向中耳扩散所致。儿童较成人多见，与儿童咽鼓管的特点（宽、短、直）相关，表现为耳痛、耳部堵塞感、听力下降、耳鸣、耳流脓等。

（三）急性咽炎、喉炎、气管炎及支气管炎

感染经鼻咽部向下扩散引起。小儿、老人及抵抗力低下者，还可并发肺炎。表现为咽部疼痛、异物感、灼热感、吞咽不适、声音嘶哑、咳嗽、咳痰和胸痛等。

（四）鼻前庭炎

少见。感染向前直接蔓延；表现为鼻腔前部灼热感、干痛、结痂多等。

（五）其他感染

少见。经鼻泪管扩散，可引起眼部并发症，如结膜炎、泪囊炎等。表现为结膜红肿、溢泪、眼部灼热不适等。

三、问诊要点

（一）现病史

1. 起病情况与患病时间　起病急、缓，首次发病的具体时间。

2. 主要症状的特点　有无鼻塞、流涕、喷嚏及嗅觉减退；鼻涕的性质。

3. 病因与诱因　有无受凉、过度疲劳、烟酒过度等。

4. 病情的发展与演变。

5. 伴随症状　有无发热，乏力等全身症状，有无流脓涕、嗅觉下降、耳鸣、听力下降、咽痛、声音嘶哑等症状。

6. 诊治情况　本次就诊前是否接受其他医疗单位的诊治（时间、诊断、治疗、效果等）。

7. 发病后的一般情况。

（二）相关病史

1. 既往史　有无感冒等呼吸道感染病史。

2. 个人史　生活环境是否清洁，职业及工作环境情况。

四、体格检查要点

（一）专科体格检查

各鼻甲及鼻道情况，鼻腔分泌物的形态和来源。

（二）其他系统重点体格检查

一般情况：精神状态、营养情况。

五、诊断思路

（一）临床表现
鼻塞、鼻痒、打喷嚏等局部症状，鼻涕可为清水涕、白黏液涕或脓涕，伴或不伴全身症状。

（二）寻找病因
有无感冒史，询问工作和生活环境是否清洁。

（三）辅助检查
1. 前鼻镜检查　检查各鼻甲及鼻道黏膜有无肿胀、充血等，各鼻道有无分泌物及分泌物的性质和来源。

2. 实验室检查　如果血常规中白细胞计数明显升高，提示炎症程度较重。

六、治疗策略

（一）全身治疗
针对病因和全身症状进行治疗，如合并细菌感染或可疑并发症发生时，可应用抗菌药物治疗。此外，多休息、多饮水，清淡饮食，疏通大便有助于治疗。

（二）局部治疗
以鼻用减充血剂或鼻用糖皮质激素等进行局部治疗。

七、健康教育

（一）对疾病的认识
流行性感冒流行期间应避免与患者密切接触，尽量少出入公共场所，注意室内通风。

（二）生活方式指导
加强锻炼身体，增加户外活动，增强对寒冷的适应能力；注意劳逸结合、合理饮食。

（三）药物指导
鼻用糖皮质激素是目前临床治疗鼻炎的首选局部用药。

八、应用举例

患者，女性，28岁，主因"鼻部痒感伴鼻塞、流涕3d"就诊于全科门诊。检查：体温36.6℃，鼻中隔基本居中，双侧下鼻甲充血、水肿，双侧中鼻道见多量黏稠分泌物，咽部无充血，扁桃体无肿大。

（一）请回答以下问题
1. 需要完善哪些病史？
2. 初步诊断为哪种疾病？
3. 如何进行治疗？

（二）参考答案
1. 需完善的病史　应询问患者近期有无受凉、劳累，有无发热、咽痛、周身酸痛、流脓涕、嗅觉下降、耳鸣、听力下降等症状，询问工作和生活环境有无改变，是否清洁。

2. 初步诊断　根据患者鼻部症状和检查，初步诊断为急性鼻炎。

3. 治疗　可以鼻用糖皮质激素或鼻用减充血剂缓解鼻塞症状，如合并细菌感染或可疑并发症发生时，可应用抗菌药物治疗。

第五节　急性鼻窦炎

一、要求掌握的理论知识

（一）临床表现

1．全身症状　常继发于上呼吸道感染或急性鼻炎，故原有症状加重，出现畏寒、发热、食欲缺乏、便秘、周身不适等，儿童和体弱老人可发生呕吐、腹泻、咳嗽等消化道和下呼吸道症状。

2．局部症状

（1）鼻塞：多为患侧持续性鼻塞，若双侧同时发生，则为双侧持续性鼻塞；为鼻黏膜炎性肿胀和分泌物蓄积所致。

（2）脓涕：鼻腔内大量脓性或黏液性鼻涕，难以擤尽，脓涕中可带有少许血液。

（3）头痛或局部疼痛：为鼻窦急性炎症时最常见症状。主要由脓性分泌物、细菌毒素和黏膜肿胀刺激和压迫神经末梢所致。

3．专科检查　鼻腔黏膜充血、肿胀，鼻腔内可见大量脓涕。前组鼻窦炎分泌物位于中鼻道；后组鼻窦炎分泌物位于嗅裂处。鼻窦区可有红肿及压痛。

（二）治疗原则

根除病因，解除鼻腔、鼻窦引流和通气障碍，控制感染和预防并发症。

二、补充学习的内容

（一）急性上颌窦炎引起头痛的特点

常为同侧面颊部痛或上颌磨牙痛，时间节律为晨起轻、午后重。

（二）急性筛窦炎引起头痛的特点

一般头痛较轻，局限于内眦或鼻根部，也可放射至头顶部。前组筛窦炎的头痛与急性额窦炎相似，后组筛窦炎与急性蝶窦炎相似。无明显时间节律性。

（三）急性额窦炎引起头痛的特点

前额部周期性疼痛。时间节律性为：晨起即感头痛，逐渐加重，至午后开始减轻至消失，次日重复出现。

（四）急性蝶窦炎引起头痛的特点

为颅底或眼球深处钝痛，可放射至头顶和耳后，亦可引起枕部痛。早晨轻，午后重。

三、问诊要点

（一）现病史

1．起病情况与患病时间　起病急、缓，首次发病的具体时间。

2．主要症状的特点　有无鼻塞、流涕、喷嚏及嗅觉减退，有无涕中带血及头痛；鼻涕的性质，头痛的部位及发作特点，眼部和牙齿有无症状。

3．病因与诱因　有无受凉史，有无感冒史。

4．病情的发展与演变。

5．伴随症状　有无发热，乏力等症状。

6. 诊治情况　本次就诊前是否接受其他医疗单位的诊治（时间、诊断、治疗、效果等）。

7. 发病后的一般情况。

（二）相关病史

1. 既往史　有无感冒等呼吸道感染病史；有无外伤及手术史；有无鼻腔、鼻窦疾病；有无贫血、牙根尖感染、糖尿病等。

2. 个人史　询问工作和生活环境是否清洁。

四、体格检查要点

（一）专科体格检查

鼻中隔有无偏曲；各鼻甲及鼻道情况；鼻腔分泌物的形态和来源；各鼻窦区有无压痛。

（二）其他系统重点体格检查

一般情况：精神状态、营养情况等。

五、诊断思路

（一）临床表现

1. 头痛的部位及发作特点　询问头痛的部位及发作特点，眼部和牙齿有无症状，判断鼻窦炎的部位。

2. 鼻涕的性质　清涕、白黏液涕或脓涕，判断鼻窦炎的炎症程度，一般出现脓涕说明感染较重。

（二）寻找病因

有无感冒史；有无外伤及手术史；有无鼻腔、鼻窦疾病；有无贫血、牙根尖感染、糖尿病等，询问工作和生活环境是否清洁。

（三）进行相关辅助检查

1. 鼻内镜检查　检查鼻中隔有无偏曲；各鼻甲及鼻道黏膜有无肿胀、充血或息肉样变等；各鼻道有无分泌物及分泌物的来源。

2. 实验室检查　如果血常规中白细胞计数显著增加，提示炎症程度较重。

3. 影像学检查　鼻窦CT提示相应的鼻窦内出现异常密度影，如鼻窦内有积液，可见液平面。

六、治疗策略

（一）局部治疗

1. 鼻用减充血剂治疗。

2. 鼻用糖皮质激素。

（二）鼻腔冲洗

目前临床较多使用特制的鼻腔冲洗器进行鼻腔冲洗。此方法有助于清除鼻腔分泌物，改善鼻腔黏膜的微环境，达到治疗疾病的目的。

（三）上颌窦穿刺

用于治疗上颌窦炎，此方法同时亦有助于诊断，但应在全身症状消退和局部炎症基本控制后施行。

（四）全身治疗

1. 一般治疗　同本节"治疗原则"部分相关内容，注意休息。

2．抗菌药物治疗　及时控制感染，防止发生并发症或转为慢性。

3．特异体质的处理　对特异性体质者（如过敏性鼻炎或支气管哮喘），应给予全身或局部抗过敏反应药物。

4．病因治疗　对邻近感染病变如牙源性上颌窦炎或全身慢性疾病等应针对病因进行治疗。

七、健康教育

（一）对疾病的认识
及时治疗感冒等呼吸道感染疾病，减少继发急性鼻窦炎。

（二）生活方式指导
注意保暖，避免感冒。

（三）药物指导
根据病情选用抗菌药物、糖皮质激素类或血管收缩剂类鼻喷剂、黏液促排剂类药物。

八、应用举例

患者，男性，58岁，主因"鼻塞伴脓涕5d、头痛2d"就诊于全科门诊。患者1周前患"感冒"，目前头痛以前额为主，晨起明显，午后减轻。体格检查：鼻中隔基本居中，右侧下鼻甲肿大，右侧中鼻道可见脓性分泌物，双侧额窦压痛（+），神经系统体格检查无明显阳性体征。

（一）请回答以下问题
1．需要完善哪些病史？

2．初步诊断哪种疾病？

3．需要进行何种检查明确诊断？

（二）参考答案
1．应完善的病史　应询问患者有无外伤及手术史，有无鼻腔、鼻窦炎病史，有无贫血、牙根尖感染、糖尿病史等，询问工作和生活环境是否清洁。

2．初步诊断　急性鼻窦炎。

3．需完善的检查　进一步行鼻内镜检查，检查各鼻甲及鼻道黏膜有无肿胀、充血或息肉样变等；各鼻道有无分泌物及分泌物的来源；行鼻窦CT检查，明确病变部位及性质。

第六节　扁 桃 体 炎

一、要求掌握的理论知识

（一）急性扁桃体炎
急性扁桃体炎为腭扁桃体的急性非特异性炎症，常伴有不同程度的咽黏膜和淋巴组织的急性炎症。常是慢性扁桃体炎的急性发作。

1．急性扁桃体炎的临床表现

（1）局部症状：咽痛、吞咽困难、耳痛、颌下淋巴结肿大，幼儿发病可引起呼吸困难。

（2）全身症状：畏寒、高热、头痛、食欲缺乏、乏力等。

（3）专科检查：咽部黏膜弥漫性充血，扁桃体及两腭弓最重。腭扁桃体肿大，表面可见黄白色脓点,可连成一片似假膜,颌下淋巴结常肿大。根据急性扁桃体炎典型的临床表现即可确诊。

2.急性扁桃体炎的并发症

(1)局部并发症:急性颈淋巴结炎(最常见)、扁桃体周围炎或脓肿、急性中耳炎、鼻炎、鼻窦炎、喉炎、气管炎、肺炎等,咽旁脓肿、咽后脓肿、颈内静脉栓塞、颅内并发症等。

(2)全身并发症:常见者有风湿热、心肌炎、急性关节炎及急性肾炎等。

3.急性扁桃体炎的诊断 根据典型的临床表现,诊断不难,需与咽白喉、樊尚咽峡炎及某些血液病引起的咽峡炎进行鉴别。

4.急性扁桃体炎的治疗原则

(1)一般疗法:卧床休息,进流质饮食及多饮水,加强营养及疏通大便。

(2)抗菌药物的应用:青霉素应为首选抗菌药物,根据病情轻重,决定给药途径,若治疗2~3d后病情无好转,需分析其原因,改用其他种类抗菌药物,如有条件可在确定致病菌后,根据药敏试验采用抗菌药物。

(3)局部治疗:常用复方硼砂溶液漱口。

(4)中医中药:可用疏风清热,消肿解毒类,常用银翘柑橘汤等。

(5)手术治疗:对反复发作或已有并发症者建议在急性炎症消退2周后行扁桃体切除术。

(二)慢性扁桃体炎

由急性扁桃体炎反复发作或因腭扁桃体隐窝引流不畅,窝内细菌、病毒滋生感染所致的慢性炎症。

1.慢性扁桃体炎的临床表现

(1)症状:咽痛、易感冒、急性扁桃体炎发作史,咽干、咽痒、咽异物感、刺激性咳嗽、口臭、打鼾、消化不良或营养障碍、头痛、疲乏、低热等。

(2)专科检查:咽黏膜、扁桃体及两腭弓慢性充血,呈暗红色,腭扁桃体大小不定,可见瘢痕,凹凸不平,压舌板挤压舌腭弓后,可见黄白色干酪样点状物溢出,颌下淋巴结肿大。

2.慢性扁桃体炎的并发症 慢性扁桃体炎是由于身体发生过敏反应,产生各种并发症,如风湿热、心脏病、肾炎等。对其诊断主要考虑以下两点。

(1)询问病史:扁桃体炎引起全身性并发症者已有多次急性发作病史,"病灶"感染即通过急性发作而表现出来,如肾炎患者,每当扁桃体发炎后,患者尿检出现明显异常。

(2)实验室检查:测定红细胞沉降率、抗链球菌溶血素 O 试验、血清黏蛋白、心电图等有助于诊断。

3.慢性扁桃体炎的诊断 根据病史,结合局部检查进行诊断,患者有反复急性发作的病史为本病诊断的主要依据。

4.慢性扁桃体炎的治疗原则

(1)非手术疗法:提高机体免疫力,局部涂药、隐窝灌洗、锻炼身体等。

(2)手术疗法。

二、补充学习的内容

(一)急性扁桃体炎的局部治疗

常用复方硼砂溶液漱口。

（二）慢性扁桃体炎的局部治疗

局部涂药、隐窝灌洗等。

（三）扁桃体切除的适应证

1. 慢性扁桃体炎反复急性发作或多次并发扁桃体周围脓肿。

2. 扁桃体过度肥大，妨碍吞咽，呼吸及语言含糊不清者。

3. 慢性扁桃体炎已成为引起其他脏器病变的病灶（风湿热、肾炎、关节炎等），或与邻近组织器官的病变相关联。

4. 扁桃体角化症及白喉带菌者，经保守治疗无效时。

5. 各种扁桃体良性肿瘤，可连同扁桃体一并切除；对恶性肿瘤则应慎重。

三、问诊要点

（一）急性扁桃体炎的问诊要点

1. 现病史

（1）起病情况与患病时间：起病急、缓，首次发病的具体时间。

（2）主要症状的特点：有无头痛、发热、寒战、疲乏无力等全身症状；有无咽痛、吞咽困难等局部症状。

（3）病因与诱因：有无受凉、劳累、抵抗力低下等情况。

（4）病情的发展与演变。

（5）伴随症状：有无头痛、耳痛、胸闷、憋气、关节痛等疑似并发症的症状出现。

（6）诊治情况：本次就诊前是否接受其他医疗单位的诊治（时间、诊断、治疗、效果等）。

（7）发病后的一般情况。

2. 相关病史　既往有无肾炎、风湿性心脏病等病史，有无药物过敏史。

（二）慢性扁桃体炎的问诊要点

1. 现病史

（1）起病情况与患病时间：有无急性扁桃体炎反复发作病史。

（2）主要症状的特点：有无咽干、咽痒、咽异物感、刺激性咳嗽。

（3）病因与诱因。

（4）病情的发展与演变。

（5）伴随症状：有无口臭、打鼾、消化不良或营养障碍等症状。

（6）诊治情况：本次就诊前是否接受其他医疗单位的诊治（时间、诊断、治疗、效果等）。

（7）发病后的一般情况。

2. 相关病史　既往有无慢性疾病病史，有无药物过敏史。

四、体格检查要点

（一）急性扁桃体炎

1. 专科体格检查　咽部黏膜弥漫性充血，扁桃体及两腭弓最重，腭扁桃体肿大，表面可见黄白色脓点，可连成一片似假膜，颌下淋巴结常肿大。

2. 其他系统重点体格检查

（1）生命体征：体温、脉搏等。

（2）一般情况：精神状态及有无急性病容等。

（二）慢性扁桃体炎

1. 专科体格检查　咽黏膜、扁桃体及两腭弓慢性充血，呈暗红色，腭扁桃体大小不定，可见瘢痕，凹凸不平，压舌板挤压舌腭弓后，可见黄白色干酪样点状物溢出，颌下淋巴结肿大。

2. 其他系统重点体格检查

（1）生命体征：体温、脉搏等。

（2）一般情况：精神状态等。

五、诊断思路

（一）临床表现

包括发热、咽痛等全身症状和局部症状，结合体格检查基本可确诊。慢性扁桃体炎可有反复急性发作病史。

（二）辅助检查

如血常规、C反应蛋白、抗链球菌溶血素O试验等。

六、治疗策略

详见本节"急性扁桃体炎的治疗原则""慢性扁桃体炎的治疗原则"。

七、健康教育

（一）急性扁桃体炎

1. 适当休息，多饮开水，饮食宜清淡富于营养，禁食辛辣、烧烤之物，戒烟酒，忌鱼虾羊肉。吞咽困难者，宜进流质或半流质饮食，以利吞咽，减轻疼痛。高热难咽者，应适当补充液体。

2. 室内保持湿润通风。

3. 扁桃体炎反复发作或伴胸闷、关节痛等相应症状时，可进行心电图、尿液检查或抗链球菌溶血素O试验，以排除并发心脏病、肾炎、风湿性关节炎等可能。

4. 反复发作或伴扁桃体周围脓肿、周围炎的患者建议在炎症消退两周后手术治疗。

5. 要注意与会厌炎相区别，不要因为咽喉疼痛就认为是急性扁桃体炎，会厌炎是也可以引起喉头水肿出现咽异物感，严重者致呼吸困难而引起死亡的疾病。因此如有呼吸困难，应立即到医院就诊。

（二）慢性扁桃体炎

1. 饮食宜清淡，注意卫生，合理搭配膳食。

2. 参加体育锻炼，增强免疫力，以预防为主。

八、应用举例

患儿，男性，6岁，主因"突发寒战、高热2d"就诊于全科门诊。2d来患儿体温最高39.2℃，伴胸闷、气促，无咳嗽、咳痰等症状。体格检查：体温38.8℃，咽黏膜充血，双侧扁桃体Ⅱ度肿大，表面充血。

（一）请回答以下问题

1. 初步诊断是什么？

2. 还应进行哪些体格检查？

3. 应完善什么检查以明确诊断？

（二）参考答案

1. 初步诊断　急性扁桃体炎。

2. 体格检查　还应观察患儿有无发绀，听诊双肺呼吸音对否对称，有无干湿性啰音，叩诊心界大小，听诊心率、节律、心音、有无额外心音、心包摩擦音、杂音等。

3. 辅助检查　应查血常规、C反应蛋白、心肌酶、胸部X线、心电图等，协助明确有无急性扁桃体炎引起的急性心肌炎。

第七节　急性喉炎和会厌炎

一、要求掌握的理论知识

（一）急性喉炎和会厌炎的临床表现

1. 急性喉炎的临床表现

（1）局部症状：①声音嘶哑，开始时音调变低变粗，以后变为沙哑，严重时完全失声；②咳嗽、咳痰；③喉痛。

（2）全身症状：可有畏寒、发热、乏力等全身症状。

2. 急性会厌炎的临床表现

（1）局部症状：剧烈咽喉痛，吞咽时加重，严重时口涎外流，说话含糊不清，出现吸气性呼吸困难，如病情继续恶化，可在4～6h内发生窒息。

（2）全身症状：起病急骤，有畏寒、发热，症状更重者可表现为精神萎靡，面色苍白。

（二）急性喉炎和会厌炎的治疗原则

1. 急性喉炎的治疗原则

（1）尽量少讲话，使声带休息。

（2）雾化吸入。

（3）如病情较重，有细菌感染时可全身应用抗菌药物和糖皮质激素。

（4）中成药。

2. 急性会厌炎的治疗原则

（1）足量使用强有力的抗菌药物和糖皮质激素控制感染。

（2）如患者出现烦躁不安、发绀、三凹征、肺呼吸音消失，发生昏厥及休克等严重并发症者应立即进行紧急气管切开术。

（3）如会厌脓肿形成，可在喉镜下切开排脓，进食困难者给予静脉补液等支持治疗。

（三）重症患者转院前处理及途中处理

急性喉炎和会厌炎重症患者转诊前应给予全身足量的抗菌药物和激素，给予吸氧、雾化吸入，并做好气管切开的准备，在转诊途中若病情加重，出现窒息，可行气管切开术，若情况十分紧急，可先行环甲膜切开术。

二、补充学习的内容

（一）急性喉炎和会厌炎的病因

1. 急性喉炎的病因

（1）感染。

（2）用声过度。

（3）过敏反应。

（4）其他：吸入有害气体、粉尘或烟酒过度。

2. 急性会厌炎的病因

（1）细菌或病毒感染：最常见的病因，以乙型流感杆菌最多，也可与病毒混合感染，如呼吸道合胞病毒等。

（2）过敏反应。

（3）其他：创伤、异物、吸入有害气体、误咽化学物质及放射线损伤。

（二）急性喉炎和会厌炎的检查

1. 急性喉炎的检查　喉镜下检查可见喉黏膜弥漫性充血，双侧对称，尤其是声带充血，声带由白色变为淡红色或暗红色，有时可见声带黏膜下出血，声带因肿胀而变厚，两侧声带运动正常。

2. 急性会厌炎的检查　患者呈急性病容，严重时呼吸困难，间接喉镜检查可见会厌明显充血、肿胀，重者为球形，如会厌脓肿形成，红肿黏膜表面可见黄白色脓点。

（三）环甲膜切开术

环甲膜切开术用于需紧急抢救喉阻塞的患者，来不及或不具备气管插管和气管切开术的暂时性急救方法。环甲膜位于甲状软骨和环状软骨之间，前无坚硬遮挡组织，后为气管，它仅为一层薄膜，周围无要害部位（图9-1）。

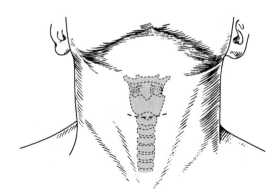

图9-1　环甲膜切开术的切口

（四）急性喉炎与急性会厌炎的鉴别

1. 临床表现

（1）急性喉炎是喉黏膜的急性卡他性炎症，好发于冬春季节，是一种常见的急性呼吸道感染性疾病。

（2）急性会厌炎又称急性声门上喉炎，是一种危及生命的严重感染，可引起喉阻塞而窒息死亡，全年可发病，冬春季多见，根据临床表现、体格检查可鉴别。

2. 体格检查

（1）急性喉炎：喉镜检查可见喉黏膜不同程度的充血，声带由白色变为粉红色或红色水肿，严重时可见声带黏膜下出血，但两侧声带运动正常。

（2）急性会厌炎：可见会厌充血、肿胀，严重时呈球形。如会厌脓肿形成，红肿黏膜表面可见黄白色脓点。

（五）急性喉炎与急性会厌炎的危险信号

急性喉炎与急性会厌炎严重时可引起喉梗阻，表现为吸气性呼吸困难、吸气性喉喘鸣、吸气性软组织凹陷、发绀等，出现以上情况时说明情况紧急，必要时行环甲膜切开术或气管切开术。

（六）激素的使用方法

常用的激素可分为口服和静脉滴注 2 种。

1．醋酸泼尼松片　口服，1～2mg/（kg·d）。

2．注射用甲泼尼龙琥珀酸钠　推荐剂量为 15～30mg/kg，静脉滴注>30min。根据临床需要，此剂量可在 48h 内每隔 4～6h 重复 1 次。

3．地塞米松磷酸钠注射液　肌内注射或静脉滴注 0.2～0.4mg/（kg·d）。

（七）常用药物

1．抗菌药物与激素可按严重程度选择口服或静脉滴注。

2．雾化吸入　生理盐水 10ml、布地奈德混悬液 2ml。

三、问诊要点

（一）急性喉炎

1．现病史

（1）起病情况与患病时间：起病一般较急。

（2）主要症状的特点：有无鼻塞、流涕、咽痛等症状，有无声音嘶哑或失声；有无咽部异物感或憋气；有无呼吸困难。

（3）病因与诱因：是否进食易过敏的食物。

（4）病情的发展与演变。

（5）伴随症状：有无畏寒、发热、乏力等全身症状。

（6）诊治情况：本次就诊前是否接受其他医疗单位的诊治（时间、诊断、治疗、效果等）。

（7）发病后的一般情况：精神状态、饮食、大小便、睡眠等。

2．相关病史　有无感冒病史，有无海鲜等易过敏食物进食史及药物过敏史。

（二）急性会厌炎

1．现病史

（1）起病情况与患病时间：起病一般较急。

（2）主要症状的特点：有无剧烈的咽痛，吞咽时加重；有无吸气性呼吸困难，甚至窒息。

（3）病因与诱因：有无受凉、感冒等病史。

（4）病情的发展与演变。

（5）伴随症状：有无畏寒、发热、乏力等全身症状。

（6）诊治情况：本次就诊前是否接受其他医疗单位的诊治（时间、诊断、治疗、效果等）。

（7）发病后的一般情况：精神状态、饮食、大小便、睡眠等。

2．相关病史　有无感冒，急性咽炎等上呼吸道感染病史。

四、体格检查要点

（一）急性喉炎

1．专科体格检查　喉黏膜弥漫性充血，尤其是声带充血，声带由白色变为粉红色或红色,有时可见声带黏膜下出血,声带因肿胀而变厚,两侧声带运动正常。

2. 其他系统重点体格检查

(1)生命体征:体温、脉搏、呼吸等。

(2)一般情况:精神状态。

(3)其他:有无口唇发绀,有无喉鸣音,有无三凹征。

(二)急性会厌炎

1. 专科体格检查 间接喉镜检查可见会厌明显充血、肿胀,重者为球形,如会厌脓肿形成,红肿黏膜表面可见黄白色脓点。

2. 其他系统重点体格检查

(1)生命体征:体温、脉搏、呼吸等。

(2)一般情况:精神状态。

(3)其他:有无口唇发绀,有无喉鸣音,有无三凹征。

五、诊断思路

(一)有明显的诱因

如感冒、进食特定食物或服用特定药物等。

(二)典型的症状和体征

根据病史、症状、体格检查基本可确诊。

六、治疗策略

疾病发展的不同阶段,治疗方法不同,重点是防止因炎症肿胀而引起的窒息。

(一)急性喉炎

1. 尽量少讲话,使声带休息。

2. 雾化吸入。

3. 药物治疗 如病情较重、有细菌感染时可全身用抗菌药物和糖皮质激素;胖大海等中成药对急性喉炎也有一定的疗效。

(二)急性会厌炎

1. 抗感染及消肿 全身应用足量的抗菌药物和糖皮质激素。

2. 气管切开术 如患者有呼吸困难,静脉使用抗菌药物和糖皮质激素后呼吸困难无改善应及时进行气管切开。

3. 其他 会厌脓肿形成,可在喉镜下切开排脓,进食困难者给予静脉补液等支持治疗。

七、健康教育

(一)加强锻炼、提高机体免疫力

进行适当体育锻炼,保持健康规律的作息,保证充足的睡眠和休息,调整身体状态和良好的心态,避免感冒。

(二)避免过度用声和滥用嗓音

(三)合理饮食,避免接触过敏原、进食过敏性食物

清淡饮食、避免辛辣刺激性饮食(如辣椒);避免过量饮用浓茶、浓咖啡、碳酸饮品,避免进食油炸食品、膨化食品和干果类食品,以及过甜过咸食品等;避免烟酒刺激,常食用蔬菜和水果,多喝水。尽量避免接触导致慢性过敏性咽喉炎的过敏原,避免过敏性食物。

(四)保持环境清洁

保持室内空气流通、湿润;避免接触粉尘、刺激性气体及有害气体、空气质量差的环境等一切对喉黏膜不利的刺激因素。

(五)积极治疗呼吸道感染

如鼻窦炎、咽炎、气管炎等。

八、应用举例

患者,女性,56岁,主因"进食海鲜后自觉咽部异物感1h"于全科门诊就诊。体格检查:神志清楚,精神尚可,眼睑无水肿,口唇无发绀,咽部未见异物,杓区黏膜充血水肿,心、肺未查及明显异常。

(一)请回答以下问题

1. 初步诊断是什么?

2. 如何进行治疗?

(二)参考答案

1. 初步诊断　考虑由于食物过敏引起的急性喉水肿。

2. 治疗　可全身应用糖皮质激素治疗(口服或静脉滴注),还可糖皮质激素局部雾化治疗,以迅速减轻喉部水肿,密切观察患者病情变化,做好环甲膜切开和气管切开的准备。

第十章 皮肤科疾病

《助理全科医生培训标准（试行）》细则中皮肤科轮转要求掌握如下内容：

一、8个常见症状的诊断、鉴别诊断及处理原则

斑疹、丘疹、水疱、脓疱、风团、浸渍、糜烂和溃疡。

二、5种主要疾病的临床表现、诊断、鉴别诊断及治疗原则等（具体要求见每种疾病要求）

湿疹、药物性皮炎、荨麻疹、单纯疱疹和带状疱疹。

第一节 湿 疹

一、要求掌握的理论知识

（一）湿疹的临床表现

根据时间和临床特点分为急性湿疹、亚急性湿疹和慢性湿疹。

1. 急性湿疹 好发于暴露部位，也可泛发全身，呈对称分布；皮损表现为多形性，如红斑、丘疹、丘疱疹、水疱或糜烂、渗出等；边界不清；剧痒。

2. 亚急性湿疹 常因急性湿疹炎症减轻或处理不当演变而来。皮损表现为淡红色或暗红色斑片、丘疹、丘疱疹等，可有少许鳞屑及轻度浸润，瘙痒剧烈。

3. 慢性湿疹 多对称发病，皮损表现为暗红、肥厚、表面粗糙呈苔藓样变、色素异常改变等，伴明显瘙痒，常呈阵发性。

（二）湿疹的诊断与鉴别诊断

1. 诊断 皮疹呈多形性，根据皮损的特点确定。

（1）急性湿疹：皮损呈多形性，以丘疱疹为主，有明显糜烂、渗出、对称分布、边界不清楚、瘙痒剧烈等特点。

（2）亚急性湿疹：由急性期处理不当迁延而来，皮损以丘疹、鳞屑或结痂为主，间有少数丘疱疹或水疱、糜烂，仍有剧烈瘙痒。

（3）慢性湿疹：反复发作，有浸润肥厚、苔藓样变等特点。

2. 与接触性皮炎的鉴别诊断见表 10-1。

表 10-1　湿疹和接触性皮炎的鉴别诊断

项目	病因	发病部位	皮损	自觉症状	预后
湿疹	病因不清,不易查出	皮损较广泛、常对称	皮疹呈多形性,边界不清	瘙痒剧烈、一般不痛	常反复发作,迁延不愈
接触性皮炎	致敏物或刺激物,有接触史	主要在接触部位	形态单一,边界清楚	瘙痒、灼热或疼痛	去除病因,适当处理,则痊愈快

（三）湿疹的治疗原则

控制症状,减少复发,改善患者生活质量。

二、补充学习的内容

（一）湿疹的病因与发病机制

1. 病因

（1）内部因素:与自身慢性感染、内分泌及代谢紊乱、血液循环系统障碍、神经精神因素、遗传因素等有关,其中遗传因素与个体的易感染性及耐受性有关。

（2）外部因素:可能与接触的各种物质、生活环境及皮肤的自身屏障受损有关。

2. 发病机制　与各种内外因相互作用有关。

（二）斑贴试验

斑贴试验多用于诊断接触性皮炎,目的是寻找过敏原,避免再次诱发,湿疹的斑贴试验常呈阴性。

（三）特应性皮炎

又称异位性皮炎、遗传过敏性皮炎,是一种有遗传倾向的慢性、复发性、瘙痒性、炎症性皮肤疾病。表现为剧烈瘙痒,皮损呈多形性并有渗出倾向,常伴发过敏性哮喘、过敏性鼻炎、荨麻疹、湿疹等疾病的家族性倾向。

三、问诊要点

（一）现病史

1. 起病情况与患病时间　起病急、缓,首次发病的具体时间。

2. 主要症状的特点　病变（皮疹）部位、皮疹特点（颜色、大小、形态、边界是否清楚、有无渗出等）。

3. 病因与诱因　是否进食鱼虾,接触花粉、尘螨、动物皮毛及各种化学物质等。

4. 病情的发展与演变。

5. 伴随症状　有无瘙痒、灼热、疼痛等。

6. 诊治情况　本次就诊前是否接受其他医疗单位的诊治（时间、诊断、治疗、效果等）。

7. 发病后的一般情况　精神状态、饮食、大小便、睡眠等。

（二）相关病史

1. 既往史　有无内分泌系统疾病、支气管哮喘、过敏性鼻炎、慢性感染、肿瘤病史,有无食物、药物过敏史等。

2. 个人史　饮食习惯、有无吸烟史等。

3. 家族史　家族中有无同类患者或过敏性疾病患者。

4. 社会心理因素　紧张、焦虑等。

四、体格检查要点

（一）专科体格检查

1. 部位　好发于暴露部位，也可泛发，多对称分布。

2. 特点　皮损表现呈多形性，常表现为红斑基础上的丘疹、丘疱疹、水疱、糜烂、渗出、抓痕、结痂、苔藓样变等，严重时可融合成片，边界不清。

3. 判断是否瘙痒　根据患者搔抓程度，抓痕轻重来判断。

（二）其他系统重点体格检查

无。

五、诊断思路

（一）典型的临床表现

根据皮损瘙痒剧烈，呈多形性，对称性改变，急性期有渗出倾向，慢性期为苔藓样变的特征，一般不难诊断。

（二）必要的实验室检查或组织病理学检查

主要用于鉴别诊断和筛查可能病因。血常规检查可有嗜酸性粒细胞增多，还可有血清嗜酸性阳离子蛋白增高，部分患者有血清 IgE 增高。过敏原检查有助于寻找可能的过敏原；斑贴试验有助于诊断接触性皮炎；真菌检查可鉴别浅部真菌病；疥虫检查可协助排除疥疮；血清免疫球蛋白检查可帮助鉴别具有湿疹皮炎皮损的先天性疾病；皮损细菌培养可帮助诊断继发细菌感染等。

六、治疗策略

（一）局部治疗

局部治疗是湿疹治疗的主要手段。

1. 急性湿疹的处理

（1）皮肤红斑水肿，无水疱、糜烂、渗出渗液时，建议使用炉甘石洗剂、糖皮质激素乳膏或凝胶外用。

（2）有糜烂但渗出不多时，可外用 40% 氧化锌油、硼锌糊或氧化锌糊。

（3）大量渗出时选择冷湿敷，如 3% 硼酸溶液、0.05% 盐酸小檗碱溶液、0.1% 乳酸依沙吖啶（利凡诺）溶液，晚间可用 40% 氧化锌油外涂。

2. 亚急性湿疹的处理　可外用糖皮质激素乳膏、糊剂，如氧化锌糊、1% 氢化可的松霜等。

3. 慢性湿疹的处理　可选用软膏、硬膏；顽固性局限性皮损可用曲安奈德新霉素贴膏或糖皮质激素局部封包。

外用糖皮质激素制剂是治疗湿疹的主要药物。初始治疗应根据皮损的性质选择合适强度的糖皮质激素：轻度湿疹建议选弱效糖皮质激素；中度湿疹建议选择中效糖皮质激素；重度肥厚性皮损建议选强效糖皮质激素。疑与细菌感染有关者可合并外用抗菌药物类制剂或使用含抗菌作用的复方制剂。细菌定植和感染往往可诱发或加重湿疹，因此抗菌药物也是外用治疗的重要方面。

（二）系统治疗

1. 根据患者情况适当选择抗组胺药止痒抗炎。

2. 对于伴有广泛感染者建议系统应用抗菌药物 7～10d。

3. 维生素 C、葡萄糖酸钙等有一定抗过敏作用，可以用于急性发作或瘙痒明显者。

4. 一般不主张常规使用糖皮质激素。对于严重水肿、泛发性皮疹、红皮病（又名"剥脱性皮炎"）等为迅速控制症状也可以短期应用，但必须慎重，以免发生全身不良反应及病情复发。

5. 免疫抑制剂应当慎用，要严格掌握适应证。仅限于其他疗法无效、有糖皮质激素应用禁忌证的重症患者，或短期系统应用糖皮质激素病情得到明显缓解后、需减用或停用激素时使用。

（三）物理治疗

紫外线疗法对慢性顽固性湿疹具有较好的疗效。

（四）中医中药疗法

中药提取物如复方甘草酸苷、雷公藤多苷等对某些患者有效。应注意中药也可导致严重不良反应，如过敏反应，肝、肾损害等。

七、健康教育

（一）患者教育

1. 向患者说明疾病的性质、可能转归、疾病对身体健康的影响、有无传染性、各种治疗方法的临床疗效及可能的不良反应等。指导患者寻找和避免环境中常见的过敏原及刺激原，避免搔抓及过度清洗。对环境、饮食、使用防护用品、皮肤清洁方法等也应提出相应建议。

2. 避免诱发或加重因素。查找各种可疑病因及诱发或加重因素，以达到去除病因、彻底治疗的目的。

3. 湿疹患者皮肤屏障功能有破坏，易继发刺激性皮炎、感染及过敏而加重皮损，因此保护屏障功能非常重要。应选用对患者皮肤无刺激的治疗，预防并适时处理继发感染，对皮肤干燥的亚急性及慢性湿疹加用保湿剂。

（二）复诊及随访

本病易复发，建议患者定期复诊。急性湿疹患者最好在治疗后 1 周、亚急性患者在治疗后 1～2 周、慢性患者在治疗后 2～4 周复诊 1 次。复诊时评价疗效、病情变化、是否需进一步检查及依从性等。

八、应用举例

患者，男性，53 岁，司机。主因"全身反复起皮疹伴瘙痒 2～3 年加重半月"就诊于全科门诊。近半月饮酒、进食涮羊肉后，皮疹瘙痒加重。体格检查：颈部、躯干、四肢见多发散在或群集成片状分布的红色、淡红色、紫褐色的米粒、豆粒大的丘疹、斑丘疹、斑块，糜烂渗出液或伴有黄血痂，可见抓痕，双小腿胫前皮疹较重，呈肥厚的淡红色苔藓样变。

（一）请回答以下问题

1. 初步诊断是什么？

2. 该如何进行治疗？

3. 向患者交代的注意事项有哪些？

（二）参考答案

1．初步诊断为湿疹。

2．治疗

（1）口服抗组胺药：可选用西替利嗪、氯雷他定、依巴斯汀、咪唑斯汀等。

（2）静脉滴注葡萄糖酸钙、维生素C。

（3）局部治疗：患者皮损有糜烂渗出，可应用3%硼酸溶液或0.05%盐酸小檗碱溶液冷湿敷，渗出减少或无渗出后，选用抗菌药物软膏和糖皮质激素软膏1∶1调匀外用；肥厚皮损选用强效卤米松与曲安奈德新霉素贴膏交替使用，还可配合冷冻等物理疗法。

3．注意事项

（1）患者为司机，注意使用抗组胺药时的副作用嗜睡，告知患者，服药期间避免开车。

（2）皮损瘙痒严重，适当忌口，忌食辛辣刺激食物。

（3）尽量避免热水烫洗或洗浴过勤。

第二节 药物性皮炎

一、要求掌握的理论知识

（一）药物性皮炎的临床表现

药物性皮炎，即药疹，是指药物通过口服、吸入、注射、灌肠等各种途径进入人体后引起的皮肤、黏膜炎症性皮损，严重者可累及机体的其他系统。

1．固定性药疹　首次用药1～2周后出现皮损，再次用相同药物时，24h内皮损常在同一部位复发。因每次皮损常在同一部位出现，故命名为固定型药疹，常由磺胺类、解热镇痛类等药物引起。皮损为圆形或类圆形、边界清楚的水肿性紫红色或鲜红色斑疹、斑片，一个或数个，重者可在红斑上出现水疱或大疱；局部有瘙痒或灼热感；多发生在皮肤与黏膜交界处；停药1～2周后皮疹逐渐消退。

2．麻疹或猩红热样型药疹　为药疹中最常见的类型。起病急、进展快，由面颈部开始出现针头大的红色斑丘疹，类似麻疹或猩红热样，迅速遍布全身；可出现全身不适等症状，停药后1周左右皮疹逐渐消退，出现糠秕状脱屑。本型多由解热镇痛类、青霉素类等药物引起，应及时治疗，否则可发生重症药疹。

3．荨麻疹型药疹　皮肤出现风团，发生与急性荨麻疹相似的症状，如发热、关节痛、淋巴结肿大或蛋白尿；风团消退缓慢。本型多由青霉素、血清制品、呋喃唑酮及水杨酸盐等引起。

4．多形红斑型药疹　皮损呈多形红斑样，常累及黏膜，伴有疼痛。若皮疹较重，出现剧痛伴高热、继发感染等，病情凶险，可导致死亡。本型多由磺胺类、解热镇痛类及巴比妥类等药物引起。

5．大疱性表皮坏死松解症药疹　是药疹中最严重的类型之一。起病急骤，迅速出现全身松弛性水疱或大疱，尼氏征阳性，出现大面积表皮坏死松解。皮损处疼痛及触痛明显。患者出现严重的全身中毒症状，可因继发感染、多脏器功能衰竭而死亡。常由解热镇痛类、抗菌类、别嘌醇和抗结核等药物引起。

6．剥脱性皮炎　多因长期用药而发生。皮肤广泛潮红、肿胀、反复脱屑，可累及口腔黏膜和眼结膜，出现发热，全身浅表淋巴结常肿大，严重者可继发感染或全身衰竭甚至死亡。常由磺胺类、抗癫痫、解热镇痛类、抗菌类等药物引起。

7.药物超敏反应综合征　亦称伴发嗜酸性粒细胞增多和系统症状的药疹。初发表现为高热、皮损为很快波及全身的红斑、丘疹或麻疹样皮损,可发展为剥脱性皮炎样皮损或红皮病,面部水肿具有特征性,各脏器均可受累,死亡率约10%。

8.其他类型药疹　急性泛发性发疹性脓疱病、湿疹型药疹、痤疮型药疹、光感皮炎型药疹、紫癜型药疹等。

（二）药疹的诊断与鉴别诊断

1.诊断

（1）有明确的服药史。

（2）有一定的潜伏期,长短不一。

（3）典型的皮损。

（4）瘙痒症状明显。

（5）排除与皮损相似的其他皮肤病及发疹性传染病。

2.鉴别诊断

（1）荨麻疹:时起时消,多在24h内消退,退后不留痕迹。

（2）发疹性疾病:根据发热天数、出疹时间、皮疹特点等综合考虑。

（三）药疹的治疗原则

停用可疑药物,促进排泄,对症治疗。

（四）药疹的预防

1.用药前仔细询问患者有无药物过敏史。

2.应用青霉素、普鲁卡因等药物时,应做皮试,皮试前备好急救药品。

3.尽量减少用药品种,避免滥用药物。

4.严格遵从药品说明书,注意复方药物的组成成分,了解其中的可能致敏成分。

5.用药过程中密切监测不良反应,一旦出现,立即停用可疑致敏药物。

6.已出现药疹者,医师应在病历本显著位置记录致敏药物,并嘱患者牢记。

二、补充学习的内容

临床上把病情较为严重、死亡率较高的重症多形红斑型药疹、大疱性表皮松解型药疹、剥脱性皮炎型药疹及药物超敏反应综合征称为重症药疹。

三、问诊要点

（一）现病史

1.起病情况与患病时间　起病急、缓,首次发病的具体时间。

2.主要症状的特点　病变（皮疹）部位、皮疹特点（颜色、大小、形态、边界、范围,是否伴有瘙痒等）。

3.病因与诱因　近期是否应用抗菌药物、解热镇痛药物、降尿酸药物和中草药等。

4.病情的发展与演变。

5.伴随症状　有无发热、呼吸困难、恶心、呕吐、腹痛、腹泻、关节痛等。

6.诊治情况　本次就诊前是否接受其他医疗单位的诊治（时间、诊断、治疗、效果等）。

7.发病后的一般情况　精神状态、饮食、大小便、睡眠等。

（二）相关病史

询问起疹前 1 个月内，甚至半年内的服药史，包括直接用药史和间接用药史，既往是否起过同样的皮疹，有无药物过敏史。

四、体格检查要点

（一）专科体格检查

1. 皮肤　面部、颈部、躯干、四肢、双手足（正反两侧）等处。
2. 黏膜　口腔黏膜及外阴部位有无皮疹。

不能只检查患者提供的皮损部位，检查要全面，避免遗漏。

（二）其他系统重点体格检查

生命体征：体温、脉搏、呼吸、血压。

五、诊断思路

1. 典型的皮损。
2. 有明确的服药史　多在首次用药后 4～20d 内出现临床表现；再次用药，数分钟至 24h 即可发病。
3. 排除与皮损相似的其他皮肤病及发疹性传染病。

六、治疗策略

（一）轻型药疹

一般对症治疗，给予抗组胺药止痒、维生素 C 及钙剂降低血管通透性等，病情较重时给予小剂量的泼尼松 30mg/d，待皮损消退后逐渐减量至停药。

（二）重型药疹

尽早足量应用糖皮质激素，减少并发症及后遗症，全身支持疗法，加强皮肤护理，降低死亡率。

1. 糖皮质激素　应早期、足量使用，根据病情选择剂量，可选用氢化可的松、地塞米松、甲泼尼龙静脉注射，尽快控制病情，待病情稳定后逐渐减量。
2. 防治感染　选用安全、有效的抗菌药物静脉滴注。
3. 支持疗法　纠正水、电解质紊乱，低蛋白血症者补充白蛋白，维持血容量，必要时输入新鲜血液、血浆。内脏受累者进行相应处理。
4. 中和致敏抗体　静脉注射人血丙种球蛋白，中和致敏抗体。
5. 加强护理、对症治疗　抗组胺类药对症止痒，维生素 C、钙剂等减少毛细血管通透性。

七、健康教育

1. 杜绝滥用药物，尽量减少用药品种。
2. 识别药疹的早期症状　尽早诊断，立即停用可疑致敏药物。
3. 避免再次使用致敏药物　已出现药疹者，医师应告知患者并嘱其记住致敏药物，避免再次使用。

八、应用举例

患者，男性，28 岁，主因"全身红疹伴瘙痒 3～4d"就诊于全科门诊。追问病史，患者于

10d 前无明显诱因出现咽痛、发热,最高体温 39.3℃,于当地诊室就诊,诊断为"扁桃体炎",给予口服"阿莫西林胶囊"和"蒲地蓝口服液",用药 2d 后退热,共用药 5d。停药 2d 后先于胸腹部起小红疹,渐成小片状并发展到全身,瘙痒明显。既往体健,否认药物过敏史。体格检查:体温 36.9℃,面颈、躯干、四肢、双手掌侧和背侧及双足背均可见红色米粒、豆粒大小的斑疹,压之褪色,皮疹以面颈、躯干、双上肢为重,口腔上颚黏膜及咽颊部略红,两侧颊黏膜未见科氏斑(Koplik 斑)。辅助检查:血白细胞计数 $11×10^9$/L,中性粒细胞百分比 79%,淋巴细胞百分比 10.9%,嗜酸性粒细胞百分比 5.2%。

(一)请回答以下问题

1. 初步诊断是什么?

2. 如何进行治疗?

(二)参考答案

1. 初步诊断 药疹(药物性皮炎)。

2. 治疗

(1)目前阿莫西林胶囊已停用,多饮水促进排泄,忌食辛辣刺激性食物,避免热水烫洗。

(2)口服抗组胺药,如西替利嗪 10mg,1 次 /d;静脉滴注 10% 葡萄糖酸钙、维生素 C。

(3)静脉滴注地塞米松 5~10mg,1 次 /d,密切观察病情变化。

(4)炉甘石洗剂摇匀外涂,2~3 次 /d。

第三节 荨 麻 疹

一、要求掌握的理论知识

(一)荨麻疹的临床表现

常突然起病,皮肤瘙痒,经搔抓后很快出现大小不等、形态各异的红色或苍白色风团,散在分布或扩大融合成片,数分钟或数小时消退,一般不超过 24h。可出现恶心、呕吐、腹痛、腹泻等消化道症状;甚至出现喉头水肿、胸闷、憋气、呼吸困难、休克等。

(二)荨麻疹的诊断

根据病史及荨麻疹特点(皮疹形态表现为风团,消退迅速,退后不留痕迹)不难诊断。

(三)荨麻疹的治疗

1. 去除病因及加重因素。

2. 药物治疗

(1)抗组胺药物治疗:首选镇静作用较轻的第二代 H_1 受体拮抗剂(如依巴斯汀、氯雷他定等);也可视病情联合应用第一代抗组胺药(马来酸氯苯那敏、赛庚啶等)。

(2)钙剂:皮损广泛的可给予 10% 葡萄糖酸钙、维生素 C 静脉滴注。

(3)过敏性休克的救治:①立即停止原治疗,更换输液器、液体(禁止拔出输液穿刺针);吸氧、监护;②皮下注射 0.1% 肾上腺素 0.3~0.5ml,重症者间隔 15min 再次重复注射;③至少开放 2 条静脉通道,快速静脉滴注林格液 1 000~2 000ml(30min);④静脉滴注氢化可的松 200mg 加入生理盐水 100ml,没有氢化可的松时可静脉注射地塞米松 10mg;⑤肌内注射盐酸异丙嗪 25mg;⑥经上述处理,如血压仍不回升,可静脉滴注多巴胺 5~20μg/(kg·min);⑦稳定循环及呼吸功能,必要时气管插管,甚至气管切开,确保气道通畅,充分供氧。

（四）重症荨麻疹的急救处理原则

皮下注射或肌内注射 0.1% 肾上腺素 0.5～1.0ml，必要时可重复使用；立即吸氧；肌内注射或静脉注射糖皮质激素，可选用地塞米松、氢化可的松或甲泼尼龙等；伴有喉头水肿、呼吸困难，气道受阻可行气管切开，呼吸、心脏停搏时，立即行心肺复苏术。

二、补充学习的内容

（一）荨麻疹的病因

病因复杂，常由食物、药物、吸入物、各种感染、昆虫叮咬、物理及化学因素、精神因素、内分泌改变、遗传因素等引起。

（二）荨麻疹的发病机制

包括过敏反应（Ⅰ～Ⅳ型）及非过敏反应。

（三）特殊类型荨麻疹的特点

1. 皮肤划痕症（人工荨麻疹） 手抓或钝器划过皮肤后，在该处皮肤上出现暂时性红色条索状隆起。

2. 血管性水肿 在皮肤疏松部位的肿胀，如眼睑、口唇、包皮、外阴等疏松部位，突然发生的局限性肿胀，边缘不清。

3. 压力性荨麻疹 皮肤受压后，局部发生深在性肿胀，数小时后可自行消失，多发生在掌、跖、足底、臀部及系腰带等易受压迫部位。

4. 寒冷性荨麻疹 在气温骤降，接触冷风或冷水时，皮肤暴露部位出现风团，持续半小时至 3～4h，严重时可出现胸闷、心悸、腹泻、晕厥等症状。

5. 日光性荨麻疹 在光照后暴露部位出现红斑、风团，伴有瘙痒和针扎样刺痛感。

6. 胆碱能性荨麻疹 在运动、受热、情绪紧张、进食热饮或乙醇饮料后，出现 1～3mm 的小风团，偶伴有头痛、流涎、瞳孔缩小。

7. 血清病性荨麻疹 皮肤注射血清疫苗或药物后出现风团，常伴有发热、全身肌肉关节痛、淋巴结肿大，有时可出现蛋白尿、管型尿。

8. 接触性荨麻疹 皮肤接触某些过敏原后发生风团和红斑反应。

9. 丘疹性荨麻疹 又称虫咬皮炎，是一种发生于皮肤的鲜红色风团性丘疹性皮肤病。

三、问诊要点

（一）现病史

1. 起病情况与患病时间 起病急、缓，首次发病的具体时间。

2. 主要症状的特点 病变（皮疹）部位、皮疹特点（颜色、大小、形态、边界是否清楚、是否伴有瘙痒，皮疹在 24h 内是否消退等）。

3. 病因与诱因 是否进食鱼虾，接触花粉、尘螨、动物皮毛，受到冷热刺激或日晒等。

4. 病情的发展与演变。

5. 伴随症状 有无发热、头痛、头晕、恶心，有无胸闷、心悸、呼吸困难等。

6. 诊治情况 本次就诊前是否接受其他医疗单位的诊治（时间、诊断、治疗、效果等）。

7. 发病后的一般情况 精神状态、饮食、大小便、睡眠等。

（二）相关病史

1. 既往史 幽门螺杆菌感染病史、甲状腺功能异常病史、肿瘤病史等。

2．家族史 家庭成员有无过敏性鼻炎、支气管哮喘等病史。

3．社会心理因素 精神紧张、情绪波动等。

四、体格检查要点

（一）专科体格检查

皮疹情况及分布：散发或汇聚成片的红斑、风团；皮疹时起时消；消退后不留痕迹。

（二）其他系统重点体格检查

生命体征：体温、脉搏、呼吸、血压。

五、诊断思路

（一）确定诊断

根据病史和各型荨麻疹的典型皮损特点，可作出诊断。

（二）进行过敏原检查

皮肤点刺、特异性 IgE 检测。

六、治疗策略

详见本节"荨麻疹的治疗"。

七、健康教育

（一）生活方式指导

1．引起荨麻疹的病因复杂，尽量减少各种诱发因素。

2．皮疹严重时忌食辛辣刺激性食物。

3．服抗组胺药物治疗期间谨慎驾车，注意安全。

（二）药物指导

选择适当的药物控制或治愈疾病，要求患者服药有一定的依从性。

八、应用举例

患者，男性，32 岁，主因"身上间断起皮疹 2 个月余，加重 3～4d"就诊于全科门诊。近 3～4d 皮疹较前增多，遇冷即出现，瘙痒明显，保暖后可自行消退。体格检查：躯干四肢未见皮疹。血常规提示白细胞计数 $9.64×10^9$/L，中性粒细胞百分比 75%。

（一）请回答以下问题

1．初步诊断是什么？

2．如何进行治疗？

3．如何预防？

（二）参考答案

1．初步诊断 荨麻疹。

2．药物治疗

（1）口服抗组胺药物：可选用西替利嗪 10mg（1 片），1 次/d。

（2）外用止痒消炎剂：炉甘石洗剂。

3．预防 注意保暖，增加耐寒性训练。

第四节　单纯疱疹和带状疱疹

一、要求掌握的理论知识

（一）单纯疱疹和带状疱疹的临床表现

1. 单纯疱疹

（1）初发型：包括隐性感染、疱疹性龈口炎（在齿龈、颊黏膜、口唇出现群集性小水疱，破溃后形成点状浅表性溃疡）、新生儿单纯疱疹。

（2）复发型：当受到发热、疲劳等诱因使机体免疫功能降低时，单纯疱疹可复发。

2. 带状疱疹　单侧沿神经走行方向出现红斑，簇集粟粒至米粒大小的水疱，伴有神经痛。

（二）单纯疱疹和带状疱疹的诊断和鉴别诊断

1. 单纯疱疹　根据簇集性水疱、好发于皮肤黏膜交界处、易复发等特点，一般可作出诊断。需与脓疱疮、手足口病、带状疱疹等进行鉴别。

2. 带状疱疹　根据典型皮损和神经痛可作出诊断。需与脓疱疮、肋间神经痛、心绞痛、单纯疱疹等进行鉴别。

（三）单纯疱疹和带状疱疹的治疗

治疗原则：抗病毒、缩短病程、预防继发感染及全身播散。病情较重或年老体弱者可加用干扰素或丙种球蛋白等。

二、补充学习的内容

单纯疱疹由单纯疱疹病毒感染引起，带状疱疹由水痘 - 带状疱疹病毒感染引起。

三、问诊要点

（一）现病史

1. 起病情况与患病时间　起病急、缓，首次发病的具体时间。

2. 主要症状的特点　病变部位（皮疹是否沿神经走行分布）、皮疹特点（颜色、大小、形态，是否伴有麻木、瘙痒、神经痛、灼热感、蚁行感等）。

3. 病因与诱因　是否有创伤、疲劳、使用免疫抑制剂等导致机体抵抗力下降的情况。

4. 病情的发展与演变。

5. 伴随症状　有无乏力、发热、食欲缺乏等。

6. 诊治情况　本次就诊前是否接受其他医疗单位的诊治（时间、诊断、治疗、效果等）。

7. 发病后的一般情况　精神状态、饮食、大小便、睡眠等。

（二）相关病史

有无慢性病，如有无血液系统、免疫系统疾病、恶性肿瘤等；是否曾使用免疫抑制剂。

四、体格检查要点

（一）专科体格检查（皮疹的特点及分布）

1. 单纯疱疹　在齿龈、颊黏膜、口唇出现群集性水疱，破溃后形成点状浅表性溃疡。

2．带状疱疹　单侧沿神经走行方向出现红斑，簇集粟粒至米粒大小的水疱，伴有神经痛。

（二）其他系统重点体格检查

生命体征：体温、脉搏、呼吸、血压。

五、诊断思路

根据单纯疱疹和带状疱疹的典型临床表现，可作出诊断。

六、治疗策略

（一）局部治疗

局部外用抗病毒药膏，如阿昔洛韦乳膏、喷昔洛韦乳膏或炉甘石洗剂；如继发感染，可加用抗菌药物药膏，如夫西地酸软膏；有糜烂面可用 3% 硼酸溶液外敷。

（二）全身治疗

1．抗水痘 - 带状疱疹病毒治疗　如口服泛昔洛韦片。

2．营养神经治疗　如口服或肌内注射维生素 B_1、维生素 B_{12}、甲钴胺等。

3．疼痛明显加用镇痛药　带状疱疹的神经痛可以选择加巴喷丁或普瑞巴林。

4．糖皮质激素　早期合理应用可抑制炎症过程，缩短急性期疱疹相关性疼痛的病程。无禁忌证的患者可口服泼尼松，疗程 1 周左右。

（三）物理治疗

减轻炎症，缩短病程。

（四）中医药治疗

七、健康教育

1．对疾病的认识　老年带状疱疹易遗留后遗神经痛，要让患者正确对待，放松心情，注意保暖、休息，增强体质，以缩短病程。

2．生活方式指导。

3．避免交叉感染　尽量避免与孩子和体质较弱的人密切接触，否则可能会被传染水痘 - 带状疱疹病毒。

八、应用举例

病例 1：患者，女性，35 岁，主因"左侧面颊皮疹 2d"就诊于全科门诊。皮疹处有烧灼感伴瘙痒。体格检查：左侧面颊可见一"硬币"大小的片状红斑，簇集粟粒至米粒大小的水疱。

（一）请回答以下问题

1．初步诊断是什么？

2．如何进行治疗？

（二）参考答案

1．初步诊断　单纯疱疹。

2．治疗　以局部外用抗病毒外用药为主。

病例2：患者，男性，56岁，主因"右侧腰腹部皮肤阵发性疼痛5d伴皮疹2d"就诊于全科门诊。自述半月前曾患感冒，未经治疗自行好转，近1周比较劳累。体格检查：右腰腹部可见散在多处片状红斑，簇集米粒至绿豆大小的水疱，皮疹呈单侧带状分布。

（一）请回答以下问题

1. 初步诊断是什么？

2. 治疗原则是什么？

3. 如何进行治疗？

（二）参考答案

1. 初步诊断　带状疱疹。

2. 治疗原则　抗病毒、营养神经、镇痛治疗。

3. 治疗　①抗病毒治疗，口服泛昔洛韦0.25g，3次/d，连服7d；②营养神经治疗，口服甲钴胺0.5mg，3次/d；③酌情使用镇痛药，可选择加巴喷丁。

第十一章 康 复

第一节 颅脑损伤的康复

一、康复的最佳时间

脑外伤患者的生命体征（体温、脉搏、呼吸、血压）稳定，特别是颅内压持续 24h 稳定在 180mmH$_2$O 内可进行早期康复治疗。主要包括以下内容：定时变换体位、良肢位（又称抗痉挛体位）的摆放、关节被动活动、呼吸道的管理、并发症的治疗。

脑外伤患者急性期的康复训练主要是维持和扩大关节活动度，改善心肺功能，预防关节挛缩、下肢静脉血栓、肺炎、压疮等并发症的发生。

二、康复适应证

康复适应证：①病情平稳，即原发疾病的神经功能缺损症状不再加重，基础疾病、并发症平稳或得到控制；②有明显的持续性神经功能缺损，如言语障碍、自主活动障碍、运动功能障碍、大小便控制障碍、吞咽功能障碍等；③有良好的认知功能，可以完成主动性学习；④有良好的交流能力，可以和治疗师完成交流；⑤能耐受主动性康复训练（如支撑坐立可达 1h）；⑥预计通过强化康复训练可以达到一定程度的功能恢复。

三、康复禁忌证

康复的禁忌证：病情不平稳，特别是生命体征不稳定或有禁忌活动的指征，如有肢体长骨的骨折、下肢深静脉血栓形成等，应禁忌肢体的活动（包括被动性活动）；如有脊柱压缩骨折，应禁忌脊柱的承重、折力和扭力等。

四、康复注意事项

（一）物理治疗中的注意要点

1. 手法轻柔，避免暴力。

2. 所有需要活动的关节都应保持最大的关节活动范围。

3. 在不产生疼痛的范围内进行活动。

4. 如果治疗过程中出现疼痛，应在患者能耐受的疼痛范围内进行。

5. 治疗师在治疗中应给予恰当保护，辅助力量应由大到小，鼓励患者独立完成。

（二）康复治疗的频次

1. 一般 1 次 /d，每次 45min，每周 5 次。

2. 在治疗的过程中给予适当的有限的辅助，发挥患者的主观能动性。

3. 鼓励患者在家属的监督和辅助下每日多次完成一些简单的牵伸动作及日常生活活动。

（三）患者家属康复知识的培训

1. 早期康复治疗期间，同时对患者家属进行相关的康复知识培训与指导。

2. 把康复训练贯穿于患者的日常生活活动中，为下一阶段的康复治疗打下良好的基础。

（四）康复过程中需要注意的安全问题

1. 防止患者在家属指导下自行训练时出现意外跌伤等并发症。

2. 回到家庭的患者，可以选用日常生活中的物品进行训练。

五、转诊指征

医学情况稳定前的康复训练应在医院；医学情况稳定后的功能恢复应在康复机构或在医院的康复门诊；功能恢复良好的患者，可以进入社区进行后续的康复；功能恢复速度很慢或预计难以恢复功能而不得不进行长期的生活护理照顾者，应转诊到具备中间设施的机构，如养老机构。

六、应用举例

患者，男性，45 岁，以"脑挫伤"在神经外科住院治疗 1 周。目前神志清楚，血压 130/70mmHg，不全运动性失语，伸舌右偏，右侧肢体肌张力低，肌力 0～Ⅰ级，腱反射减弱，右侧巴宾斯基征(+)。下肢血管超声提示右下肢肌间静脉血栓。

（一）请回答以下问题

1. 本患者目前是否适合进行康复训练？

2. 请说明原因。

（二）参考答案

1. 患者目前暂不宜行康复训练。

2. 原因　该患者患侧下肢有静脉血栓，需静脉血栓治疗 2 周后才可进行屈伸活动，但勿进行患侧小腿的按摩。

第二节　脑血管疾病的康复

一、康复的最佳时间

早期康复治疗是卒中急性期治疗的重要组成部分。欧美国家关于卒中的康复治疗正在形成一个新的概念，非常早期的活动（very early mobilization），非常早及强化活动（very early and intense mobilization）或"超早期康复"。根据研究者们给出的概念，非常早期的活动是指对没有严重并发症或脑水肿的卒中患者,在发病24h内就开始床上活动(bed mobilization)。

国内多数学者认为病情稳定后就可以开始康复治疗,年龄、性别和卒中类型(出血、梗死)等并不影响开始康复的时机,即使患者处于昏迷状态或在重症监护室内也可以开始康复治疗,如保持良好的肢体位置、预防各种并发症(肺部感染、压疮、下肢静脉血栓)、肢体的被动活动等。

一般在患者生命体征平稳、神经功能缺损症状不再加重后48h即可以开始康复治疗。在发病早期,以挽救生命为目的,康复治疗以不影响临床抢救为前提。有严重合并症或并发症者,如血压过高、重度感染、严重的精神障碍、急性心肌梗死或心功能不全、糖尿病酮症酸中毒、严重肝及肾功能损害等,在治疗原发病的同时,积极治疗合并症或并发症,患者病情平稳48h后可逐步进行康复治疗。

二、康复的适应证

康复的适应证:①生命体征平稳;②医学情况无需专科临床医师特殊处理;③有明确的功能障碍,如偏瘫、疼痛、失语或构音障碍、吞咽障碍等;④能够交流并执行指令,没有严重的认知功能、言语交流功能障碍和严重的精神障碍;同时具有精神科疾病的患者应处于精神疾病的稳定期;能够执行口头语言或肢体语言的指令,且可以记忆所学习的康复训练课程;⑤有一定体力能够进行康复性活动,每日可完成不少于3h的主动性康复训练;⑥预计可以达到康复目的。

三、康复的禁忌证

康复的禁忌证:①病情严重,如深度昏迷、颅内压过高、血压过高、严重的精神障碍等;②病情进行性加重,神经功能缺损症状仍在进行性恶化;③伴有严重的并发症,如急性心肌梗死、糖尿病酮症酸中毒、严重的感染(吸入性肺炎)等;④存在严重的系统性并发症,如急性肾功能不全、心绞痛、失代偿性心功能不全、风湿性疾病活动期、严重的精神病等。

四、康复注意事项

(一)物理治疗中的注意要点

1. 手法轻柔,避免暴力。

2. 所有需要活动的关节都应保持最大的关节活动范围。

3. 在不产生疼痛的范围内进行活动。

4. 如果治疗过程中出现疼痛,应在患者能耐受疼痛的范围内进行。

5. 在治疗过程中应该给予适当保护,辅助力量应由大到小,鼓励患者独立完成。

6. 当患者处于弛缓期时应强调正确体位的摆放。

7. 当患者处于痉挛期时应强调痉挛肌肉的放松练习、抗痉挛手法、非痉挛肌肉肌力练习和诱导分离运动的训练。

(二)康复治疗的频次

1. 一般1次/d,每次45min,每周5次。

2. 在治疗过程中给予适当的有限的辅助,发挥患者的主观能动性。

3. 鼓励患者在家属的监督和辅助下每日多次完成一些简单的牵伸动作及日常生活活动。

(三)患者家属、康复知识的培训

1. 早期康复治疗期间,同时对患者家属进行相关的康复知识培训与指导。

2. 把康复训练贯穿于患者的日常生活活动中,为下一阶段的康复治疗打下良好的基础。

(四)卒中患者的社区康复治疗方案

1. 防止患者在家属指导下自行训练时出现意外跌伤等并发症。

2. 回到家庭的患者,可以选用日常生活中的物品进行训练,如通过捡豆子训练患者患肩关节的活动及肘关节的屈伸等。

(五)按阶段进行康复训练

1. 对于比较严重、可能停留在弛缓状态的患者,不管在神经内科还是在康复科只能采用早期的康复治疗方法。

2. 病情恢复速度较快的患者,发病后 3 个月即可能需要后期的康复治疗方案。

3. 在治疗过程中应把患者看作一个整体,治疗内容应因人而异,宜采取规范化综合康复治疗方案。

4. 需注重脑卒中患者的认知、心理、娱乐康复等方面的指导。

5. 给予康复治疗的同时应对患者及其家属做好预防宣教工作,在日常生活中减少卒中的危险因素,如高血压、高血糖、血脂异常等,改善不良生活习惯,以降低卒中的复发率。

五、转诊指征

(一)一级康复

一级康复是指患者早期在医院急诊科或神经内科常规治疗的同时开展康复治疗。

转诊去向:对病情很轻的患者,如果能够在此期治愈,或出院后仅需康复指导的患者可以在家庭或社区中进行康复训练,可直接从急诊科或神经内科出院回家。如果患者的日常生活大部分不能自理,或出院后不能得到康复指导或社区康复训练,建议转到康复医学科或专门的康复中心继续进行康复治疗。

(二)二级康复

二级康复是指患者在综合医院的康复医学科或康复中心进行的康复治疗。

转诊去向:如果患者治疗有效,但大部分日常生活活动仍需要他人帮助,不能回归社会生活,建议转到二级医院继续住院进行康复治疗。如果患者功能恢复良好,为进入社区医院做好了准备,就可以进入社区进行后续的康复治疗。

(三)三级康复

三级康复是指患者在社区或家庭中继续接受康复治疗,前者称为社区康复,后者称为居家康复。

转诊去向:三级康复的最终去向是居家康复,患者可以不定期去社区医院或社区康复站接受专业化的康复指导。如果在功能恢复中患者出现了社区无法解决的问题,则视具体情况向上级医院(如三级医院或二级医院)转诊,寻求解决的方案。

六、应用举例

病例 1:患者,女性,60 岁,因"脑出血"在神经内科住院治疗 1 周,患者目前神志清楚,血压 200/140mmHg,言语流利,伸舌左偏,左侧肢体肌张力低,肌力Ⅰ~Ⅱ级,腱反射减弱;左侧巴宾斯基征(+)。

(一)请回答以下问题

1. 该患者目前适合进行康复训练吗?

2. 请说明原因。

（二）参考答案

1. 患者目前暂不宜行康复训练。

2. 患者目前血压高达 200/140mmHg，暂不宜行康复训练。待血压平稳后（150/90mmHg 以下），可行床旁被动关节活动的训练。

病例 2：患者，女性，48 岁，以"脑血栓"在神经内科住院治疗 2d，患者目前神志清楚，血压 150/80mmHg，言语流利，伸舌左偏，左侧肢体肌张力低，肌力Ⅱ～Ⅲ级，腱反射减弱；左侧巴宾斯基征（+）。患者自发病以来左侧肢体活动不利进行性加重，昨日可独立行走，今日在搀扶下可行走。

（一）请回答以下问题

1. 本患者目前适合进行康复训练吗？

2. 请说明原因。

（二）参考答案

1. 患者目前暂不宜行康复训练。

2. 患者神经病学症状仍在进行性恶化。待患者的神经病学症状平稳，可行康复训练。

第十二章 传染性疾病

《助理全科医生培训标准（试行）》细则中传染科轮转要求掌握如下内容：

10 种主要疾病的临床表现、诊断与鉴别诊断、治疗原则等（具体见每种疾病要求）

细菌性痢疾、感染性腹泻、结核病、艾滋病、霍乱、流行性脑脊髓膜炎、麻疹、猩红热、水痘、手足口病。

第一节 细菌性痢疾及感染性腹泻

一、要求掌握的理论知识

（一）细菌性痢疾及感染性腹泻的诊断

1. 流行病学资料 夏秋季发病，发病前有不清洁饮食史，或与细菌性痢疾或感染性腹泻患者接触史。

2. 临床表现

（1）细菌性痢疾潜伏期一般 1～4d。急性细菌性痢疾普通型表现为急性起病，有畏寒、发热、体温可达 39℃以上，伴头痛、乏力、食欲缺乏，并出现腹痛、腹泻，多先为稀水便，1～2d 后转为黏液脓血便，每日排便多至数十次，便量少，有时为脓血便，此时里急后重明显。常伴肠鸣音亢进，左下腹压痛。自然病程 1～2 周，多数可自行恢复，少数转为慢性。

（2）慢性细菌性痢疾是指细菌性痢疾反复发作或迁延不愈达 2 个月以上。

（3）感染性腹泻潜伏期为数小时至数天、数周。多急性起病，少数起病缓慢。临床表现轻重不一，以胃肠道症状最突出，出现食欲缺乏、腹胀、恶心、呕吐、腹痛、腹泻，可伴有里急后重，腹泻次数多至十几、二十多次，粪便性状呈水样便、黏液便、脓血便，分泌性腹泻一般不会出现腹痛，侵袭性腹泻可出现腹痛。病程为数天至 1～2 周，常为自限性，少数可复发，超过 14d 的腹泻，称为迁延性腹泻。

3. 便常规及其他辅助检查

（1）细菌性痢疾

1）便常规：外观呈黏液脓血便，镜检白细胞≥15/HP，伴有少量红细胞。

2）血常规：白细胞、中性粒细胞、C 反应蛋白升高。

3）细菌培养：粪便培养出志贺菌属可以确诊。

（2）感染性腹泻

1）便常规：外观呈稀水样便、黏液便、脓血便，镜检（－）或可检出红、白细胞。

2）血常规：白细胞、中性粒细胞、C反应蛋白正常或轻度升高。

（二）细菌性痢疾及感染性腹泻的鉴别诊断

急性阿米巴痢疾、细菌性食物中毒、乙型脑炎、急性出血坏死性小肠炎、非特异性溃疡性结肠炎、直肠癌与结肠癌等。

（三）治疗原则

抗感染、补液及对症治疗。

（四）治疗方法

1. 一般治疗　消化道隔离直至临床症状消失，粪便培养结果连续2次阴性。饮食以流食为主，忌食生冷、油腻及刺激性食物。

2. 病原学治疗　根据病原体合理用药。

（1）细菌性痢疾、细菌感染性腹泻首选喹诺酮类药物、第三代头孢类抗生素或氨基糖苷类药物，18岁以下患者禁用喹诺酮类药物。

（2）病毒感染性腹泻：如轮状病毒、诺如病毒，主要是补液防治脱水及电解质紊乱。

（3）对症治疗（补液、纠正电解质紊乱），轻者口服补液盐，重症或呕吐严重患者静脉补液，发热患者给予退热治疗。

（五）转诊指征

重症腹泻，合并脱水、休克、电解质紊乱、酸中毒，甚至多脏器功能衰竭；诊断不明，疑有结肠病变、小肠吸收不良、胰腺病变、肝胆病变或肿瘤引起的腹泻。

（六）防治措施

1. 管理传染源　急、慢性患者和带菌者应隔离或定期进行访视管理，并给予彻底治疗，直至粪便培养阴性。

2. 切断传播途径　养成良好的卫生习惯，特别注意饮食和饮水卫生。

3. 保护易感人群　我国主要采用口服活菌苗，如F2a型依链株。

（七）疫情报告

细菌性痢疾是乙类传染病，感染性腹泻是丙类传染病，诊断后24h内上报传染病卡。

二、补充学习的内容

（一）细菌性痢疾的病原学

1. 志贺菌属俗称"痢疾杆菌"，属于肠杆菌科，革兰氏阴性杆菌。

2. 志贺菌属分为4个血清型，即痢疾志贺菌、福氏志贺菌、鲍氏志贺菌、宋内志贺菌。

（二）细菌性痢疾及感染性腹泻的流行病学特征

1. 传染源　患者、带菌者。

2. 传播途径　粪口途径。

3. 易感人群　普遍易感。

4. 流行特征　全年散发、夏秋季多发。

三、问诊要点

（一）现病史

1. 起病情况与患病时间　起病急、缓，首次发病的具体时间。

2. 主要症状的特点　有无腹痛、腹泻、恶心、呕吐,大便次数、性状,腹痛特点及部位。

3. 病因与诱因　有无不洁饮食,进食生、冷食物。

4. 病情的发展与演变。

5. 伴随症状　有无发热、腹胀、里急后重。

6. 诊治情况　本次就诊前是否接受其他医疗单位的诊治(时间、诊断、治疗、效果等)。

7. 发病后的一般情况　精神状态、饮食、大小便、睡眠等。

（二）相关病史

1. 既往史　有无慢性腹泻病史及其他慢性疾病史,有无药物过敏史。

2. 个人史　有无不洁饮食及与腹泻患者接触史。

3. 其他　共同进餐的人员有无发病。

四、体格检查要点

（一）专科体格检查

腹部:触诊有无压痛、反跳痛及肌紧张,有无包块,叩诊有无移动性浊音,听诊肠鸣音情况。

（二）其他系统重点体格检查

1. 生命体征　体温、脉搏、呼吸、血压。

2. 一般情况　精神状态,皮肤弹性。

五、诊断思路

（一）发病季节

夏秋季节腹泻病高发,发病前往往有不洁饮食史或进食生、冷食物史。

（二）临床表现

胃肠道症状突出:腹泻(大便性状)、腹痛(肠痉挛表现、阵发性)、脓血便、恶心、呕吐、发热等。

（三）实验室检查

1. 血常规　白细胞、中性粒细胞可升高。

2. 便常规

（1）细菌性痢疾:外观为黏液脓血便,镜检白细胞≥15/HP,伴少量红细胞。

（2）感染性腹泻:外观为稀水样便、黏液便、脓血便,镜检（－）或可检出红、白细胞。

（3）便培养:细菌性痢疾培养出志贺菌属。

六、治疗策略

详见本节"治疗方法"。

七、健康教育

（一）对疾病的认识

本病是通过消化道传播(病原体污染食物、水源或食具,易感者于进食后获得感染)的疾病,因此对患者消化道隔离(注意饮食、饮水卫生,餐具消毒)至临床症状消失,粪便培养连续2次阴性。

（二）生活方式指导

生熟食物分开，剩饭、剩菜要热透，不吃变质食物；饭前、便后要洗手。

（三）药物指导

不滥用抗菌药物。

八、应用举例

患者，女性，28岁，职员，未婚，主因"阵发性腹痛伴腹泻、发热1d"就诊于全科门诊。患者1d前进食剩饭后出现阵发性腹痛，上腹为主，伴里急后重，腹泻黏液便10余次，恶心、呕吐（非喷射性）3次。发热，未测体温。小便次数少。既往史：体健，否认肝炎、结核病史，否认药物过敏史；无吸烟、饮酒史。月经史：末次月经为就诊前15d。

（一）请回答以下问题

1. 初步诊断什么？

2. 诊断依据是什么？

3. 体格检查的重点项目有哪些？

4. 为什么要询问月经史？

5. 下一步需要进行的检查是什么？

（二）参考答案

1. 初步诊断　感染性腹泻、细菌性痢疾可能性大。

2. 诊断依据

（1）急性起病，发病前有不洁饮食史。

（2）典型的临床表现：腹泻黏液便，伴阵发性腹痛、里急后重、发热。

3. 体格检查重点　生命体征，腹部的视诊、触诊、叩诊、听诊检查。

4. 育龄期腹痛患者询问月经史是为了鉴别异位妊娠。

5. 需完善的辅助检查　血常规、便常规、便培养检查，必要时完善腹部超声检查。

第二节　结　核　病

一、要求掌握的理论知识

（一）肺结核的临床表现

1. 全身症状　午后低热、盗汗、体重减轻、食欲缺乏、月经不调、心悸等。

2. 呼吸系统症状

（1）咳嗽：咳嗽、咳痰2周以上或出现痰中带血为肺结核的可疑症状。合并细菌感染时出现黄痰；支气管黏膜结核可出现刺激性咳嗽。

（2）咯血：1/3患者有咯血。少量咯血<100ml/d；中等量咯血100～500ml/d；大量咯血>500ml/d或1次咯血100～500ml。

（3）胸痛：呼吸运动及咳嗽时加重。

（4）呼吸困难：多见于病变累及多个肺叶、中到大量胸腔积液。

3. 体征　与病变性质、部位、范围及程度有关，多无异常体征。

（二）肺结核的诊断与鉴别诊断

1. 肺结核的诊断　根据病史、影像学和结核菌检查结果可将肺结核患者分为疑似病例、临床诊断病例及确诊病例。

（1）疑似病例：符合下列条件之一者为疑似病例。

1）有肺结核可疑症状的 5 岁以下儿童，同时伴有与痰涂片阳性肺结核患者密切接触史或结核菌素皮肤试验强阳性或 γ- 干扰素释放试验阳性。

2）仅胸部影像学检查结果显示有与活动性肺结核相符的病变。

（2）临床诊断病例：符合下列条件之一者为临床诊断病例。

1）痰涂片 3 次阴性，胸部影像学检查显示有与活动性肺结核相符的病变，且伴有咳嗽、咳痰、咯血等肺结核可疑症状。

2）痰涂片 3 次阴性，胸部影像学检查显示有与活动性肺结核相符的病变，且结核菌素皮肤试验强阳性。

3）痰涂片 3 次阴性，胸部影像学检查显示有与活动性肺结核相符的病变，且结核抗体检查阳性。

4）痰涂片 3 次阴性，胸部影像学检查显示有与活动性肺结核相符的病变，且肺外组织病理检查证实为结核病变。

5）痰涂片 3 次阴性的疑似肺结核病例，经诊断性治疗或随访观察可排除其他肺部疾病者。

6）支气管镜检查符合气管、支气管结核改变。

7）单侧或双侧胸腔积液，胸腔积液检查提示渗出液，胸腔积液腺苷脱氨酶明显升高，伴有结核菌素皮肤试验阳性或 γ- 干扰素释放试验阳性。

（3）确诊病例：符合下列条件之一者为确诊病例。

1）痰涂片阳性性肺结核，并符合下列 3 项之一者。

①2 份痰标本直接涂片抗酸杆菌镜检阳性。

②1 份痰标本直接涂片抗酸杆菌镜检阳性，且肺部影像学检查符合活动性肺结核影像学表现。

③1 份痰标本直接涂片抗酸杆菌镜检阳性 +1 份痰标本结核菌培养阳性。

2）仅培养阳性肺结核，且同时符合下列 2 项者。

①痰涂片阴性。

②肺部影像学检查符合活动性肺结核影像学表现，且 1 份痰标本结核菌培养阳性。

3）肺部影像学检查符合活动性肺结核影像学表现，分子生物学检测阳性。

4）肺或胸膜病变标本病理学诊断为结核病变者。

2. 鉴别诊断　应与肺炎、肺癌、肺脓肿、支气管扩张症、COPD 等进行鉴别。

（三）治疗原则及方法

1. 抗结核治疗的原则　早期、规律、全程、适量、联合。

2. 常用抗结核药物

（1）异烟肼（isoniazid, H）：成年人 300mg/d，顿服。

（2）利福平（rifampin, R）：体重 50kg 及以下者 450mg/d，50kg 以上者 600mg/d，顿服。

（3）吡嗪酰胺（pyrazinamide, Z）：成人 1.5g/d。

（4）链霉素（streptomycin, S）：肌内注射 0.75g，每周 5 次。

（5）乙胺丁醇（ethambatal，E）：成人 0.75～1.0g/d。

3.标准化学治疗方案

（1）每日用药方案：①强化期可使用异烟肼、利福平、吡嗪酰胺、乙胺丁醇，1 次/d，共 2 个月；②巩固期可使用异烟肼、利福平，1 次/d，共 4 个月。简写为 2HRZE/4HR。

（2）间歇用药方案：①强化期可使用异烟肼、利福平、吡嗪酰胺、乙胺丁醇，隔日 1 次或每周 3 次，共 2 个月；②巩固期可使用异烟肼、利福平，隔日 1 次或每周 3 次，共 4 个月。简写为 $2H_3R_3Z_3E_3/4H_3R_3$。

（四）预防原则

肺结核是法定乙类传染病，预防主要为卡介苗的接种和化学预防。化学预防对象为人类免疫缺陷病毒（human immunodeficiency virus，HIV）感染者、痰涂片检查阳性患者的亲密接触者、硅沉着病、吸毒、糖尿病、营养不良、长期口服激素、35 岁以下 PPD 试验硬结直径≥15mm 者，常用异烟肼 300mg，1 次/d，持续 6～8 个月。

（五）报告及转诊程序

1.传染病报告卡 对结核疑似患者可填写传染病卡报告片（勾选"疑似病例"）。

2.开具转诊单 开具结核转诊三联，第一联交给患者，并告知患者携带转诊单第一联到结核病防治所进一步诊治。

二、补充学习的内容

（一）结核病分类

1.原发型肺结核。

2.血行播散型肺结核。

3.继发型肺结核 浸润性肺结核、干酪性肺炎、空洞性肺结核、结核球、纤维空洞性肺结核。

4.结核性胸膜炎。

5.其他肺外结核 骨、肾、肠结核。

6.菌阴肺结核。

（二）结核在人群中的传播

1.传染源 主要是结核病患者，即痰直接涂片阳性者，通过咳嗽、喷嚏、大笑、大声谈话等方式将含有结核分枝杆菌的微滴排到空气中而传播。

2.传播途径 飞沫传播是肺结核最重要的传播途径，经消化道和皮肤等其他途径传播现已罕见。

3.易感人群 婴幼儿、老年人、免疫抑制剂使用者、慢性病患者等免疫力低下人群。

三、问诊要点

（一）现病史

1.起病情况与患病时间 起病急、缓，首次发病的具体时间。

2.主要症状的特点 有无咳嗽、咳痰、咯血、呼吸困难。

3.病因与诱因 有无机体抵抗力下降的因素，是否与结核患者接触。

4.病情的发展与演变。

5.伴随症状 有无午后低热、盗汗、食欲缺乏、体重下降等。

6. 诊治情况　本次就诊前是否接受其他医疗单位的诊治(时间、诊断、治疗、效果等)。

7. 发病后的一般情况　精神状态、饮食、大小便、睡眠等。

(二)相关病史

1. 既往史　有无慢性气管炎、支气管哮喘等肺部疾病史,有无糖尿病病史。

2. 个人史　有无与结核病患者接触史。

四、体格检查要点

(一)专科体格检查

肺部:视诊、触诊、叩诊、听诊(啰音)。

(二)其他系统重点体格检查

1. 生命体征　体温、脉搏、呼吸、血压。

2. 一般情况　面容表情、体型、营养状况。

3. 浅表淋巴结　有无肿大。

4. 心脏　听诊。

5. 腹部　腹部有无压痛,有无揉面感。

五、诊断思路

1. 可疑症状患者的筛选　可疑症状患者有咳嗽、咳痰 2 周以上或出现痰中带血,有结核患者接触史。需要进行痰抗酸杆菌和胸部 X 线检查。

2. 确定是否为肺结核。

3. 有无活动性。

4. 是否排菌。

5. 是否耐药。

6. 明确初治、复治。

六、治疗策略

详见本节"治疗原则及方法"。

七、健康教育

(一)养成良好的卫生习惯

不随地吐痰,痰液最好吐在废纸中;外出戴口罩;食具单独使用,定期煮沸消毒。

(二)加强营养支持

饮食以清淡为主,营养均衡,保证每日摄入足够的热量。

(三)合理安排休息与活动

对于无明显症状的患者可以边工作边服药治疗;有发热、咯血等症状的患者应卧床休息,待病情稳定后逐渐增加活动量。

(四)保持乐观的情绪

要保持乐观的情绪,培养兴趣爱好,增强战胜疾病的信心。

八、应用举例

患者,女性,21 岁,学生,主因"发热伴咳嗽 3 周"就诊于全科门诊。发病期间体温最高 38.5℃,午后多见,伴咳嗽、盗汗,咳白痰少量。自服头孢呋辛治疗 1 周,症状无减轻。体格检查:双肺呼吸音粗,未闻及干湿性啰音。

(一)请回答以下问题

1. 还要询问患者哪些病史?

2. 为协助诊断,下一步首选哪项检查?

(二)参考答案

1. 完善的病史 该患者咳嗽、咳痰 2 周以上,伴低热、盗汗,为结核可疑症状患者。需要询问流行病学史,有无结核患者接触史,有无咯血、消瘦、月经失调或闭经等症状。

2. 首选辅助检查 胸部 X 线检查。

第三节 艾 滋 病

一、要求掌握的理论知识

艾滋病是获得性免疫缺陷综合征(acquired immune deficiency syndrome,AIDS)的简称。潜伏期平均 8～9 年,短可至数月,长可达 15 年。临床表现分为急性期、无症状期和艾滋病期。

(一)急性期

通常发生在初次感染 HIV 的 2～4 周。

1. 临床表现 以发热最为常见,可伴有全身不适、盗汗、头痛、恶心、呕吐、腹泻、咽痛、关节痛、肌肉痛、皮疹、淋巴结肿大及神经系统症状等。

2. 实验室检查 血清可检出 HIV RNA 及 P24 抗原,而 HIV 抗体则在感染后数周才出现。$CD4^+$ T 淋巴细胞计数一过性减少,$CD4^+/CD8^+$ T 淋巴细胞比值倒置。部分患者可出现轻度白细胞和 / 或血小板减少或肝功能异常。

(二)无症状期

可从急性期进入此期,或无明显的急性期症状而直接进入此期。

本期持续时间一般为 6～8 年。其时间长短与感染病毒的数量、病毒类型、感染途径、机体免疫状况的个体差异、营养、卫生条件及生活习惯等因素有关。此期由于 HIV 在感染者体内不断复制,具有传染性。因免疫系统受损,$CD4^+$ T 淋巴细胞计数逐渐下降。

(三)艾滋病期

为感染 HIV 后的终末阶段。患者 $CD4^+$ T 淋巴细胞计数明显下降,多数少于 200/μl,HIV 血浆病毒载量明显升高。此期主要的临床表现为 HIV 相关症状、各种机会性感染及肿瘤。

1. HIV 相关症状 持续 1 个月以上的发热、盗汗、腹泻;体重减轻 10% 以上。部分患者表现为神经精神症状,出现记忆力减退、性格改变、精神淡漠、头痛、癫痫及痴呆等。另外还可出现持续性全身淋巴结肿大,其特点为:①除腹股沟外有 2 个或 2 个以上部位的淋巴结肿大;②肿大的淋巴结直径≥1cm,无压痛,无粘连;③淋巴结肿大时间持续 3 个月以上。

2. 各种机会性感染及肿瘤

（1）呼吸系统：肺孢子菌肺炎，表现为慢性咳嗽、发热、发绀、血氧分压降低，少有肺部啰音。胸部 X 线显示间质性肺炎。巨细胞病毒、假丝酵母菌及隐球菌可引起病毒性肺炎、复发性细菌肺炎、真菌性肺炎。卡波西肉瘤也常侵犯肺部。

（2）中枢神经系统：可发生新隐球菌脑膜炎、结核性脑膜炎、各种病毒性脑膜脑炎、弓形虫脑病。

（3）消化系统：白念珠菌食管炎，巨细胞病毒性食管炎、肠炎，志贺菌属、沙门菌、空肠弯曲菌及隐孢子虫性肠炎。表现为鹅口疮、食管炎或溃疡，胸骨后烧灼感、吞咽疼痛、腹泻、体重下降、感染性肛周炎、直肠炎等。

（4）口腔：鹅口疮、舌毛状白斑、复发性口腔溃疡、牙龈炎等。

（5）皮肤：带状疱疹、传染性软疣、尖锐湿疣、真菌性皮炎和甲癣。

（6）眼部：巨细胞病毒视网膜脉络膜炎和弓形虫性视网膜炎，表现为眼底絮状白斑。眼睑、睑板腺、泪腺、结膜和虹膜等常受卡波西肉瘤侵犯。

（7）肿瘤：恶性淋巴瘤、卡波西肉瘤等。

二、补充学习的内容

（一）艾滋病高危人群

1. 男 - 男同性恋。
2. 静脉药物依赖者、性工作者。
3. 多次接受输血及血制品者。

（二）实验室检查

1. 血常规　白细胞计数、红细胞计数、血红蛋白计数及血小板计数均会出现不同程度减少。

2. 尿常规　尿蛋白常阳性。

3. 免疫学检查　CD4$^+$T 淋巴细胞检测。CD4$^+$T 淋巴细胞计数进行性减少，CD4$^+$/CD8$^+$比值倒置。

4. 抗体检测　HIV-1/HIV-2 抗体检测是 HIV 感染诊断的金标准。

5. 抗原检测　用酶联免疫吸附实验（enzyme-linked immunosorbent assay，ELISA）检测血清 HIVp24 抗原，有助于抗体产生窗口期和新生儿早期感染的诊断。

6. 病毒载量测定　病毒载量的测定可了解疾病进展、提供抗病毒治疗依据、评估治疗效果、指导治疗方案调整及为早期诊断提供参考。

（三）国家实行四免费治疗

包括 HIV 抗体检测、抗病毒治疗、母婴阻断、艾滋病致孤儿童免费上学。

（四）传染病报告卡

艾滋病是乙类传染病，诊断后 24h 内报传染病报告片。

（五）转诊

发现初筛 HIV 抗体阳性患者，送当地艾滋病检测确认实验室，进行确认。北京地区送至北京市疾病预防控制中心艾滋病确认中心实验室进行确认试验。做好初筛阳性者和确诊病例登记。不得将未确诊结果告知患者。确诊后由确诊医院告知患者到当地指定的艾滋病接诊医院进行治疗。

三、问诊要点

（一）现病史

1. 起病情况与患病时间　起病急、缓，首次发病的具体时间。

2. 主要症状的特点　有无发热、最高体温、持续的时间，有无头痛、记忆力减退、癫痫等神经精神症状，有无淋巴结肿大，有无消瘦、咳嗽、咳痰。

3. 病因与诱因。

4. 病情的发展与演变。

5. 伴随症状　有无吞咽困难、胸骨后烧灼感、盗汗、腹泻、体重下降；有无反复发作的口腔溃疡，有无皮疹、皮肤结节。

6. 诊治情况　本次就诊前是否接受其他医疗单位的诊治（时间、诊断、治疗、效果等）。

7. 发病后的一般情况　精神状态、饮食、大小便、睡眠等。

（二）相关病史

1. 既往史　有无慢性疾病史、输血史。

2. 个人史及流行病学史　静脉药物依赖史。

3. 婚姻史　性生活史、伴侣健康情况等。

四、体格检查要点

（一）专科体格检查

1. 淋巴结　全身浅表淋巴结有无肿大，淋巴结的大小，有无压痛及淋巴结的活动度。

2. 皮肤黏膜　有无皮疹，口腔有无鹅口疮、舌毛状白斑，有无尖锐湿疣。

（二）其他系统重点体格检查

1. 生命体征　体温、脉搏、呼吸、血压。

2. 一般情况　精神状态，营养状况。

3. 颜面及其器官　眼（视力是否减退）。

4. 肺部　听诊（啰音）。

五、诊断思路

需结合流行病学史（包括不安全性生活史、静脉注射毒品史、输入未经抗 HIV 抗体检测的血液或血液制品、HIV 抗体阳性者所生子女或职业暴露）、临床表现和实验室检查等进行综合分析，慎重作出诊断。诊断 HIV/艾滋病必须是经确认试验证实 HIV 抗体阳性。

（一）急性期诊断标准

患者近期内有流行病学史和临床表现，结合实验室 HIV 抗体由阴性转为阳性即可诊断，或仅实验室检查 HIV 抗体由阴性转为阳性即可诊断。

（二）无症状期

有相关流行病学史，结合 HIV 抗体阳性即可诊断，或仅实验室检查 HIV 抗体阳性亦可诊断。

（三）艾滋病期

1. 有流行病学史。

2．实验室检查 HIV 抗体阳性，加之以下任何一项，可诊断为艾滋病。

（1）原因不明的持续不规则发热 1 个月以上，体温>38℃。

（2）慢性腹泻 1 个月以上，每日>3 次。

（3）6 个月内体重下降 10% 以上。

（4）反复发作的口腔白念珠菌感染。

（5）反复发作的单纯疱疹病毒感染或水痘 - 带状疱疹病毒感染。

（6）肺孢子菌肺炎。

（7）反复发生的细菌性肺炎。

（8）活动性结核或非结核分枝杆菌病。

（9）深部真菌感染。

（10）中枢神经系统病变。

（11）中青年人出现痴呆。

（12）活动性巨细胞病毒感染。

（13）弓形虫脑病。

（14）青霉菌感染。

（15）反复发生的败血症。

（16）皮肤黏膜或内脏的卡波西肉瘤、淋巴瘤。

HIV 抗体阳性，虽无上述表现或症状，但 CD4$^+$ T 淋巴细胞计数<200/μl，也可诊断为艾滋病。

六、治疗策略

目前仍缺乏根治 HIV 感染的药物，多采用综合治疗。

（一）抗 HIV 治疗

目前采用高效抗逆转录病毒疗法（highly active antiretroviral therapy，HAART）。

1．治疗目标

（1）最大限度地抑制病毒复制。

（2）重建或维持免疫功能。

（3）降低病死率和 HIV 相关疾病的患病率。

（4）改善患者的生活质量，提高期望寿命。

（5）减少 HIV 的传播风险、预防母婴传播。

2．治疗的指征和开始时机　如果患者存在严重机会性感染和 / 或慢性疾病急性发作，应先控制好相关疾病，待病情稳定后，再开始 HAART。

（二）免疫重建

（三）治疗机会性感染及肿瘤

七、健康教育

（一）预防经性接触传播

遵守性道德，安全性行为，正确使用安全套。怀疑有性病者尽早到医院检查治疗。

（二）预防经血传播

避免不安全注射或输血，远离毒品。

（三）预防母婴传播

HIV 感染者要避免妊娠，或在医师指导下终止妊娠，坚持妊娠者要采取抗病毒的阻断治疗，产后避免母乳喂养。

八、应用举例

患者，女性，26 岁，主因"发热、伴颜面、生殖器疱疹，颈部淋巴结肿大 1 个月余"就诊于全科门诊。患者男朋友有不洁性行为史。体格检查：体温 38.2℃，颜面可见弥漫分布小丘状疱疹，生殖器可见疱疹和溃疡，双侧颈前、锁骨上窝触及肿大淋巴结，无触痛，心肺检查未见明显异常。血常规示白细胞计数 $2.88×10^9/L$，血红蛋白浓度 87g/L，血小板计数 $67×10^9/L$。

（一）请回答以下问题

1. 该患者应完善哪些检查？

2. 如果检查是阳性应怎样处理？

（二）参考答案

1. 应完善的检查　HIV 抗体检测，进行电话、住址双登记。

2. 处理　如果初筛 HIV 抗体阳性，其血清标本送当地艾滋病诊疗指南检测确认实验室，对其进行确认检测。北京地区送至北京市疾病预防控制中心艾滋病确认中心实验室进行确认试验，做好初筛阳性和确诊病例登记。不得将未确诊结果告知患者。确诊患者由确诊医院告知其到当地指定的艾滋病接诊医院进行治疗。

第四节　霍　　乱

一、要求掌握的理论知识

（一）临床表现

潜伏期数小时至 5d，一般为 1～3d，多急性发病，少数有疲乏、头晕、腹胀等症状，可分为以下 3 期。

1. 泻吐期　表现为剧烈无痛性腹泻，水样便（黄水样、清水样、米泔水样或血水便），多伴有腓肠肌痉挛，先腹泻后呕吐，成人一般无发热。本期持续约数小时或 1～2d。

2. 脱水期　严重泻吐引起水和电解质丢失，患者迅速出现脱水和周围循环衰竭。表现为口渴、声音嘶哑、眼眶凹陷、皮肤干燥或弹性消失、意识障碍，继而血压下降、肾前性氮质血症，出现严重的低钠血症、低钾血症和代谢性酸中毒，此期一般为数小时至 2～3d（表 12-1）。

表 12-1　临床不同脱水分度的症状及体征

分度	体重减轻	声音嘶哑	发绀	肌肉痉挛	收缩压
轻度	2%～3%	无	无	无	正常
中度	4%～8%	有	轻度	有	正常或低
重度	9%或更多	有可失声	明显	严重	<80mmHg
分度	尿量	皮肤弹性	眼眶	指纹	
轻度	正常	立即回缩<2s	正常	不皱	
中度	24h<400ml	回缩慢	凹陷	皱瘪	
重度	24h<50ml	回缩很慢	深度凹陷	洗衣工手	

3．恢复期 脱水纠正后，症状逐渐消失而恢复正常，尿量增多。约 1/3 的患者出现反应性发热，38～39℃，持续 1～3d 可自行消退。

（二）北京市霍乱病例诊断及报告标准

1．霍乱医学观察病例 肠道门诊就诊患者，其粪便或碱性蛋白胨水培养物动力、制动试验双阳性。

报告原则：电话向北京市疾病预防控制中心报告霍乱医学观察病例。

2．霍乱疑似病例 肠道门诊就诊患者，并符合以下条件之一者。

（1）霍乱医学观察病例：便标本或碱性蛋白胨水培养物经北京市疾病预防控制中心用 PCR 方法检测 *rfb* 基因阳性（网络报告）。

（2）便标本：经庆大霉素平皿划线培养后，凝集试验阳性（电话报告），北京市疾病预防控制中心现场核实凝集试验阳性后，用 PCR 方法检测庆大霉素平皿培养物 *rfb* 基因阳性（网络报告）。

（3）腹泻次数频繁或剧烈，粪便性状为水样便，伴有呕吐，迅速出现脱水或严重脱水，循环衰竭及肌肉痉挛（特别是腓肠肌）等休克表现者，无论动力、制动试验结果是否阳性（电话报告），北京市疾病预防控制中心现场复核动力、制动试验，无论是否阳性，均用 PCR 检测便标本 *rfb* 基因，若为阳性，进行报告（网络报告）。

报告原则：先向北京市疾病预防控制中心电话报告，经北京市疾病预防控制中心现场复核并 PCR 检测 *rfb* 基因阳性后，医疗机构在"中国疾病预防控制信息系统"上报告"霍乱疑似病例"。

3．霍乱确诊病例 便标本经北京市疾病预防控制中心进一步分离纯培养后，确诊试验阳性者。

报告原则：医疗机构接到北京市疾病预防控制中心反馈的确诊试验结果后，在"中国疾病预防控制信息系统"上将报告的"霍乱疑似病例"订正为"霍乱确诊病例"。

（三）转诊注意事项

对高度可疑患者转送传染病医院进行住院隔离治疗。

1．运送途中要有医护人员护送，医护人员注意防护，戴口罩，穿防护服，戴手套、鞋套。

2．送至传染病医院后，与接收医院的医务人员要有病情的介绍及实验室检查单的交接手续。

3．随车携带盛放吐泻物容器及消毒液，防止沿途污染。

4．车辆及有关物品用后由医疗单位彻底消毒。

二、补充学习的内容

（一）霍乱的处理原则

早、小、严、实，即时间要早、范围要小、措施要严、落在实处。

（二）霍乱的疫情报告

霍乱是甲类传染病，发现病例立即报告。

三、问诊要点

（一）现病史

1．起病情况与患病时间 起病急、缓，首次发病的具体时间。

2．主要症状的特点 有无腹痛，腹泻的次数，大便的性状及腹泻量，有无里急后重及发热。

3．病因与诱因　是否饮用被污染的水源、进食被污染的食物。

4．病情的发展与演变。

5．伴随症状　有无恶心、呕吐,呕吐的性质(喷射性还是非喷射性),腹痛的性质(阵发性还是持续性),有无腹胀,有无尿量减少。

6．诊治情况　本次就诊前是否接受其他医疗单位的诊治(时间、诊断、治疗、效果等)。

7．发病后的一般情况　精神状态、饮食、大小便、睡眠等。

(二) 相关病史

1．既往史　有无慢性腹泻病史。

2．个人史　有无旅游史及与霍乱疑似、确诊病例接触史。

3．其他　共同进餐的人有无类似发病。

四、体格检查要点

(一) 专科体格检查

1．皮肤　皮肤弹性,有无唇干皮皱,眼窝凹陷,四肢末梢温度。

2．腹部　触诊有无压痛、反跳痛及肌紧张,听诊肠鸣音的情况(活跃还是减弱)。

(二) 其他系统重点体格检查

1．生命体征　体温、脉搏、呼吸、血压(有无脉弱快、呼吸急促、血压下降)。

2．一般情况　神志(有无嗜睡、昏迷)、精神状态、面容表情(表情淡漠)、语音语调(声音嘶哑)。

五、诊断思路

(一) 流行病学史

霍乱患者接触史、旅游史及饮食史。

(二) 临床表现

无痛性腹泻、稀水便或米泔样便,无腹痛,先泻后吐,无恶心。

(三) 便常规悬滴培养检查

动力、制动试验双阳性。

六、治疗策略

(一) 严格隔离

按甲类传染病进行严格隔离,及时上报疫情,疑似患者和确诊患者要分别隔离。对患者排泄物彻底消毒,患者症状消失后,隔天粪便培养1次,连续2次粪便培养阴性方可解除隔离。

(二) 及时补液

轻者可口服补液盐,重者静脉补液纠正脱水、酸中毒、电解质紊乱。

(三) 抗菌治疗

抗菌治疗仅作为液体疗法的辅助治疗。目的在于缩短病程,减少腹泻次数,迅速清除粪便中病原菌。目前常用药物有环丙沙星或诺氟沙星,或多西环素,或复方磺胺甲噁唑片。

(四) 对症治疗

严重低钾血症者应静脉滴注氯化钾治疗,浓度不能超过0.3%。重症患者补足液体、酸中毒纠正后血压仍较低者,可加用肾上腺皮质激素及血管活性药物。

七、健康教育

（一）控制传染源

建立、健全肠道门诊，对腹泻患者登记和进行便培养是发现霍乱的重要方法，对患者隔离治疗，并做好疫源监测，对接触者应严密检疫5d，进行便培养并服药预防。

（二）切断传播途径

加强饮水消毒和食品管理，建立良好的卫生设施。对患者和带菌者的排泄物、进行彻底消毒，应消灭苍蝇等传播媒介。

（三）保护易感人群

生熟食物分开，饭前便后洗手，注意卫生。

八、应用举例

患者，男性，40岁，主因"腹泻2d"就诊于全科门诊。患者于2d前进食烧烤后出现腹泻，每日排便20余次。大便开始为黄色水样便，后为灰白色水样便，无腹痛及里急后重，伴呕吐，无明显恶心，无发热，有尿量减少、口干、乏力等症状。体格检查：体温36.5℃，脉搏104次/min，呼吸30次/min，血压78/56mmHg，精神弱，口唇干燥，皮肤干瘪，两颊凹陷，浅表淋巴结无肿大，双肺（－），心音低钝，腹部平软，肝、脾肋下未及，肠鸣音减弱，全身肌张力减低，腱反射消失。血常规显示红细胞计数$6.5×10^{12}$/L，血红蛋白浓度165g/L，白细胞计数$13.5×10^9$/L，中性粒细胞百分比81%，淋巴细胞百分比19%。便常规显示白细胞3个/HP。

（一）请回答以下问题

1. 初步诊断是什么？
2. 诊断依据是什么？
3. 为确诊应该做哪些检查？

（二）参考答案

1. 初步诊断　腹泻、霍乱可能性大。
2. 诊断依据
（1）急性起病，发病前有不洁饮食史。
（2）腹泻开始是黄色稀水便，后为灰白色水样便，伴有呕吐，无腹痛。
（3）病情进展快，出现口唇干燥，皮肤干瘪，两颊凹陷脱水表现，血压减低。
3. 确诊检查　进行病原学检查，如粪便涂片染色、便悬滴（动力试验和制动试验）及便培养，同时完善肾功能及电解质等检查。

第五节　流行性脑脊髓膜炎

一、要求掌握的理论知识

（一）流行性脑脊髓膜炎临床表现

1. 潜伏期　一般1～2d，最短1d，最长7d。
2. 临床表现　高热、剧烈头痛、频繁呕吐、皮肤黏膜瘀点、瘀斑及脑膜刺激征阳性。
3. 按病情可分为4期

287

（1）前驱期（上呼吸道感染期）：主要表现为上呼吸道感染症状，如低热、鼻塞、咽痛等，持续 1～2d，但因发病急、进展快，此期常被忽略。

（2）败血症期：多数起病后迅速出现此期表现，高热、寒战、体温迅速升高达 40℃ 以上，伴有明显的全身中毒症状，头痛及全身酸痛，精神极度萎靡。

（3）脑膜炎期：除败血症高热及中毒症状外，同时伴有剧烈头痛、喷射性呕吐、烦躁不安及颈项强直、克尼格征和布鲁津斯基征阳性等脑膜刺激征，重者谵妄、抽搐及意识障碍。

（4）恢复期：经治疗体温逐渐下降至正常，意识及精神状态改善，皮肤瘀点、瘀斑吸收或结痂愈合。神经系统检查均恢复正常。

（二）流行性脑脊髓膜炎诊断要点

1. 流行病学特征

（1）传染源：患者和带菌者。

（2）传播途径：病原菌主要经咳嗽、打喷嚏借飞沫由呼吸道直接传播。

（3）易感人群：人群普遍易感，本病隐性感染率高。6 个月～2 岁的婴幼儿发病率最高。

（4）流行季节：冬、春季节为发病高峰。

2. 典型临床表现　高热、剧烈头痛、喷射性呕吐、皮肤黏膜瘀点、瘀斑及脑膜刺激征阳性。

3. 实验室检查

（1）血常规：白细胞计数明显升高，中性粒细胞百分比 80%～90%，并发弥散性血管内凝血者血小板计数减少。

（2）脑脊液：脑脊液检查是确诊的重要方法。

（3）细菌学检查

1）涂片：将皮肤瘀点处的组织液或离心沉淀后的脑脊液做涂片染色。阳性率为 60%～80%。瘀点涂片简便易行，应用抗菌药物早期亦可获得阳性结果，是早期诊断的重要方法。

2）细菌培养：取瘀斑组织液、血液或脑脊液进行培养。应在使用抗菌药物前收集标本。

（三）流行性脑脊髓膜炎转诊的注意事项

重症病例的早期发现并及时转诊，对患者进行呼吸道隔离。

二、补充学习的内容

（一）流行性脑脊髓膜炎鉴别诊断

1. 结核性脑膜炎　多有结核病史或密切接触史，无季节性，起病缓慢，病程长，有低热、盗汗、消瘦等症状，无瘀点、瘀斑，神经系统症状出现晚。

2. 其他细菌引起的化脓性脑膜炎、败血症或感染性休克

（1）肺炎链球菌感染多见于成年人，大多数发生于肺炎、中耳炎和颅脑外伤。

（2）流感嗜血杆菌感染多见于婴幼儿。

（3）金黄色葡萄球菌引起的化脓性脑膜炎、败血症或感染性休克多继发于皮肤感染。

（4）铜绿假单胞菌脑膜炎常继发于腰椎穿刺、麻醉、造影或手术后。

（5）革兰氏阴性杆菌感染易发生于颅脑手术后。

此外，上述细菌感染均无明显季节性，以散发为主，无瘀点、瘀斑。确诊有赖于细菌学检查。

（二）流行性脑脊髓膜炎预防措施

疫苗接种、呼吸道隔离。

（三）流行性脑脊髓膜炎报告程序

流行性脑脊髓膜炎是乙类传染病，诊断后24h内填写传染病报告卡。

（四）流行性脑脊髓膜炎病原菌

脑膜炎双球菌。

三、问诊要点

（一）现病史

1. 起病情况与患病时间　起病急、缓，首次发病的具体时间。

2. 主要症状的特点　有无头痛，头痛的性质，有无发热、恶心、呕吐，是否为喷射性呕吐。

3. 病因与诱因。

4. 病情的发展与演变。

5. 伴随症状　有无咳嗽、咳痰，有无乏力、午后低热及盗汗，有无瘀点、瘀斑。

6. 诊治情况　本次就诊前是否接受其他医疗单位的诊治（时间、诊断、治疗、效果等）。

7. 发病后的一般情况　精神状态、饮食、大小便、睡眠等。

（二）相关病史

1. 既往史　流行性脑脊髓膜炎疫苗接种史。

2. 个人史　发病前有无流行性脑脊髓膜炎患者接触史。

四、体格检查要点

（一）专科体格检查

1. 皮肤　有无瘀点、瘀斑。

2. 神经系统　有无脑膜刺激征，有无病理征等。

（二）其他系统重点体格检查

1. 生命体征　体温、脉搏、呼吸、血压。

2. 一般情况　意识状态、精神状态。

五、诊断思路

（一）发病季节

秋冬季节，儿童好发，未接种流行性脑脊髓膜炎疫苗者好发。

（二）症状

有发热、咽痛等感染的一般表现，有剧烈头痛、频繁呕吐等颅内压升高的表现。

（三）体格检查

体格检查可见皮肤瘀点、瘀斑。脑膜炎期：颈项强直、克尼格征和布鲁津斯基征阳性。

（四）实验室检查

血白细胞计数升高，脑脊液呈化脓性改变，脑膜炎双球菌阳性。

六、治疗策略

（一）一般治疗
呼吸道隔离。

（二）病原治疗
抗菌药物的应用，首选第三代头孢菌素，如头孢曲松钠。

（三）对症支持治疗

七、健康教育

（一）管理传染源
早期发现患者就地隔离治疗，隔离至症状消失后 3d，一般不少于病后 7d。密切接触者，应医学观察 7d。

（二）切断传播途径
注意环境卫生，保持室内通风。在流行期间应加强卫生宣教，避免大型集会或集体活动，避免携带婴儿到公共场所，外出戴口罩。

（三）保护易感人群
疫苗预防以 15 岁以下儿童为主要对象。

八、应用举例

患儿，男性，2 岁，主因"发热伴呕吐 1d"就诊于全科门诊。患儿于 1d 前开始发热，最高体温 39.5℃，喷射性呕吐 2 次，为胃内容物。既往未规律接种疫苗。体格检查：神志清楚，精神弱，躯干散在瘀点，颈抵抗阳性，克尼格氏征和布鲁津斯基征阴性。

（一）请回答以下问题
1. 初步诊断是什么？
2. 诊断依据是什么？
3. 为证实初步诊断，需要完善哪些检查？

（二）参考答案
1. 初步诊断　发热待查、流行性脑脊髓膜炎可能性大。
2. 诊断依据
（1）幼儿，急性起病。
（2）主要症状为高热、喷射性呕吐。
（3）皮肤瘀点，脑膜刺激征阳性。
3. 辅助检查　需要完善血常规、瘀点涂片、细菌学检查。

第六节　麻　疹

一、要求掌握的理论知识

（一）临床表现
潜伏期为 6～21d，平均 10d 左右，典型麻疹临床病程可分为 3 期。

1．前驱期 从发热到出疹前为前驱期，一般持续3～4d。此期主要为上呼吸道和眼结膜炎症所致的卡他症状，表现为急性起病，出现发热、咳嗽、流涕、流泪、眼结膜充血、畏光等。发病2～3d后，90%以上患者口腔出现科氏斑（麻疹黏膜斑），它是麻疹前驱期的特征性体征，具有诊断意义。

2．出疹期 从病程的第3～4日开始，持续约1周。此时患者体温持续升高至39～40℃同时感染中毒症状明显加重，开始出现皮疹。皮疹首先见于耳后、发际，然后前额、面部、颈部、自上而下至胸、腹、背及四肢，2～3d遍及全身，最后达手掌和足底。为淡红色斑丘疹，压之褪色，疹间皮肤正常。出疹的同时可有嗜睡或烦躁不安，甚至谵妄、抽搐等症状。并发肺炎时肺部可闻及干湿性啰音。

3．恢复期 皮疹达高峰并持续1～2d后，病情迅速好转，体温开始下降，全身症状明显减轻，皮疹随之按出疹顺序依次消退，疹退后有色素沉着和细小脱屑，无并发症者病程共约10～14d。

（二）诊断要点

1．发病季节 冬春季节多发。

2．皮疹出现的时间及顺序 发热3～4d出现皮疹，皮疹自耳后、发际开始，前额、面部、颈部随后累及，自上而下至胸、腹、背及四肢、2～3d遍及全身，最后达手掌心和足底。

3．皮疹的特点 前驱期口腔两侧颊黏膜可见到科氏斑，皮肤呈淡红色斑丘疹，直径2～5mm，充血性皮疹，压之褪色，疹间皮肤正常。

（三）转诊注意事项

1．对患者进行呼吸道隔离，佩戴口罩。

2．叮嘱患者不去公共场所，人口密集的地方，室内开窗通风。

3．告知患者到医院传染科门诊就诊。

二、补充学习的内容

（一）麻疹疑似病例

患者出现发热、皮疹，伴有下列任意一项即诊断为麻疹疑似病例，填报麻疹疑似卡（24h内报告）。

1．咳嗽。

2．结膜充血。

3．上呼吸道卡他症状（咳嗽、流涕、流泪）。

（二）标本的采集

采集患者咽拭子及静脉血3ml，检测麻疹病毒及麻疹IgM抗体。

（三）麻疹的并发症

1．肺炎 最常见的并发症，以出疹1周内多见，多见于5岁以下患儿，占麻疹患儿死因的90%以上。麻疹病毒本身引起的肺炎多不严重，而继发的肺部感染较为严重，病原体可为细菌或病毒，也可是多种细菌混合感染。表现为病情突然加重，咳嗽、咳脓痰，患儿可出现鼻翼扇动、口唇发绀，肺部有明显啰音。

2．喉炎 以2～3岁小儿多见，继发于细菌感染导致喉部组织水肿，分泌物增多，极易引起喉梗阻。表现为犬吠样咳嗽、声音嘶哑、呼吸困难、发绀等，严重时需及早做气管切开。

3．心肌炎 2岁以下婴幼儿易导致心肌病变。表现为气急、烦躁、面色苍白、发绀，听诊心音低钝、心率快。心电图示 ST 段和 T 波改变。

4．脑炎　发病率为 0.01%～0.5%，可发生于出疹后 2～6d。主要为麻疹病毒直接侵犯脑组织所致。表现与其他病毒性脑炎类似，多数可恢复正常，部分留有智力低下、癫痫、瘫痪等后遗症。

5．亚急性硬化性全脑炎　麻疹的一种远期并发症，罕见。常在原发麻疹后 2～17 年（平均 7 年）发病，患者逐渐出现智力障碍、性格改变、运动不协调、语言和视听障碍、癫痫发作等症状，最后因昏迷、强直性瘫痪而死亡。

三、问诊要点

（一）现病史

1．起病情况与患病时间　起病急、缓，首次发病的具体时间。

2．主要症状的特点　有无发热、咳嗽、流涕、畏光、流泪等症状。皮疹出现的时间、顺序，有无瘙痒。

3．病因与诱因。

4．病情的发展与演变。

5．伴随症状　有无咳嗽、咳痰，心悸、胸闷、憋气，有无头痛、呕吐。

6．诊治情况　本次就诊前是否接受其他医疗单位的诊治（时间、诊断、治疗、效果等）。

7．发病后的一般情况　精神状态、饮食、大小便、睡眠等。

（二）相关病史

1．既往史　有无慢性病史，麻疹疫苗接种史。

2．个人史　发病前有无与发热、皮疹患者接触史。

四、体格检查要点

（一）专科体格检查

1．颜面及其器官　结膜有无充血，口腔黏膜有无科氏斑。

2．颈部　耳后、枕后淋巴结有无肿大。

3．皮肤　皮疹的特点，充血性斑丘疹，压之褪色，疹间有正常皮肤，手心及足底可见皮疹。

（二）其他系统重点体格检查

1．生命体征　体温、脉搏、呼吸、血压。

2．一般情况　精神状态。

3．肺部　听诊（啰音）。

4．心脏　听诊（心率、心音及有无杂音）。

五、诊断思路

（一）发病季节

麻疹好发于冬春季节。

（二）预防接种史及流行病学史

预防接种时间：婴儿 8 个月接种麻风疫苗（麻疹、风疹疫苗），1 岁半再次接种麻风腮疫苗（麻疹、风疹、腮腺炎疫苗）。有无麻疹患者接触史。

（三）症状

发热、咳嗽、流涕等上呼吸道卡他症状及眼结膜炎、畏光、流泪，面部及胸部出现皮疹等。

（四）体格检查

90% 以上患者口腔可出现科氏斑，结膜充血。皮疹特点：发热 3～4d 后自耳后、发际开始出现皮疹，随后发展至面部、躯干、四肢，最后手心和足底出现；呈淡红色斑丘疹，压之褪色，疹间有正常皮肤。

（五）辅助检查

血常规提示白细胞计数减少，淋巴细胞比例相对升高。采集咽拭子检测麻疹病毒，静脉血检测麻疹抗体 IgM 阳性。

六、治疗策略

（一）呼吸道隔离

减少外出及聚会，室内开窗通风。

（二）应急接种

对其密切接触者进行应急接种。

（三）对症治疗

对高热者给予小剂量解热药或物理降温，咳嗽者给予祛痰镇咳药。

（四）并发症治疗

1. 喉炎　蒸汽雾化吸入稀释痰液，使用抗菌药物，对喉部水肿者可试用肾上腺皮质激素。

2. 肺炎　合并细菌感染较为常见，主要为抗菌治疗。

七、健康教育

（一）管理传染源

对麻疹患者需要做到早诊断、早报告、早隔离、早治疗。无并发症患者隔离至出疹后 5d，有肺炎并发症者应隔离至出疹后 10d。

（二）切断传播途径

流行期间避免去公共场所或人多拥挤处，出入戴口罩，无并发症者在家中隔离。

（三）保护易感人群

对密切接触者注射麻疹疫苗。

八、应用举例

患儿，男性，8 个月，主因"发热、咳嗽 4d，皮疹 1d"就诊于全科门诊。体格检查：体温 38.9℃，神清，精神弱，结膜充血，咽充血，扁桃腺Ⅰ度肿大，未见脓性分泌物，面部、躯干部皮疹，疹间见正常皮肤，双肺呼吸音粗，未闻及干湿性啰音，心脏及腹部体格检查未见异常阳性体征。

（一）请回答以下问题

1. 初步诊断是什么？

2. 诊断依据是什么？

3. 需要完善哪些检查？

（二）参考答案

1．初步诊断 麻疹疑似病例（填报麻疹疑似卡）。

2．诊断依据

（1）患儿急性起病。

（2）主要症状为发热 3d，出现皮疹 1d。

（3）体格检查：体温 38.9℃，结膜充血，面部、躯干部皮疹，疹间见正常皮肤。

3．需要完善的检查 血常规、麻疹抗体、麻疹病毒检测。

第七节 猩 红 热

一、要求掌握的理论知识

（一）猩红热的临床表现

1．发热 多为持续性，体温最高可达 39℃，伴头痛、全身不适等症状。

2．咽峡炎 表现为咽痛、吞咽痛、局部充血并伴有脓性渗出液，颌下及颈部淋巴结呈非化脓性炎症改变。

3．皮疹 发热后 24h 内开始出现皮疹，始于耳后、颈部及上胸部，然后迅速蔓延至全身，呈弥漫充血性针尖大小的丘疹，压之褪色，伴有痒感。可见帕氏线，口周苍白圈。病程初期出现"草莓舌"，2～3d 后可见"杨梅舌"。多数情况下，皮疹于 48h 达高峰，然后按出疹顺序开始消退，2～3d 内消失，之后皮肤脱屑。手、足掌、指/趾处呈套状，而面部、躯干常为糠屑状。

（二）猩红热诊断要点

1．潜伏期 1～7d，一般为 2～3d。

2．临床表现 发热、咽峡炎、全身弥漫性鲜红色皮疹和疹消退后明显脱屑。少数患者病后可出现过敏反应性心、肾、关节损害。

3．实验室检查

（1）血常规：白细胞计数、中性粒细胞百分比升高。

（2）血清学检查：可用免疫荧光法检测咽拭子涂片进行快速诊断。

（3）病原学检查：可用咽拭子或其他病灶的分泌物培养溶血性链球菌。

（三）猩红热鉴别诊断

与麻疹、风疹、药疹、金黄色葡萄球菌感染进行鉴别。

（四）猩红热治疗

病原治疗（青霉素），对症治疗。

（五）转诊注意事项

1．对诊断不明或有合并症的患者及时转诊。

2．嘱患者进行呼吸道隔离。

3．传染病医院或传染科就诊。

二、补充学习的内容

（一）病原菌

A 组 β 型溶血性链球菌。

（二）流行病学特征

1. 传染源　患者和带菌者是主要传染源。

2. 传播途径　主要经空气飞沫传播。

3. 易感人群　普遍易感，感染后抗体可产生抗菌免疫和抗毒素免疫。

4. 流行特点　全年均可发生，但冬、春季多发，夏、秋季少发。可发生于任何年龄，但以儿童最为多见。

（三）报告程序

猩红热属于乙类传染病，诊断后24h内上报传染病卡。

三、问诊要点

（一）现病史

1. 起病情况与患病时间　起病急、缓，首次发病的具体时间。

2. 主要症状的特点　有无发热及最高体温，有无咽痛、头痛、全身不适等症状，皮疹出现的时间及顺序。是否伴有痒感。

3. 病因与诱因。

4. 病情的发展与演变。

5. 伴随症状　有无咳嗽、咳痰，有无恶心、呕吐，有无腹痛、腹泻。

6. 诊治情况　本次就诊前是否接受其他医疗单位的诊治（时间、诊断、治疗、效果等）。

7. 发病后的一般情况　精神状态、饮食、大小便、睡眠等。

（二）相关病史

有无慢性病史，有无猩红热患者接触史。发病前后的用药史。

四、体格检查要点

（一）专科体格检查

1. 口腔　咽部有无充血，扁桃体是否肿大及有无化脓，有无"草莓舌"或"杨梅舌"，有无口周苍白圈。

2. 皮肤　皮疹的特点是弥漫性充血性皮疹，疹间无正常皮肤，压之褪色，可见帕氏线。

（二）其他系统重点体格检查

1. 生命体征　体温、脉搏、呼吸、血压。

2. 一般情况　精神状态。

3. 肺脏　听诊（呼吸音、啰音）。

4. 心脏　听诊（心率、节律、心音、杂音等）。

五、诊断思路

（一）发病季节及年龄

冬春季节发病，儿童好发。

（二）症状

有发热、咽痛等感染的一般表现，发热第2日出现皮疹。皮疹自耳后、颈部开始，逐渐蔓延至全身。

（三）体格检查

体格检查可见咽充血，扁桃体肿大，早期为"草莓舌"，2～3d后出现"杨梅舌"，口周苍白圈，弥漫性充血性皮疹，压之褪色，帕氏线。

（四）实验室检查

血白细胞计数、中性粒细胞百分比升高，咽拭子可培养出溶血性链球菌。

六、治疗策略

（一）一般治疗

急性期卧床休息，对患者进行呼吸道隔离。

（二）病原治疗

首选青霉素。

（三）对症支持治疗

若发生感染中毒性休克，要积极补充血容量，纠正酸中毒，给予血管活性药治疗等。对已化脓的病灶，必要时切开引流或手术治疗。

七、健康教育

（一）隔离传染源

住院或居家隔离至咽拭子培养3次阴性，且无化脓性并发症出现，可解除隔离（自治疗日起不少于7d）。收治患者时，应按入院先后进行隔离。咽拭子培养持续阳性者应延长隔离期。

（二）接触者的处理

儿童机构出现猩红热患儿后，应严密观察接触者7d。疾病流行期间，儿童应避免到公共场所活动。

八、应用举例

患儿，男性，6岁，主因"发热2d，皮疹1d"就诊于全科门诊。体格检查：体温39℃，咽部充血，扁桃体Ⅱ度肿大，见少许脓点，"杨梅舌"（+），帕氏线（+），口周苍白圈（+），全身可见弥漫性充血性皮疹，压之褪色，疹间无正常皮肤，心脏及肺部体格检查未见异常。

（一）请回答以下问题

1. 初步诊断是什么？

2. 诊断依据是什么？

3. 需完善哪些检查？

（二）参考答案

1. 初步诊断　猩红热。

2. 诊断依据

（1）患儿急性起病。

（2）发热第1日出现皮疹，全身弥漫性充血性皮疹，疹间无正常皮肤，有"杨梅舌"、帕氏线及口周苍白圈。

3. 需完善相关检查　血常规、尿常规、咽拭子检查。

第八节 水 痘

一、要求掌握的理论知识

（一）水痘的临床表现

1. 潜伏期 10～21d，以 14～16d 多见。

2. 典型水痘可分为 2 期

（1）前驱期：畏寒、低热、头痛、乏力、咽痛、咳嗽、恶心、食欲缺乏等症状，持续 1～2d 后才出现皮疹。

（2）出疹期

1）皮疹首先见于躯干部和头部，以后延及面部及四肢，多为向心性分布，躯干多，其次为颜面，四肢远端较少，手掌及足底更少。

2）皮疹形态多样，表现为红斑疹、丘疹、疱疹、结痂（"四世同堂"）。

（二）水痘的诊断要点

典型水痘根据临床皮疹的特点，诊断多无困难，非典型者需进行实验室检查确定。

（三）转诊的注意事项

1. 诊断不明或伴有严重并发症的患者需及时转诊。

2. 患者和医护人员做好隔离。

二、补充学习的内容

（一）水痘的病程

多为自限性疾病，10d 左右自愈。

（二）水痘与妊娠

妊娠期感染水痘，可致胎儿畸形、早产或死胎。产前数日内患水痘，可发生新生儿水痘，病情常较危重。

（三）流行病学特征

1. 传染源 患者是唯一的传染源。

2. 传播途径 主要通过呼吸道飞沫和直接接触传播，亦可通过接触污染的用具间接传播。

3. 易感人群 人群对水痘普遍易感。

（四）水痘的并发症

1. 皮肤继发细菌感染 如丹毒、蜂窝织炎、败血症。

2. 肺炎 原发性水痘肺炎多见于成年患者或免疫功能缺陷者。继发性肺炎为继发细菌感染所致，多见于小儿。

3. 脑炎 发生率为 1%，多发生于出疹后 1 周左右，临床表现和脑脊液改变与一般病毒性脑炎相似。

4. 肝炎 多表现为血清氨基转移酶升高。

三、问诊要点

（一）现病史

1. 起病情况与患病时间　起病急、缓,首次发病的具体时间。

2. 主要症状的特点　有无发热、头痛、乏力、咽痛、食欲缺乏等症状,皮疹出现的时间及顺序,最先出现皮疹的部位。

3. 病因与诱因。

4. 病情的发展与演变。

5. 伴随症状　有无咳嗽、咳痰,有无恶心、呕吐。

6. 诊治情况　本次就诊前是否接受其他医疗单位的诊治(时间、诊断、治疗、效果等)。

7. 发病后的一般情况　精神状态、饮食、大小便、睡眠等。

（二）相关病史

1. 既往史　有无慢性疾病史,水痘疫苗的接种史。

2. 个人史　询问有无水痘患者接触史。

四、体格检查要点

（一）专科体格检查

皮疹分布的特点(向心性分布),是否存在斑疹、丘疹、疱疹及结痂,同时查看有无合并感染。

（二）其他系统重点体格检查

1. 生命体征　体温、脉搏、呼吸、血压。

2. 一般情况　精神状态。

3. 肺部　叩诊、听诊(啰音)。

五、诊断思路

（一）流行病学史

发病季节,询问流行病学史及预防接种史。

（二）症状

询问患者有无发热及最高体温,出现皮疹的时间及皮疹出现的顺序。

（三）体格检查

体温、脉搏、呼吸、血压,皮疹分布的特点,是否出现斑疹、丘疹、疱疹及结痂,皮疹有无合并感染。

（四）实验室检查

实验室检查血常规基本正常,如合并感染则可出现白细胞计数、中性粒细胞百分比及C反应蛋白升高。

六、治疗策略

（一）患者居家隔离

患病期间减少外出及聚会,防止疾病传播。

（二）对症治疗

进行抗病毒对症治疗，首选阿昔洛韦抗病毒治疗，如合并感染可加用抗菌药物进行抗感染治疗（首选头孢菌素），外用炉甘石洗剂止痒对症治疗。

七、健康教育

（一）隔离传染源

患者隔离至全部疱疹结痂。对密切接触者应医学观察 3 周。

（二）应急接种

对密切接触者注射水痘减毒活疫苗。

八、应用举例

患者，男性，16 岁，主因"发热 5d，皮疹 3d"就诊于全科门诊。患者 5d 前无明显诱因发热、最高体温 38.6℃，伴轻微咳嗽，3d 前面部、胸背部出现皮疹，疱疹。体格检查：体温 37.8℃，神志清楚，精神好，面部、躯干部见散在斑疹、丘疹、疱疹，个别疱疹已破。心、肺及腹部检查未见异常。

（一）请回答以下问题

1. 初步诊断是什么？

2. 诊断依据是什么？

3. 还需要询问哪些病史？

4. 是否需要治疗？

（二）参考答案

1. 初步诊断 水痘。

2. 诊断依据

（1）患者急性起病，发热 2d 出现皮疹。

（2）体温 37.8℃，面部、躯干部见散在斑疹、丘疹、疱疹。

3. 相关病史 询问流行病学史（水痘患者接触史）及水痘疫苗接种史。

4. 治疗 应用抗病毒药物治疗，如阿昔洛韦。

第九节 手 足 口 病

一、要求掌握的理论知识

（一）临床表现

1. 潜伏期 2～10d，平均 3～5d。

2. 临床表现

（1）普通患者表现：急性起病，发热，口腔黏膜出现散在疱疹，手、足、臀部出现斑丘疹、疱疹，疱疹周围可有炎性红晕，疱内液体较少。部分患者伴有咳嗽、流涕、食欲缺乏等症状。部分患者仅表现为皮疹或疱疹性咽峡炎。多数在 1 周内痊愈，预后良好。

（2）重症患者：少数患者（尤其是 <3 岁者）病情进展迅速，在发病 1～5d 内出现脑膜炎、脑炎（以脑干脑炎最为凶险）、脑脊髓炎、循环障碍等症状，极少数患者病情危重，可致死亡，

存活患者可留有后遗症。

1）神经系统表现：精神差、易惊、嗜睡、头痛、呕吐、谵妄，甚至昏迷。肌阵挛、肢体抖动、眼球震颤、共济失调；无力或急性弛缓性麻痹；惊厥。体格检查脑膜刺激征阳性，腱反射减弱或消失，巴宾斯基征阳性。

2）呼吸系统表现：呼吸困难、呼吸浅促或节律改变，口唇发绀，咳嗽，咳白痰、粉红色或血性泡沫痰。肺部多可闻及湿啰音或痰鸣音。

3）循环系统表现：面色苍灰、四肢发凉、皮肤花纹，指/趾发绀，出冷汗。心率增快或减慢，脉搏浅快或减弱甚至消失，血压升高或降低。

（二）手足口病转诊注意事项

早期识别重症患者，出现以下1项者（尤其3岁以下的患儿），应尽早转诊。

1．精神差、嗜睡、易惊、头痛、呕吐、谵妄，甚至昏迷。

2．肢体抖动、肌阵挛、眼球震颤、共济失调。

3．呼吸浅促、呼吸困难、口唇发绀、咳嗽、咯粉红色或血性泡沫样痰液。

4．面色苍灰、皮肤花纹、四肢发凉、指/趾发绀。

5．心率增快或减慢，血压升高或下降。

二、补充学习的内容

（一）流行病学特征

1．传染源　患者和隐性感染者。

2．传播途径

（1）主要经粪-口途径传播。

（2）其次是呼吸道飞沫传播和密切接触传播。

3．易感人群　人群普遍易感，病毒各型间无交叉免疫，婴幼儿（3岁以下）发病率高。

4．流行特征　四季均可发病，冬季发病较少见，夏秋季多见。

（二）治疗原则

1．早发现、早诊断、早隔离、早治疗。

2．强调严密监测病情变化、对症综合治疗、对重症患儿监护救治。

3．一般治疗、对症治疗。

（三）预防措施

隔离、消毒。

（四）报告程序

手足口病是丙类传染病，诊断后24h内上报传染病卡。

（五）手足口病病原菌

肠道病毒（柯萨奇病毒、埃可病毒、肠道病毒71）。

三、问诊要点

（一）现病史

1．起病情况与患病时间　起病急、缓，首次发病的具体时间。

2．主要症状的特点　有无发热，皮疹出现的部位及时间，皮疹的特点，如斑丘疹、疱疹，疱疹周围可有炎性红晕，疱内液体较少。

3. 病因与诱因。

4. 病情的发展与演变。

5. 伴随症状　有无头痛、咳嗽、恶心、呕吐,有无流涎及食欲缺乏,有无腹泻等。

6. 诊治情况　本次就诊前是否接受其他医疗单位的诊治(时间、诊断、治疗、效果等)。

7. 发病后的一般情况　精神状态、饮食、大小便、睡眠等。

(二)相关病史

1. 既往史　有无慢性病史。

2. 个人史　流行病学史,有无手足口患者接触史。

四、体格检查要点

(一)专科体格检查

1. 口腔　口腔及咽部有无红疹、溃疡,扁桃体有无肿大。

2. 皮肤　手、足、臀部有无斑丘疹、疱疹,疱疹周围可有炎性红晕。

(二)其他系统重点体格检查

1. 生命体征　体温、脉搏、呼吸、血压。

2. 一般情况　神志、精神状态。

3. 肺部　叩诊、听诊(啰音)。

4. 神经系统　脑膜刺激征、病理征等。

五、诊断思路

(一)发病季节

夏秋季多发,儿童好发。

(二)症状

有发热,手、足、口腔、臀部出现皮疹。

(三)体格检查

体格检查可见皮肤疱疹、丘疹。

(四)实验室检查

血白细胞计数多正常或降低,病情重者可明显升高或显著降低。

六、治疗策略

(一)一般治疗

1. 消毒隔离,避免交叉感染　应隔离至体温正常、皮疹消退,一般需 2 周。患儿所用物品应彻底消毒,一般用含氯消毒液浸泡及煮沸消毒。

2. 休息及饮食　注意休息,多饮开水。饮食清淡、易消化,禁食刺激性食物。

(二)对症治疗

低热或中度发热,可让患儿多饮水,如体温超过 38.5℃,可使用解热镇痛药,高热者给予头部冷敷或温水擦浴等物理降温。

(三)病原治疗

目前缺乏特异、高效的抗病毒药物,可酌情选用利巴韦林抗病毒治疗。

七、健康教育

手足口病传播途径多（可经粪 - 口、呼吸道飞沫及接触传播），婴幼儿和儿童普遍易感。因此，做好个人、家庭和托幼机构的卫生是预防本病感染的关键。在本病流行期间，轻症病例居家隔离，室内定时开窗通风，饭前便后要洗手，不带婴幼儿和儿童到人群聚集、空气流通差的公共场所。

八、应用举例

患儿，男性，3岁，主因"发热伴手、足皮疹2d"就诊于全科门诊，体格检查：体温38℃，咽部及口腔黏膜见散在溃疡，双手、足及臀部可见丘疹、疱疹，心脏及肺部体格检查未见明显异常。

（一）请回答以下问题

1. 初步诊断是什么？
2. 向家长交代病情的重点是什么？
3. 接诊医师接诊时应注意哪些事项？

（二）参考答案

1. 初步诊断　手足口病。
2. 需向家长交代的重点病情　告知家长手足口病是肠道传染病，儿童易感，注意消毒隔离，观察患儿病情变化，及早识别重症病例，出现以下表现及时就医：持续高热不退、精神差、呕吐、易惊、肢体抽动，呼吸、心率增快，四肢发凉。
3. 接诊医师应注意的事项　戴口罩，注意手卫生（接诊患者后流动水洗手或手消液洗手）。

推 荐 阅 读

[1] 葛均波,徐永健,王辰. 内科学. 9 版. 北京:人民卫生出版社,2018.

[2] 万学红,卢雪峰. 诊断学. 9 版. 北京:人民卫生出版社,2018.

[3] 贾建平,陈生弟. 神经病学. 8 版. 北京:人民卫生出版,2018.

[4] 陈孝平,汪建平,赵继宗. 外科学. 9 版. 北京:人民卫生出版社,2018.

[5] 谢幸,孔北华. 妇产科学. 9 版. 北京:人民卫生出版社,2018.

[6] 沈洪,刘忠民. 急诊与灾难医学. 北京:人民卫生出版社,2018.

[7] 王卫平,孙锟,常立文. 儿科学. 9 版. 北京:人民卫生出版社,2018.

[8] 杨培增,范先群. 眼科学. 9 版. 北京:人民卫生出版社,2018.

[9] 孙虹,张罗. 耳鼻咽喉头颈外科学. 9 版. 北京:人民卫生出版社,2018.

[10] 张学军,郑捷. 皮肤性病学. 9 版. 北京:人民卫生出版社,2018.

[11] 黄晓琳,燕铁斌. 康复医学. 6 版. 北京:人民卫生出版社,2018.

[12] 李兰娟,任红. 传染病学. 9 版. 北京:人民卫生出版社,2018.

[13] 励建安,黄晓琳. 康复医学. 北京:人民卫生出版社,2016.

[14] 祝墡珠. 全科医生临床实践. 北京:人民卫生出版社,2017.

[15] 医师资格考试指导用书专家编写组. 乡村全科执业助理医师资格考试指导用书. 北京:人民卫生出版社,2016.

[16] 谌贻璞. 肾内科学. 北京:人民卫生出版社,2015.

[17] 葛坚,王宁利. 眼科学. 3 版. 北京:人民卫生出版社,2015.

[18] 励建安. 康复医学. 北京:人民卫生出版社,2014.

[19] 王斌全,黄健. 眼耳鼻喉口腔科学. 7 版. 北京:人民卫生出版社,2014.

[20] 葛坚,赵家良,黎晓新. 眼科学. 2 版. 北京:人民卫生出版社,2014.

[21] 李春盛. 急诊医学. 北京:北京大学医学出版社,2013.

[22] 李春盛. 急诊科诊疗常规. 北京:中国医药科技出版社,2013.

[23] 汉普顿. 轻松学习心电图. 7 版. 郭继鸿,郑杨,刘全,等译. 北京:北京大学医学出版社,2013.

[24] 刘家琦,李凤鸣. 实用眼科学. 3 版. 北京:人民卫生出版社,2012.

[25] 张国安. 烧伤科诊疗常规. 北京:中国医药科技出版社,2012.

[26] 王宝玺,晋红中. 皮肤病与性病诊疗常规. 北京:中国医药科技出版社,2012.

[27] 北京协和医院. 北京协和医院医疗诊疗常规:皮肤科诊疗常规. 2 版. 北京:人民卫生出版社 2012.

[28] 于学忠,王仲,马遂. 北京协和医院医疗诊疗常规:急诊科诊疗常规. 2 版. 北京:人民卫生出版社,2012.

[29] 王贵强. 感染科诊疗常规(2012 年版). 北京:中国医药科技出版社,2012.

[30] 谌贻璞. 肾脏内科诊疗常规. 北京: 中国医药科技出版社, 2012.

[31] 王茂斌. 康复医学. 北京: 人民卫生出版社, 2009.

[32] 王海燕. 肾脏病学. 3版. 北京: 人民卫生出版社, 2008.

[33] 北京市卫生局. 常见慢性病社区将综合防治管理手册: 高血压管理分册. 北京: 人民卫生出版社, 2007.

[34] 麦坎伯. 眼外伤与眼科急症处理. 赵明威, 译. 北京: 人民卫生出版社, 2001.

[35] 《中国高血压防治指南》修订委员会, 中国高血压联盟, 中华医学会心血管病学分会, 等. 中国高血压防治指南 (2018年修订版). 心脑血管病防治, 2019, 19 (1): 1-44.

[36] 中国心血管病预防指南 (2017) 写作组, 中华心血管病杂志编辑委员会. 中国心血管病预防指南 (2017). 中华心血管病杂志, 2018, 46 (1): 10-25.

[37] 中华医学会糖尿病学分会. 中国2型糖尿病防治指南 (2017年版). 中华糖尿病杂志, 2018, 10 (1): 4-67.

[38] 中华医学会, 中华医学会杂志社, 中华医学会全科医学分会, 等. 2型糖尿病基层诊疗指南 (实践版 •2019). 中华全科医师杂志, 2019, 18 (9): 810-818.

[39] 中华医学会心血管病学分会心力衰竭学组, 中国医师协会心力衰竭专业委员会, 中华心血管病杂志编辑委员会, 等. 中国心力衰竭诊断和治疗指南2018. 中华心血管病杂志, 2018, 46 (10): 760-789.

[40] 中华医学会, 中华医学会杂志社, 中华医学会全科医学分会, 等. 慢性阻塞性肺疾病基层诊疗指南 (2018年). 中华全科医师杂志, 2018, 17 (11): 856-870.

[41] 中华医学会, 中华医学会杂志社, 中华医学会全科医学分会, 等. 肺结核基层诊疗指南 (2018年). 中华全科医师杂志, 2019, 18 (8): 709-717.

[42] 中华医学会, 中华医学会杂志社, 中华医学会全科医学分会, 等. 支气管哮喘基层诊疗指南 (2018年). 中华全科医师杂志, 2018, 17 (10): 751-762.

[43] 中华医学会, 中华医学会杂志社, 中华医学会全科医学分会, 等. 成人社区获得性肺炎基层诊疗指南 (2018年). 中华全科医师杂志, 2019, 18 (2): 117-126.

[44] 国家卫生健康委员会急诊医学质控中心, 中国医师协会急诊医师分会, 世界中医药学会联合会, 等. 中国急性缺血性脑卒中急诊诊治专家共识. 中国急救医学. 2018, 38 (4): 281-287.

[45] 国家心血管病中心. 国家基层高血压防治管理指南2017 V1.4. [2019-2-20]. http://www.nccd.org.cn/Sites/Uploaded/File/2018/4/国家基层高血压管理指南16开.pdf.

[46] 中华医学会老年医学分会, 《中华内科杂志》编委会, 《中华老年医学杂志》编辑委员会, 等. 阿司匹林在动脉粥样硬化性心血管疾病中的临床应用: 中国专家共识 (2016). 中华内科杂志, 2017, 56 (1): 68-80.

[47] 中国成人血脂异常防治指南修订联合委员会. 中国成人血脂异常防治指南 (2016年修订版). 中国循环杂志, 2016, 31 (10): 937-953.

[48] 中华医学会, 中华医学会杂志社, 中华医学会全科医学分会, 等. 血脂异常基层诊疗指南 (2019年). 中华全科医师杂志, 2019, 18 (5): 406-416.

[49] 中华医学会, 中华医学会杂志社, 中华医学会全科医学分会, 等. 甲状腺功能亢进症基层诊疗指南 (2019年). 中华全科医师杂志, 2019, 18 (12): 1118-1128.

[50] 中华医学会神经病学分会, 中华医学会神经病学分会脑血管病学组, 中华医学会神经病学分会神经血管介入协作组, 等. 中国蛛网膜下腔出血诊治指南2019. 中华神经科杂志, 2019, 52 (12): 1006-1021

[51] 中华医学会神经病学分会, 中华医学会神经病学分会脑血管病学组. 中国缺血性脑卒中和短暂性脑缺血发作二级预防指南2014. 中华神经科志, 2015, 48 (04): 258-273.

[52] 中国医师协会急诊医师分会. 2015中国急诊急性冠脉综合征临床实践指南. 中国急救医学, 2015, 35 (12): 1063-1067.

[53] 中华医学会神经病学分会,中华医学会神经病学分会脑血管病学组. 中国脑出血诊治指南(2019). 中华神经科杂志,2019,52(12):994-1005.

[54] 中国医师协会呼吸医师分会,中国医师协会急诊医师分会. 普通感冒规范诊治的专家共识. 中华内科杂志,2012,51(4):330-333.

索 引

28